台灣第一本園藝治療跨領域理論與應用大集

綠色療癒力

Horticulture Therapy

U0147118

作者／沈瑞琳

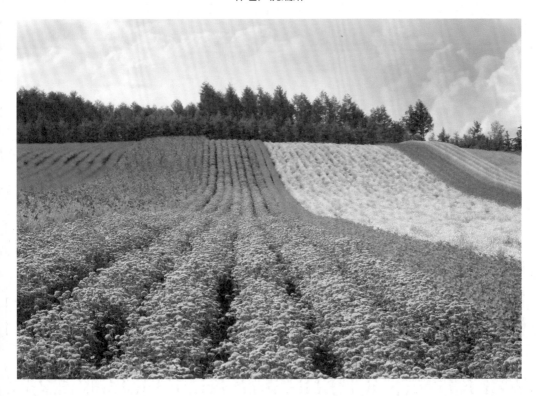

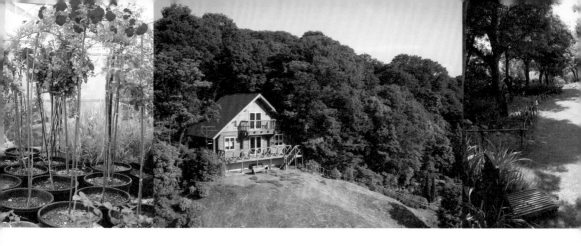

 園藝療法有用嗎?
13個中外實例動人分享

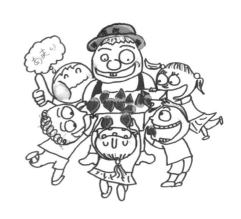

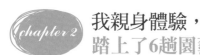 **我親身體驗,**
踏上了6趟園藝治療之旅

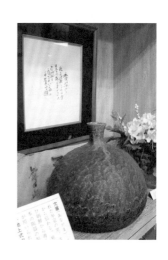

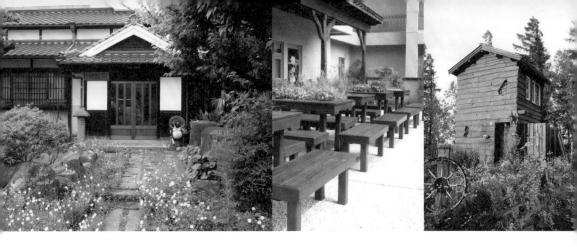

園藝療法用在哪裡?
與醫生學者5場跨領域對話分析

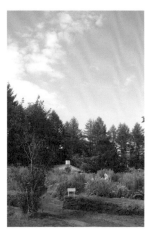

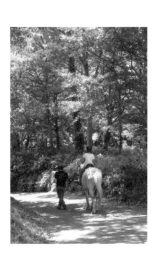

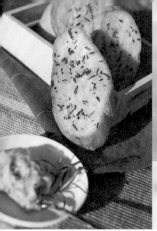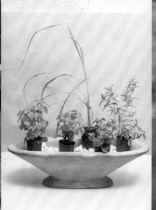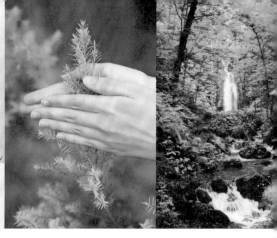

chapter 4

園藝療法如何用呢?
50個園藝治療活動設計

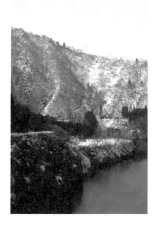

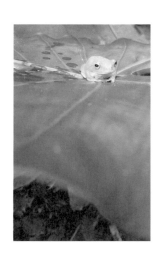

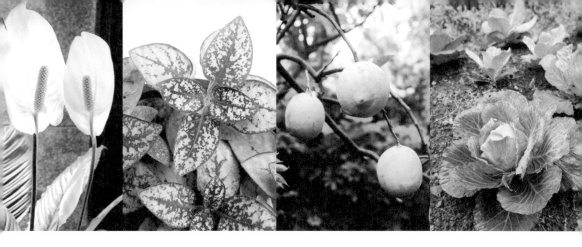

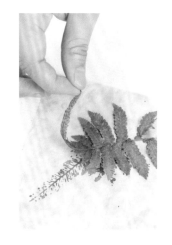

該從哪些植物開始?
100種常見植物圖鑑活用

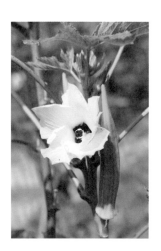

推薦序

Nature & Humans Total Care
人與自然的整合照護

面對現今人類與自然「生命」狀況的危機，集結各類科學、文化、藝術的成果，並嘗試構築成實踐行動的智慧指標。在「人類與自然的整合照護」中，除了關注於人類關懷的面向外，人類與自然共生、重視人類與自然的相互關係、人類需與自然深度的對話，你將發現人類是受到自然界的照顧而存在的。

以「人類與自然的整合照護」做為對象的研究領域

首先是對於「人的生命與關懷」的學問領域，生命關懷領域，包含醫學、醫療、護理、復健、社會福利、教育……等。

第二為「自然領域的學門」，有關生物學、動物學、地理學、農藝學、園藝學、生態學、環境學、庭園學、景觀建築學及都市計劃等。

第三有關人性的「人類學相關的學問」，如哲學、心理學、倫理文學、藝術民族學、民俗學、神學、宗教、考古學等。

第四則是攸關「人類社會學門」，如社會、歷史、經濟、法律、政治等。

『人類與自然的整合照護』是跨領域的一門整合學問，需要跨界研究的合作，給予人的「生命」與自然的「生命」整合性的關懷，並且是一種以實踐觀點，將綜合科學、綜合藝術整合發展出新的範例。

在醫療、社會福利、教育領域發展出，實踐型的綜合科學及藝術領域的學門，是直接連結人的「生命」與自然的新領域，例如園藝療法、園藝福利、騎馬療法、障礙者騎馬，動物治療（寵物療法）、藝術治療、障礙者藝術、森林療法、障礙者體育、全人格的治療醫療、統合醫學、心理諮商治療、一般性通用設計的「非藥物關懷療法」（或稱為輔助療法、另類醫學）。

「人與自然的整合照護」的目標和方向性

一、實現WHO憲章「健康」的定義

全面性物理的、精神的，心靈與社會的福利動態狀態，並非狹隘的以身體有無疾病所認定的健康，而是廣義的定義身心靈健全，全方位高品質的健康。

二、重視決定社會健康的因素

為改善整合照護及目標，創造健康的前提條件有八項：1.和平2.住所（住的環境）3.教育4.糧食無缺5.收入（意義的勞動）6.安定的環境7.資源的保存8.社會的公平正義。而要維持一個這樣的社會，主要因素是自然和農業、園藝的領域。

三、統合東西洋的睿智

進行人類研究的同時，應該也重視東洋醫學、東洋哲學以及古代開始的口傳治療等。以東洋結合西洋，並整合近代、現代及古代科學，且納入原住民先人的智慧作為目標。

四、全球化的社會是不可缺的

沒有國籍分別，並且跨國性的合作是必要的。雖然醫療、福利、教育會因國家的政策和經濟系統而有所差異，但其中不乏全球性共通的課題，因此跨國性的醫療、福利、教育領域的合作是迫切需要的。

五、由看病的醫療開始來診斷人的醫療

人與自然的整合照護，是重視自我療癒力、當事者活著的力量、主體性、自我主宰權。提供一個回復健康、維持健康、增進健康的方法，而透過找出疾病的原因（病源、心理社會面向），因而找到疾病生成論，並解決疾病進而增進健康。「健康並非僅從有無疾病或異常症狀的有無來定義。而是涵蓋維持生命和延續生命繼續存在、提高生活品質、主宰人生能力的程度等多面向來整合定義。」

六、無論是公共地域的健康或地域性社會其自我治癒能力都該被重視

各式各樣的社會病態，產生著各種各樣讓人感到不順利和疾病，人接觸自然，並在自然中復甦，進而讓人和人類社會恢復甦醒。

相信以作者所受過完整的專業養成教育及累積多年出色的經驗，沈瑞琳老師定可作為台灣園藝療法的開拓者，也非常的期待妳在園藝治療領域中，可以持續不斷活躍著。期待「台灣流」的園藝治療可以持續不斷發展與茁壯。為妳加油！加油！

亞太區園藝治療協會理事長　　菅 由美子

推薦序

替代療法為人類帶來幸福感

首先恭喜沈瑞琳小姐再次出書。

現今的社會環境與十年前兩相比較有了很大的變化。就在人們無限制的生產與製造、無限消費的社會型態下二十世紀已終了。如今邁向新的二十一世紀的當時，追求QOL之「全人型健康生活品質」提升是社會持續的目標，因此「環境保護」議題該受到重視，我們都該勇敢站出來大聲疾呼。

園藝療法的觀點

現今社會追求各式各樣的便利設計及效率提升，因而簡化了一切，反觀個人的存在價值、屬於個人的人生，也在追求便利時代的同時被忽略，並且阻礙了生活的規律，如今生活繁忙而緊張，似乎普遍成為現代人的生活模式。

想要每天過著自己喜歡並屬於自己自在的生活渴望，這樣的內心需求日漸的強烈。而接觸自然，並在綠色療癒力中，思索自己生活步調的人也正在增加當中。

這樣的社會環境中，『園藝治療』身負有極大且重要的使命，藥物或打針等方法被高度的期待著，但它們並無法全面幫助患者治療病情或解決病痛。

醫療與社福單位的宗旨都是在幫人創造幸福，如果醫院或相關社會福利設施單位若加入更多的自然元素與建設，我確信對創造人的幸福感是正向並且被肯定的作為。

在今年（2010）訪問台灣時有許多深刻的感受，體會到台灣人的熱情好客、豐富的自然資源、日漸強大以及對高生活品質的期待。台灣在新的21世紀起動的當下，將自然融入生活，像作者瑞琳這樣出色且優秀的園藝家，將園藝美學技術發展出獨特魅力，除了活躍於台灣國內也發展到亞洲區，有了她的存在，將為人們持續帶來美好的優質生活。

「園藝療法」的未來之路

提升「生活品質」這件事受到現代人越來越重視，而在提升「生活品質」這件事中，如何減輕生活及工作壓力的緊張？如何在生活中感到安心、得到滿足感、達成感是非常重要的課題。所以實踐生命的存在感與構築喜樂的人生，是現代人共同追求的目標。

在我們大聲疾呼「環境保護」意識的同時，我也提出「園藝療法」將是環觀地球議題時另一個對人類、社會非常重要的課題。

新書的出版，我確認將為作者瑞琳帶來無限的未來性。研讀這本書也將會為你的人生帶來正確且豐富而美好的事物。

最後，我誠心的祝福這本書的讀者，將隨著這本書開創更美好且非凡的人生。

日本西野醫院院長　西野憲史

西野憲史　K. Nishino M.D.

推薦序

台灣流的園藝治療

2010年10月出刊的《花草遊戲》雜誌，刊出沈瑞琳老師「尋找台灣流園藝治療，看見生命的感動」大作，由她心靈的領會，一次次看到生命的感動與真誠的交流。

什麼是「台灣流」園藝治療？就是創造出以台灣為特色的園藝治療。台灣有它的文化特色，傳統節慶活動（如端午節包粽子、雄黃酒，冬令進補等）、過去古早味的日常生活（如炒米麩、磨米漿、草蚱蜢童玩等），植物無不都是伴隨著我們的成長，這種台灣文化的傳承、喚醒大德對過去傳統的記憶，可以做為發展為以台灣味為特色之「台灣流」園藝治療之活動設計。此外，台灣以何為寶呢？台灣是充滿著人情味的寶島，這份由心中所發出的愛，可以說是台灣人的特色；因此，以「大愛」為出發的園藝治療，可以做為「台灣流」園藝治療之重要核心。

「一花一世界，一葉一如來」，道盡了園藝治療是以人和植物間之心靈交流，以植物的慈悲，療癒和撫慰了每一個人的心靈，包括園藝治療師和被治療的大德，而這也促進了我們身心靈的健康，也是一種全人醫療。

這幾年的因緣際會，台灣的園藝治療發展得以在慈濟慈善體系和醫療體系中萌芽。雖然園藝治療這個善的緣起在慈濟，然而，台灣流的園藝治療絕對不是慈濟本身，而是融合不同跨宗教、派別和領域的，以大愛為出發的園藝治療。這是以心靈環保、生活環保、禮儀

環保、倫理環保為核心之「提升人的品質，建設人間淨土」的法寶；也是上帝的恩典，以喜樂帶給枯槁人心的靈糧。從花草的多元化顏色和景觀、花香、味道、撫摸花葉柔和的觸感、以及週遭環境的蟲鳴鳥叫，都會讓我們得到心靈的喜悅，而對生命有種昇華的感受。也更希望我們能超越出「色、聲、香、味、觸、法」的身心感受，真正的回歸到心中無染的靜寂清澄，獲得超脫一切的喜樂。這一切都希望能以歡喜心的正向思維來啟發您我大家的善念，讓園藝治療不只是一項活動，更重要的是凝聚了大家了善心和善念，以無所求的付出，以利他的胸懷來傳播大愛，並且未來希望能將園藝治療活動走入社區，邁向國際。

台灣綠色養生學會和慈濟志業體系目前所開創的這塊福田，是希望讓對這塊領域有興趣並發心付出的大德來共同耕耘，由沈瑞琳老師所出版的具有台灣特色之園藝治療專書，更能帶領我們大家一起來創造出「台灣流」園藝治療。

　亞太區園藝治療協會理事長菅由美子（Yumiko Kan）發現沈瑞琳老師除了受過嚴謹而完整的園藝、景觀、花藝、香草、遊憩規劃等領域豐富的實務經驗外，她更具有總是能讓參與者開懷與共鳴感動，並被她細膩而柔軟的心之特質所感動。希望在她的引領下，讓我們大家一起來築夢、共同來實現這個理想！

台灣綠色養生學會理事長

陳建仲 虔誠感恩合十

2010.10.21於台中慈濟醫院

拼出幸福的藍圖

2010年6月，趁著到日本九州的園藝治療交流演講的機會，再次回到九州蒐集本書資料，拜訪初到日本學習景觀的老師，並向他們報告此次參訪的水俁公園及準備撰寫園藝治療專書。老師說：「水俁公園！妳當初在畢業前的實習時，也有參與規劃公園的一部份。」剎時，我領悟過去所學的不同領域，正為成就發展台灣流園藝治療預作準備，回首來時路，年少求學埋下的種籽，茁發成為今日的園藝治療，經歷的個個領域，拼出一幅叫做「園藝治療」的美麗圖畫。所有走過的路，都不曾白費，更引導我進入園藝治療這個幸福領域。

看似順利的求學工作歷程，其實歷經許多挫折與茫然，在步入職場忙碌工作時，我常常在想，人生如何可以感到滿足？努力而認真的工作和生活，真正的意義和價值目標為何？一個遠程的目標，期許自己可以「整合所學與經驗，發揮在人類幸福的事物上」成了我動力的來源。當我在協助個案進行園藝治療時，才驚覺當時心中許下無人知曉的小小心願，原來是今日踏入的園藝治療領域的能量。滿心的感恩，小小的心願得以實現。

最早是非自願下讀了園藝，卻也意外啟蒙我對植物的興趣，在父母的安排遠赴日本求學，原定專攻造園設計的單一目標，後來因造園設計學的需要及興趣，學習禪風意境且線條幽雅的「東洋花藝」，以及色彩豐富可恣意創作的「西洋花藝」，兩種截然不同的花藝風格，卻一樣令我著迷，或許就是性格裡愛探索好奇心的因子使然吧！這個好奇心一直延

續到研究所及工作上，不斷地探索新領域，並學習成長。

　　我總是為自己感到慶幸，因為一路走來，遇到恩師啟蒙未知的領域，在新領域學習成長。在老師們的鼓勵下，陸續取得幾項國家檢定資格，拎著證書以及老師們的期待與祝福回台灣，進入景觀設計的領域。在設計師的工作中，我發現有創意、畫圖漂亮還不夠，得瞭解施工實務、具有溝通及表達的能力是重要的，因為「設計」是一件從無到有的工程，若只有設計師的發想，欠缺現場工務部門的協助，是無法成就好作品的；於是我勤跑工地與師傅們溝通設計，互相學習，我分享自己設計的發想及圖示解說，傾聽師傅們克服施工方法的建議，幾年下來完成了許多大小尺度不同的作品，深刻的體會「分工合作」、「跨界合作」的重要性。這個職場收穫，成了日後在花藝設計商業及教學領域的助力，就這樣我在景觀與花藝設計職場持續探索。

走入香草的香氛世界

　　十多年前的一趟日本旅程，我在植木市，巧遇一批戶外教學的小朋友，他們圍在一個盆栽攤位旁說著「ラベンダー」（薰衣草）「ロースマリ」（迷迭香），竟開啟了我研究香草（herb）之路，初期僅能透過日文書籍資料的學習，直到我在台灣見到第一株香草植物開始，真正踏入香草體驗歷程；從栽培觀察～採收入菜入料的研發，我又再次進入一個新領域～香草五感體驗營～，要說研究倒不如說我有很多失敗的經驗，所以搭起我與香草的橋樑。親手打造一座自己心中童話般的香草夢想花園後，真實體驗融入生活中的香草植物。並將這些園藝景觀花藝的經驗、發想、歷程陸續出書分享。

跨足園藝治療領域

　　談到踏入園藝治療之路，除了工作經驗以外，研究所時選修的「景觀資源評估」課中環境心理學「環境知覺」、「復癒性理論」，成了我在園藝治療領域中充沛養分。以過去學者的理論作為基礎，融入自己過去職場的景觀、花藝、園藝、香草植物實務經驗，再加上國外的參訪及實際協助個案的治療經驗。過去這幾年，針對退休族群、上班族舒壓課程、帶入校園

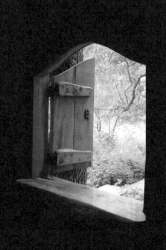

的園藝體驗課程、高齡者的樂齡學習計畫，以及學會在台中慈濟醫院，為病患設計的園藝治療復康活動等，透過實際的參與執行，在理論與實務結合的歷程中，慢慢構築出自己心中台灣流園藝治療的藍圖。

園藝治療是棵「幸福感知樹」

園藝治療它不該只是一種「理論」，也不僅是一種「活動」。我認為「園藝治療」是一件有清晰脈絡的跨界知識，從緣起發展、結合跨界專業領域、整合型教案設計、活動空間與型態、適用對象等，像是葉脈的紋理；葉柄是「全人健康」的動念，而葉的主脈（軸）代表跨界專業理論的基礎，隨著葉片的脈絡不斷的延伸發展出去，循著脈絡邁開步伐，我們將一一尋找到自然及園藝療癒許多的「可能」，也將發現更多的「驚喜」，隨著樹幹枝芽的茂密，我似乎看到人類的「幸福感知樹」。

證嚴上人說：「願有多大，力就有多大」，像是我們在園藝治療之路上的指引明燈。途中曾經遇到困難、挫折，但更多的是支援與鼓勵，許多人給予園藝治療不同形式的支持與發想，終於慢慢的，在台灣我們看到園藝療法被接納、被需要者用；看到療癒力的啟動，內心著實溫暖與感動。就像是我在寫這本書的歷程，從發想到順利出版，歷經近一年的時間。書企劃之初，我大膽而理想化的提出邀請醫生及專家對談，當時手邊沒有專家名單，隨著時間進展，專家一一出現，諸如此類幸運事情不勝枚舉，回顧過去的數個月，似乎有股推力一直協助我們，完成這本理想中的園藝治療專書。期待可以讓讀者深入淺出的認識園藝

治療，無論居家自我療癒或是專業人士進行教案操作，一看就可以順利上手。

本書感謝園藝治療界的大愛者菅由美子老師、綠色養生學會理事長陳建仲醫師（也是慈濟台中分院中醫部主任）、國立政治大學教育權威秦夢群教授給予指導，並予以推薦。以及專家對話單元中，訪問到日本結合復健醫院與養生村的院長西野憲史醫師、長庚醫院嘉義分院復健科主任許宏志醫師、慈濟醫院台中分院身心醫學科主治醫師鄭存琪醫師、免疫學學者方世華教授、教育學學者鄧鈞文教授，提供他們專業領域的知識及經驗，並一同討論個別專業領域與園藝治療的可能連結，讓我們可以跨領域一窺深奧的專業知識，為台灣推動園藝治療之路開啟一個新的里程。

當然還要感謝許多單位及個案，分享他們的親身經驗與作品，讓我們可以用實例來見證園藝治療的正向療癒力，感恩日本的西野醫院、惠光園、川崎學舍、水俣公園、慈濟醫院台中分院及個案。

感恩泉田榮一郎老師、中島尚子老師、後藤久憲老師、陳國濱老師、李英弘教授，以及在我學習歷程中的每位老師，給予我專業的教導，讓我在園藝、景觀、花藝、香草植物、遊憩規劃、園藝治療路上得以開心又自在的揮灑。

感恩麥浩斯出版社及總編輯張淑貞小姐，在書的進行過程一起克服種種困難，並讓我自由發揮理念，集合大家的力量，只為了共同成就一本對人有幫助的正向書。

最後感恩家人一路以來給予我在學習上的支援、情感上的依賴與工作上的支持，成了我研究路上最大的後盾。今天我帶著大家的祝福、支持、教導，以一顆感恩而歡喜的心完成這本「綠色療癒力」。

在本書即將出版的前夕，又有許多新的發想與連結整合的方向，相關的園藝治療實驗也在進行中，希望未來更多的園藝治療新發現可以再與大家分享。

期待園藝治療在台灣的發展如同大樹一般，將會成長茁壯、生生不息、開枝展葉、向下紮根，讓更多人能體會自然與生命所帶來的幸福感。

沈瑞琳

2010. 11. 1

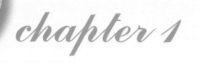

chapter 1

園藝療法有用嗎?
13個中外實例動人分享

園藝療法是治療植物?還是治療人呢?
是治療生病的人?還是治療沒生病的人呢?

其實園藝療法是一種透過園藝、農藝等相關活動參與,在自然環境中或園藝活動,以植物為媒介,透過栽種或活動參與,讓人與自然界、植物間產生心靈對話,並對於身體面、心理面有療癒效益,經由「融入→體驗→共鳴→分享」的歷程,察覺自然及發覺植物生命的美好與感動。

你多久沒有感動了？

療癒的力量是從哪裡來的呢？

024　13個中外實例動人分享

常住良保先生説：「其實大家都是障礙者。像我除了日語以外，其它語言都不會，而且日語也講不好，常常會説出詞不達意的語彙。這幾天來到台灣我一句話都不會説，一句也聽不懂，跟聽障、智障有何不同呢？」

「但我可以透過笑容、用心感覺，感覺出台灣人的熱情、好客、友善」。或許就是因為失去一種知覺，反而會啟動另一種知覺，就算是失去了五種感官知覺，你還有第六感可以『用心感覺』⋯⋯

透過大自然的空間場域，讓一般人或身心障礙者可以透過尚好的知覺去感覺自然中的美好，失去雙眼，還有耳朵可以聽見聲音，或是觸覺感覺等都是不一樣感知環境的知覺體驗，一樣可以體驗自然的美好，並喚醒遺忘的可用知覺。

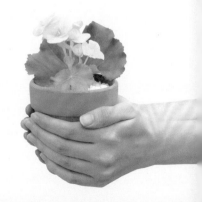

六個W一個H
解讀園藝治療

「園藝治療」是治療人？還是治療植物呢？當您初次聽到「園藝治療」時又是如何認知的呢？我認為是「學習當自然的朋友」。大自然是一位多元型態、充滿智慧的益友，在它身上，我們可以獲得不同面向的智慧增長、學會感恩、鼓舞內心自省的機會、健康的增進、快樂幸福的感知，在它身旁讓人感覺安全而自在。

以下我用六個W一個H來分享「園藝治療」，介紹它與大家交朋友。

什麼是園藝治療？

可能您聽過許多不同的定義方式，其基本精神是相通的。

▶▶ 美國園藝治療協會給「園藝治療」的定義

園藝治療（Horticulture Therapy）是透過園藝活動，讓參與者獲得社交、情緒、身體、認知、精神及創意方面的效益。

▶▶ 日本淡路島景觀園藝學校給「園藝治療」的定義

所謂「園藝治療」（ホーティカルチュラル・セラピー）是藉由農業、園藝的活動，對人的身心靈所產生的效益，無論是高齡者或身心障礙等因素，皆可給予必要的支援，提升健康及生活品質的一種療癒方法。「園藝治療」的實踐，其涵蓋農藝、園藝、醫療、社會福利、心理、教育等構面，而園藝治療工作者，需具備其各自相關專業的必要知識及技術。

▶▶ 日本園芸療法協会給「園藝治療」的定義

園藝治療是支援人們在醫療與社會福利等相關領域中重要且必要的幸福援助。「園藝治療師」則是園藝治療的實踐者，實現這豐富人性和知識的高度技術。我們要親近自然、對植物做新的認識，在生活中開始重新發覺事物的「豐富」價值。其次是，發覺身邊存在的植物，進行園藝的可能，並增加對於園藝活動的參與，作為療癒身心靈的一個手法。「園藝療法」是作為在重返工作以及人們的生活的質量（QOL）提高的有用治療方法，在美國廣被認可並執行出成效，日本逐步一般化、普及化。

▶▶ 整體而言的「園藝治療」

園藝治療是一種透過園藝、農藝等相關活動參與，在自然環境中或園藝活動，以植物為媒介，透過栽種或活動參與，讓人與自然界、植物間產生心靈對話，並對於身體面、心理面有療癒效益，經由融入→體驗→共鳴→分享的歷程，察覺自然及發覺植物生命的美好與感動。

或是從活動中情感找到依附，結合精神的投入、希望、期待、收穫與享受的過程，達到治療、復健與教育的效果。復康者（包含身心靈面向的復康者）可以透過活動增加肢體的活動量；而活動也是社交關係的橋樑，協助學習與他人互動的一種另類療法（替代醫學），同時也是環境療法之一。

園藝治療是藉著從事園藝活動的過程中，幫助人們了解自己及周圍世界的一種治療方法。而廣義的園藝治療包含兩種，兩種皆可達到 舒緩身心、治癒疾病的效益。

一、純觀賞式的「景觀療癒」(Landscape therapy)以自然或人造景觀環境組成的元素，作為刺激感官的工具。二、活動參與型的園藝治療，是實際動手參與的體驗型感知。

How
如何做園藝治療？（參考本書第四章園藝治療教案）

如何讓園藝治療可以廣度深度兼備的發展呢？需要各界專業人士的合作與整合，無論是醫療界、教育、相關學界、社會福利機構、園藝、花卉、景觀界、諮商輔導、特殊教育、養生村、環境保育、有機農業及更多領域的專業，整合資源並提供多元園藝治療活動教案。

園藝治療不該只是「理論」、也不僅僅是「活動」而已，它更可能是退休規劃、輔助醫學、職能訓練、復健輔助、重返社會或職場的能力、環境教育、生活教育、生命教育、農藝教育、更生教育等多面向的教育意涵，並具有心靈療癒的層面。園藝治療是透過可見的「有形」的活動參與，產生「無形」的內在心理、教育意涵或復健療癒效益。

▶▶ 園藝治療的活動範圍

「園藝」涵蓋五大面項的農業，花卉、果樹、蔬菜、景觀、園產品加工，如果將「農藝」納入，將五穀雜糧也包括在內，共計六大面向。當然若融合季節、節令、節氣活動、民俗風情、種族文化、環境關懷、荒野保護、教育等，更是追求滿點園藝治療教案設計的法寶。

花卉：花卉栽種及生產、花藝設計、花卉改良……

果樹：果樹栽種及生產、果樹改良……

蔬菜：蔬菜栽種及生產、品種改良……

景觀：景觀植物栽種及生產、景觀植物品種改良、景觀設計、景觀與遊憩規劃……

園產品加工：烘焙、食品加工製造、農產品商品化……

農藝：五穀雜糧的栽種生產與相關加工製造、品種改良……

可能失敗的活動設計

有時過度執著於園藝相關領域的技巧、美學展現,反而是活動失敗的主因,適合參與者的活動才是好的活動設計,活動因人需要而異。

尤其使用在治療上,活動一定要「量身打造」,避免設計超過患者、障礙者或高齡者個人體力、肢體活動力、認知能力所及的活動,如果因為參與活動,反而產生不安及挫折感;或是因為活動難度太高,志工或治療師的協助比例過高,導致作品都是志工完成的,這樣就失去園藝活動的真正意義與效益。

Who
誰來做園藝治療?(參考本書第四章園藝治療設計要領)

活動操作需由受過專業訓練園藝治療師、園藝治療助理與志工來帶領,因為稱為「園藝治療」,不單單是活動而已,其活動的內涵與生命的連結、正確的植物知識、與個案的互動方式、量身打造教案設計等,都必須兼備才能真正給予個案協助與美好的體驗。例如:活動的危險與否要看個案個別差異、活動的時間長短與體力消耗程度也有個別差異;因此園藝活動的帶領者,千萬不可以抱持只是「玩玩而已」的心太草率行事,良善的本意卻可能對個案造成二度傷害或挫折感。

園藝治療師在活動設計前,需先確認活動參與者的各項資訊,可能是透過醫師的活動處方建議,也可能是治療師本身進行個別諮詢。需事前瞭解參與者的體能狀態、操作能力、需求(復健需求、心理需求等)、是否用藥(藥物有無相關副作用,如手眼協調、抖動、注意力不集中等),或是生病者目前的病程階段等,都是活動設計前需要確認的資訊。依照個別情況,訂立目標,設計合適的園藝活動,達到治療效果。

讓參與者在植物的成長歷程中,瞭解生命是有週期的,花開花落,有生亦有死,這也是人生的必然現象。透過園藝治療師的規劃、設計與指導,園藝治療活動,才能給予參與者親身的體驗和反思機會獲得認知、社交、情緒、身體、精神及創意方面的效益。

只要具有園藝相關經驗與知識者,就可以是園藝治療師嗎?

懷抱一顆同理心與熱誠外,還需具有園藝專業知識或醫護相關專業與實務經驗,在參與園藝治療師的培訓計畫及實習後,可能成為專業且稱職的園藝治療師。一般非專業背景者,也可以透過參與志工的培訓及實習,分級接受專業培訓認證課程後,參與活動學習並累積經驗,還是有機會一步步的成為園藝治療助理、園藝治療師甚至園藝治療教師。

為何需要園藝治療？

以生物醫學的角度而言,不生病即是「健康」;而全人型的健康概念是追求身、心、靈的全面健康,才是健康。園藝療法就是輔助傳統醫學,追求「全人型的健康」的一種替代療法 (輔助醫學)。園藝治療不僅有心理療癒效果,亦有復健效能。當然,替代醫學中有園藝治療、音樂治療、繪畫治療、馬術治療、運動治療、香精療法可用,其他適合個案的治療仍要相輔相成,如職能治療,物理治療,乃至於語言治療等等,不一定是單一形式的「單方治療」,也可以是「複方治療」;可以考慮將相關治療的環境挪移到園藝治療的場所來執行,例如:花園、公園、田間、校園等,嗅到自然空氣與綠意氛圍環繞的場域,或許會有意想不到的加倍成果顯現。

達爾文說「學習是人類為了適應環境變化,所採用的一種生存機制」,而園藝治療就是藉助植物、園藝相關活動的學習,促進人與植物親密關係,結合精神投入、希望、期待、收穫與享受過程,協助個案獲得治療、復健、舒壓效果的一種學習。

▶▶園藝活動的運動效益:

園藝活動的多元性可以搭配個人的能力、年齡、障礙狀態等進行量身打造的活動設計。其涵蓋簡易的播種、澆水,或身體機能高負載的作業、認知機能感知及運用平衡感的活動,透過參與各種不一樣的活動,或是觀察植物成長過程的豐富內容,都是它的效益。

園藝活動從基本的耕作、播種、灑水、除草、採收等,延伸到採收後成果的料理、孕育花的作品利用 (如壓花、花束、插花)、美化觀賞價值,所以園藝活動是人與自然相互關係的直接作用,並與作業或場景情境連結達到期待的效益。

耕作

工作挖掘翻鬆土壤的整地作業、畦田、土壤改良等作業活動,需要使用具有重量的工具及較大的體力付出,對於身體的新陳代謝有促進的效益。屬於全身型的運動力,可以強化筋力及耐力,對於下肢的支撐力、平衡感、眼手協調及整體協調都有提升的效益。

播種、灑水、除草、採收

播種、移植、分株,或培育過程的澆水、除草,採收時的作業活動使用比較輕量的工具,與活動力較大的工作比較需要注意力、集中力以及包含較細緻的動作。

料理、創作

採收的成果進行料理、加工、醃製,或利用花草進行創作活動,所使用的工具由重量到輕量皆有,所涵蓋的範圍較廣,依參與者的能力來選擇適合的活動可能。這類活動對於注意力、集中力外還需高度的認知能力,也包含較多精巧的細微動作。對於上肢及手指筋力、觸感、眼手協調及整體協調適應性有上升的幫助。活動中的移動或站立,對於下肢的支撐力、平衡感、全身運動量、筋力、耐久性都有提升的效益。

Whom 對誰做園藝治療？（參考本書第三章個案的「園藝活動建議」）

園藝活動讓身體活動起來，不僅有益於精神面、心理面的健康效益，對於保持身體健康的觀點而言，運動及筋耐力訓練是重要的。透過園藝活動，產生適度的疲勞感及流汗，猶如是運動後感到暢快感。全球醫學一致認定「適度的運動」對於預防（或已是此類疾病者）生活習慣與飲食產生的疾病如高血壓、糖尿病、高血脂症等患者而言，「運動」是非藥物療法的復康方式，近年來的免疫力研究也指出運動提升免疫力的效益。

園藝活動可以從輕量～中等級的運動，養成習慣且持續，對於預防疾病或復康促進都具有很多的利點。但由於承受的強度因人而異，因此須經運動檢測，方能進行運動時間、頻率、類型的規劃設計與參與，達到有效而正確的有氧運動效益，超過負荷的活動參與並非正確的運動處方，適得其反會造成傷害。

所以無論是一般上班族、學生、學齡前兒童、高壓族群、男女老少、病後復健、病患、職場障礙、身心療癒、諮商輔導個案、身心障礙者、情緒障礙、溝通障礙、早期療癒、中輟生、專注力練習、更生人、退休人士、高齡者、臨終關懷、悲傷療癒、建立良好親子關係、自信心培養、隔代教養、新住民、難民、社區營造、預防醫學、慢性病患、甚至是文化的傳承等，還有更多可以參與園藝治療活動的個案。

When 何時做園藝治療？

▶▶ 一、依個案狀態：

1. **一般人**：皆可選擇能力所及、時間允許、有興趣的相關活動來參與。

2. **復健者**：但對於復健中、病後療癒、有用藥副作用疑慮（如眼手協調、精神不濟、體力低下、幻覺、誤食疑慮…等）的病患型個案，皆須經醫師確認，個案是否適合參與此次的園藝活動的主題，否則對於個案容易產生二度傷害或感染的疑慮。

3. **身心障礙者**：由於身心障礙者的個別差異大，不可貿然進行園藝治療活動。需讓身心障礙者先在熟悉的場域參與活動，且與園藝治療師或志工間建立熟悉及信賴關係（或者安排個案指導員在現場）。必要時，園藝治療師需先經過多次參與身心障礙者單位所辦理的活動，從旁觀察瞭解個別差異後，再進行活動設計。不熟悉此領域的園藝治療師，最好是以「培訓」單位老師、個案管理師、社工師、工作人員之園藝治療活動後，由個案指導員來帶領個案，是比較理想而安全的操作方式。

4. **高齡者**：應將高齡者依身體條件分成不同小組，降低同儕比較的挫折感。經過分組後的高齡者可以立即進行適合個人園藝治療活動規劃。

5. **身心障礙者的家人**：照護者的「心」勞需要被關懷，因此可以配合與身心障礙者活動時間相同，無須家人照護時，提供照護家人個別的園藝治療活動；或不定期辦理親子同樂的活動；兩類活動需分別規劃。

6. **新住民（外籍配偶）**：分成白天及晚上兩個組別，因應工作時間安排及家中照護的不同，安排外籍配偶自由度高的時間，提高參與意願，並降低參與阻礙。

7. **各類屬性族群的親子活動**：需考量假日或其他的自由時間來辦理。

▶▶ 二、進行園藝治療的時間：

戶外型的園藝治療活動設計：

1. **氣候考量**：首先避開天候不佳的陰雨天、突發的氣候變化、異常低溫期、異常高溫期、颱風可能來襲的日子（無須等到發佈警報的等級）等。

2. **時間考量**：避開夏季高溫的正午時間、避開冬季的清晨八點前及傍晚四點後的低溫時間、避開用餐前後半個小時、避開午休時間、避開檢查前後、如果是醫院患者避開規劃晚上（特殊節令的需求時例外）等。

室內型的園藝治療活動設計：

1. **氣候考量**：如果個案來活動場地安全無慮的條件下，較不受天候影響，皆可進行。如果屬於來參與「一日服務」型態的個案，即要考慮往返途中，氣候的因素是否影響安全，有安全疑慮時，也應提前取消活動通知。

2. **室內溫度**：如是酷熱氣候或場地通風因素考量，可以採用空調調節；但最佳的教室是在通風、光線皆良好的場地。

3. **時間考量**：同戶外型標準。

Where
在哪些地方做園藝治療？

（請參考本書第一章各型態案例、第二章推動園藝治療的醫院及設施單位）

推動園藝活動單位：私人企業、公家單位、財團法人、基金會、民間社團、社會處（街友、弱勢族群）、醫院、復健設施單位、療養院、各類身心障礙福利單位、早期療癒中心或協會、養老院（養生村）、啟聰學校、啟智學校、幼稚園、各級學校（一般學生、資源班學生）、育幼院、中輟生機構、監獄、各類社福單位…等。

操作園藝活動地點：室內教室、溫室、騎樓、樹下、田間、公園、花園、學校、野外、近郊、私人設施單位空間、咖啡廳、花店、花市、園藝店、賣店、社區、植物園、展場（欣賞或展出作品）等還有更多可能的地方，隨著課程的活動設計需要，只要是安全無慮，都是可以操作園藝治療的地方。

分享 日本九州「水俣公園」♥知障者
我很棒，我會種玫瑰

2010年六月初，我參訪日本九州的烏腳病紀念公園「水俣公園」，這個公園目前採委外經營，公園面積達22.8公頃，原有很多不同使用目的的分區，2008年起園中增加了一個新主題特色~玫瑰園，每年兩季的玫瑰花祭總是吸引超過上萬人次的訪客。玫瑰園區有300公尺長的玫瑰花牆、聞香玫瑰區、蔓性玫瑰隧道區、牡丹玫瑰區、品種區等多元玫瑰主題分區。

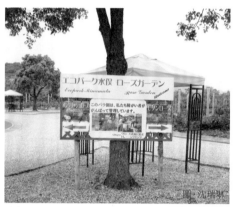

玫瑰園前豎立看板，讓大家知道這個玫瑰園是障礙者管理的園地與成果

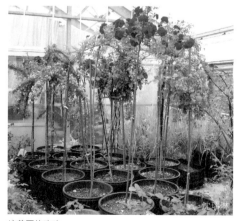

培養區的玫瑰

這裡雇用約十五位的知障者，年紀約20~64歲，以園藝療法的概念來輔導就業，讓他們進行園區管理工作，及溫室的植栽培養作業。

園區管理者本田洋志先生，在我們參觀園區溫室中談到他們在知障者的園藝訓練中的經驗，知障者和我們一樣，對於太陽下的管理工作會感到勞累、不知道為何要種花（種花的意義是什麼或覺得又不能吃），有時還是會缺乏作業動機。

後來他在溫室闢出一區種草莓，果實的甜美確實產生了效益，但日復一年，因為可以預期結果，又開始興趣缺缺，後來將採收的草莓分送給附近的老人院、育幼院，得到老人與孩子們真情的語言回饋，「好甜喔！」、「謝謝你們！」、「好厲害喔！」、「我們會期待你們明年草莓季的到來喔！」，字字句句都打到知障者的心坎，也讓他們深刻體會到被需要的感動，就在社區互動中他們找到種植的意義，也因此更加投入園藝活動中。

現在除了草莓，還有西瓜，慢慢加重栽種植物的難度，所以亞熱帶國家的芒果、枇杷、金桔成了現在的新挑戰。

玫瑰花祭時蜂擁而來的參觀人潮，當賞花者為美麗的玫瑰園嘖嘖稱奇時，更是他們辛苦工作後的回饋。

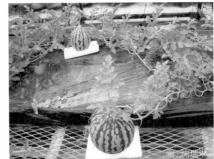

還有這「西瓜」一樣鼓舞栽培的動力

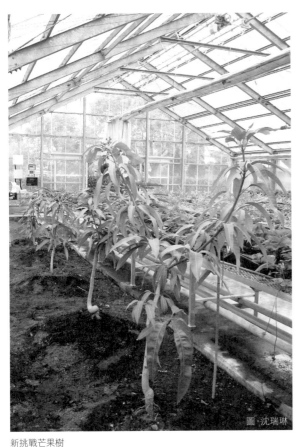

新挑戰芒果樹

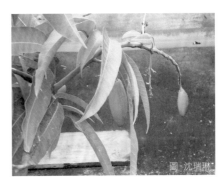

結小芒果囉

🌿 我有工作賺錢的能力

本田先生說，知障礙工作者一個月有約三萬多日幣的薪水，雖然金額不高，但這是一種鼓勵，證明「我有工作賺錢的能力」，意義非凡。這公園政府以委外的合作模式，全區為開放的公共環境，每年50%的管理經費來自政府，50%的經費由管理者自行籌措，沒有入園費，加上園區管理面積相當大，創造營收來自賣店的收入、販賣盆栽，或外接造景工程做為營收，再加上有來自企業贊助、社區募款等，雖然初期賠錢，但目前算是打平了。

其實支付這份薪水，公司得很努力開源節流的經營才達到，因此思考多辦理活動增加來園區的人潮，所以園區會辦理賞花季、農物產市集、音樂會、小型活動、市府合辦的演講等，增加商品的販售種類創造來源的消費收入。雖然經營辛苦，但因為對於障礙者而言意義非凡，所以公司堅持且努力著（他笑了笑），這或許也是一種奮鬥的動力。

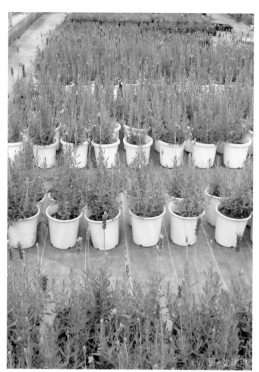

實驗中的薰衣草

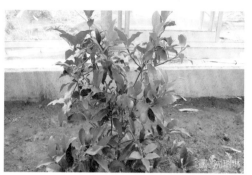

挑戰亞熱帶國家的水果-金桔

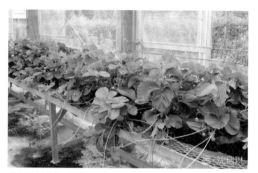

就是這讓人找到支持肯定的草莓

🌿學習獨立判斷植物的生長狀況

因為玫瑰一年開兩季（五月、十月左右），分別是春季與秋季，冬季的日本除了雪地景色外，還有其它多元的冬季植物（園區設計初期就規劃好了），所以就缺夏季的主打特色，為了平衡四季的賞花活動，與年度工作分配計畫，今年加入香草植物以各式開花品系的薰衣草為主，但因為「給水」是草本屬性的香草植物栽培重點，所以目前尚在栽培磨合期；因為觀察該不該給水？給多少水量？是需要環境知覺訓練，需要花時間訓練（也必須接受過程的失敗狀況）。

本田先生說：「讓障礙者可以正確判斷植物的狀況，何時給予何種照顧，這是一件大工程，但觀察知覺的練習勢必要做。陪伴練習後，要讓他們學習自己覺察，並下決策進而執行動作，而非永遠都是一個口令一個動作。」

如果訓練成功會有兩個很大的意義，一是覺知自己的肢體功能，提升全身肢體活動能力，強化因智障而產生的肢體障礙狀態的能力；另一方面，障礙者可以真的到專業職場工作，開始真正的獨立。（因為到訪時不是花季，所以無法分享壯觀的玫瑰園圖）

我★的★心★得

瞭解栽種的意義與價值，是園藝治療動力的來源

不要說是身障者，就拿普通人來說，當我們漫無目的的工作，即使一開始努力的做，但後來還是會因為不知道目的、看不到目標，不知為何而努力，最終可能選擇放棄。就像是學生老是被要求「要認真讀書」，如果他沒發覺學習的樂趣，也不知讀書的真諦，就會將讀書當作一件苦差事，能混就混、能逃就逃。

凡事「要有目標才有動力」。所以如果沒給目標，是無法順利推動園藝活動，就更別談療癒效益了。如果用語言文字來說明目標與意義價值，無法達到溝通理解時，就讓他「親身體驗」就可以「心領神會」了。

開拓視野，跨出心中的門檻

溝通，是可以有很多可能，不同的形式、不同的方法。只要可以讓對方理解，就是最好的溝通方法。

在參訪時，本田先生聊到國外交流的可能性，他說「希望帶障礙者出國參訪增加視野與交流，因為開闊了視野或是新鮮事物的刺激，都會給他們新的目標動力。」本田先生希望帶他們跨出日本國門，也跨出自己心中的門檻。

在文化、國情及行程時間通盤考量下，希望選在鄰境香港或台灣，八月底我收到他的來信，他們計畫十二月來台灣與我們進行交流，學會理事長也承諾給予全力的協助。

我想，如果可以與台灣障礙者單位交流，相信雙方都會獲得學習的體悟，期待今年底這場園藝的交流會。

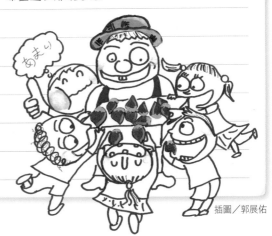

插圖／郭展佑

韓國 ♥ 鄉村社區隔代族群

希望種子搭起老人小孩的情感

　　隨著社會結構變遷，鄉村中以年長者或小孩居多，青壯年皆出外讀書或工作，除了隔代間的世代背景差異導致溝通障礙，也有隔代教養的問題。

　　韓國的研究者Kim Hyoung Deug分享了一個韓國隔代教養的園藝療法活動，讓我深深感動，也覺得應該很適合台灣目前新住民族群或部分社區的隔代教養。

　　為了促進年長者與孩童間的社會互動及提升年長者在社區的自尊，改善孩童對年長者的態度，期盼鄉村充滿活力互動。所以園藝活動規劃以隔代族群為對象，參與計畫的20位年長者，年約60~80歲，40位為學齡前兒童約6~7歲。

　　活動包含希望種子、圓滿秋園、盆栽、小菜園、中秋節花藝佈置、彩紅花籃、愛心卡、愛的芬芳、泡菜派對等。活動場地則使用大家方便，可自行抵達的文化中心綠地。

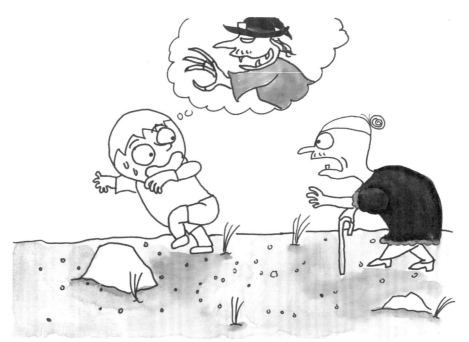

插圖／郭展佑

🍃 活動前說明會拉近彼此關係

先將老人和小孩分開辦理各一場的說明會,因為不瞭解活動的目的或內容,可能會降低出席率,藉說明會並鼓勵他們出席參加活動。透過活動前的個別溝通瞭解後,讓彼此在活動中有正確的互動方式,藉以拉近彼此關係。

聽聽小孩心中對年長者的感覺,並以繪圖方式畫下心中的老人印象。結果小朋友畫的年長者面帶兇惡的神情,衣服也醜醜,色彩也黯淡。並說出對年長者的感覺,孩子多數對年長者的印象較為負面,例如:小孩覺得年長者「有臭味」、「老老的」、「醜醜的」、「感覺髒髒的」、「很兇,喜歡罵人」,因此感到「很恐怖」、「不喜歡」、「不想親近」等。

老年人則對於小孩覺得「沒禮貌」、「太調皮」、「沒規矩」等,但很希望和孩子親近,可是覺得小孩子看到他們就跑走,不喜歡與他們互動,其實也感到挫折。活動前針對年長者們及孩童們個別教導,與對方互動的要領。

🍃 教導長者親近孩子小撇步

教育老年人該如何獲得小孩們青睞,例如來參加活動要洗乾淨、換乾淨且顏色亮一點的衣服、盡量讓孩子嚐試體驗親自做看看、當孩子完成時多以讚美與鼓勵替代責備、當孩子幫你服務時要說謝謝…等。

分享二 ↓ 韓國 ♥ 鄉村社區隔代族群 希望種子搭起老人小孩的情感

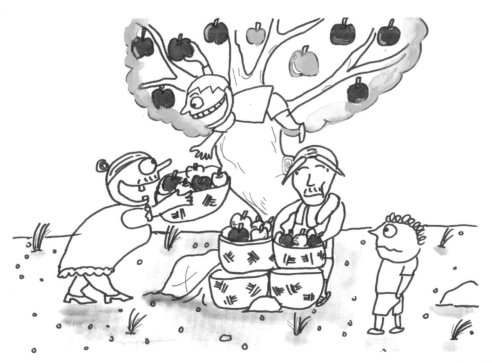

插圖／郭展佑

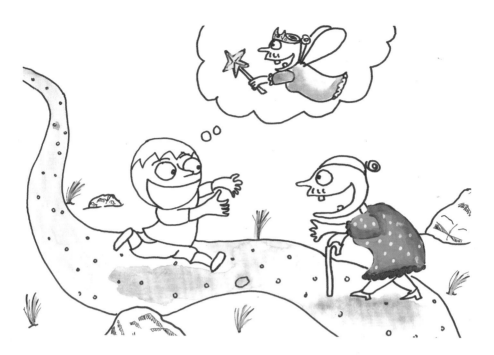

插圖／郭展佑

教導孩子與長者相處小撇步

告訴小孩,老年人是很有生活智慧的,可以向他們學習,而且對於長者要尊敬且有禮貌,才是人見人愛的小孩。所以參加活動時,要盡量且主動幫忙長者、當長者讚美你時要說謝謝、不懂可以請問長者…等。

活動開始,將花朵切半,讓孩子與年長者去配對,尋找分組對象,這個方法是讓彼此感到有緣,增進團隊的合作動機第一步。

無論是長者還是孩童都遵循說明會的指導,彼此幫忙互道感謝,相處氣氛很融洽。活動中讓孩子發現年長者原來好厲害,例如「希望種子」的活動時,發下種子、盆器及土壤,孩童不知土要補多少?如何播種?如何澆水?只見年長者一一說明並示範給他們看。

作我們的「小菜園」活動時,孩童望著這片田地不知如何進行,長者已經用熟練的動作做出工整的畦,孩子們歡呼聲四起,一直詢問老人家怎麼會?要怎麼做?以及更多日後小菜園的照顧,都讓孩子們發現從在年長者身上可以學到很多的知識。

當小菜園種的白菜採收時,要進行「泡菜派對」,光是採收白菜就讓孩子們感到欣喜,看著老人一個步驟一個步驟在製作泡菜,孩子在旁擔任小幫手,並學得泡菜的作法,等到泡菜完成要分享試吃,孩子排成一整列,期待品嚐泡菜的美味,(雖然泡菜是韓國的重要文化之一,但孩童視泡菜為畏途),吃完又去排隊吃的津津有味,達到文化傳承的意義了。

爺爺奶奶變彩色了

　　整個園藝治療計畫順利而圓滿的完成,長者與孩子有了很好的互動,鄉村中的隔代關係更加的和樂。除了和樂互動的氛圍,透過活動也達到智慧與文化傳承的重要使命,讓韓國的小孩更加認識韓國的在地文化。量表檢測結果顯示,年長者的憂鬱降低、對於長者的滿意度提高。「再參與活動意願」的問項結果顯示,年長者100%孩童也高達93.5%。

　　活動後,再次讓孩童繪畫出心中的老人,不同於活動前的畫,小朋友畫的年長者面帶微笑神情,衣服也變漂亮,衣服色彩也變亮麗,而且畫了小孩與年長者一塊活動的和樂景象。

我★的★心★得

園藝治療活動促進情感交流

　　園藝治療活動不只是活動,更可以達到情感交流與文化傳承的使命,這端看整體活動的規劃細度。另外,將本國文化、在地文化融入其中,才能真的發展出屬於自己國家的園藝治療型式與深度意涵。

　　在這個用在改善隔代族群互動關係的園藝治療案例中,也發揮了三個活動重點。

一、活動的多樣性、快樂的動、創意的做。

二、是可以發揮年長者過去的經驗與智慧的事,對於老人可以產生的心理功效,激發自信心,讓老人過往優勢得以展現,因而獲得成就感,對於人際關係改善有效益,因為活動中的團結合作、培養主動自發的態度、結交新朋友,甚至也強化了地方、社區認同的團隊凝聚力。

三、針對園藝治療運用在隔代關係的活動上,被視為可以建立彼此正向關係的影響,無論是一般健康長者、認知或肢體障礙的老人,與孩童合作參與活動可以產生相互效益,小孩不再畏懼老人,老人更因為小孩而增添生氣活力。

奧地利 ♥ 難民營
拈花惹草敲開難民的心門

　　Ms.Susanne Rieser原本是一位銀行管理者，因為想做對人更有意義的事，從金融界出走。因緣際會認識菅 由美子老師，就此開始了園藝治療之路，2009年她再度回到校園，到維也納大學農業環境教育學院研究園藝治療，2010年起她到一個難民營擔任志工，在與難民互動中，她發現難民封閉的態度、焦慮、憂鬱等，對於自己家人以外的人很冷漠，就算是同一個難民營的人也不會互動，加上語言的隔閡種種因素，他們總是鬱鬱寡歡且沒有朝氣，而這些心情背後都有著很多無奈的故事。

🍃難民營=活監獄

　　因為祖國的關係迫使他們必須逃離戰爭，遠離熟悉的環境與家人失散的逃亡生活，這樣驚恐的歷程，併發了創傷後壓力症候群、憂鬱、失眠等心理失調。就算是成功逃亡後得到了庇護，但接下來漫長的難民資格審查時間也是煎熬，申請案懸置在許多的作業流程上，通常都要等上數年，而審查後的結果並不一定是自己期望的國家、也不一定一家人可以去同一國家，好不容易流亡出來，一家人可能得再度分離的未知數。接受難民庇護的國家，雖然會提供難民居住的地方（空間很狹小），但行動受到限制，在庇護期間也不允許工作，每天約可以領到相當於台灣一杯星巴克咖啡的錢，就在這許多的限制下，他們幾乎都是躲在屋內過封閉的生活，像是一座活監獄。

　　即使數年後申請資格通過後，取得的身份還是難民，這一輩子都要背負難民的身份，在陌生的國度中生存。

　　奧地利是一個有傳統淵源的庇護國家，1951年在維也納成立「聯合國難民事務辦事處」。1945年以來在第二次世界大戰之後，成千上萬的難民湧入奧地利，至2009年就已經有15,821人次申請庇護及取得難民身份。（申請中，尚未取得難民身份的人更多）

　　所以在取得身份前這數年的等待時間裡，如何撫慰他們受創的身心、認識新的國度、學會新的語言、如何教育並陪伴下一代一起面對新生活、培養一技之長、重建社會關係的能力等，這些都是身為難民指導員和志工，最希望可以幫忙的事，但他們緊閉的心，常常是任你如何敲也不開門，因為他對工作人員感到敵對的不安。

🍃治療師的挑戰123

在奧地利及德國,都有幾個推動文化交流社區園圃及園藝計畫的難民營。園藝治療師在難民的個案上是非常有挑戰的,例如語言障礙、難民缺乏做事的動機、初期階段的猜忌不信任與恐懼,都是在初期要面對的挑戰。

▶▶ 第一步
如何讓難民知道我們是友善的

Susanne希望從美化他們的環境開始,在他們居住的家園周邊栽種一些花草,希望透過植物軟化並溫暖這硬梆梆、冷冰冰的難民住所,所以向市政府申請來了一些花草,也想藉此邀他們一起出來活動,增加彼此的信賴感,就算語言不通,園藝活動用看的或多看幾次大概也可以明瞭。

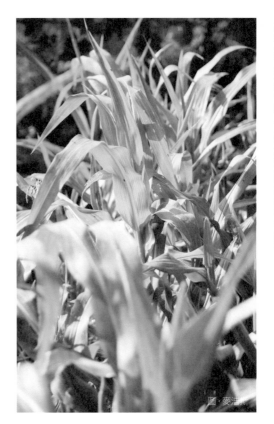

圖‧麥浩斯

▶▶ 第二步　敲敲你家大門(心門)

製作好了活動的說明書,還用手繪意向(看圖說故事,降低語言障礙)原先是想挨家挨戶做說明,但敲門始終沒有人應門,所以她將活動說明書夾在門上(心裡期待著他們會來參加)。

那天他們去到現場,時間到了但空無一人,雖然有些氣餒,但她們還是照原訂計畫,一棵棵的種,也因為人力有限進度很慢,不久有出來嬉戲的小孩,看到她們在種花,好奇的跑過來,看到有開花的植物就非常感興趣,所以Susanne就教他們植物的名稱(用奧地利的語言),小朋友認真的一次又一次的複頌花名,或許感受到志工的和善,小孩開始好奇如何種花,志工們就邀請他們可以一起試試看,小朋友起先只是幫忙脫去草花的軟盆,後來樂不可支的種起花來,完成時大家都覺得因為有花,環境變漂亮了。

第二次他們再看到Susanne與志工前來時,就會圍過來一起主動幫忙,雖然大家各自說著自己的語言,可是因為園藝活動有動作,所以語言障礙不是問題(小孩還不會說話時,也可以與人一起遊戲,不是嗎?)。就這樣持續的做綠化的事,期待一步步接近大家。

▶▶ 第三步
孩子們成了家庭與治療師之間的橋樑

有了互動的經驗，孩子會回家敘說種花的事，慢慢的女主人也會探探頭或遠遠的看志工們，加上每回他們來都把環境處理的更美化，看到綠意盎然、欣欣向榮的綠化環境，讓人心靈感到溫暖而安定，彼此間的話題也多了一些。這就是植物無須開口也可以與人心靈對話的魅力所在。

藉此感覺到志工們的友善，漸漸的，大人也開始會來參與，緊閉的門窗開始打開。接下來的菜園整地活動，時間一到他們也都會到場參與，在整地、除草、栽種的過程中，Susanne與志工會教他們新語言、認識奧地利的文化、每一顆植物也會標上說明，方便他們認識，並且貼心的做一些字卡，讓他們認識新字彙，就這樣透過園藝活動，讓緊閉的心敞開，發現世界上其他的美好事物。

現在他們在房屋旁的空地栽種蔬菜，對難民來說像是替代性質且有意義的職業（庇護尋求者不可以工作），除了達到活動的效益，也幫助轉移注意力（面臨的困境與漫長的申請許可等待），而是關注他們努力栽種的正向成果上，也因此搭起難民間不同文化交流並建立友誼。

現在他們已經可以自給自足的供應三餐健康的蔬菜、水果、香草。他們也開始栽種自己家鄉的種子，在這片土地上落地生根。

在這段等待的時間，透過園藝活動，有農務經驗的人可以善用既有的知識、技術及能力；沒有農務經驗的人，可以藉此培養自己的技術及能力並增長知識。藉由花園的活動輕鬆學習簡單的新語言，花園成了一個提供聚會和談話內容的場域，從一個受難者的角色轉換成社區中正面積極的成員。

花園菜圃讓難民得以休閒、放鬆並減低壓力，也提供孩童們遊戲的場所及認識生命教育的園區，這樣的園藝活動介入難民的生活，讓他們可以改善並且開始新生活。

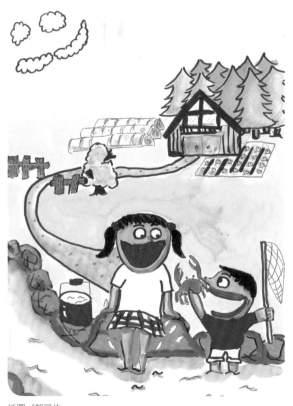

插圖／郭展佑

我★的★心★得 ✏

從園藝活動獲得正面能量，面對未知

「難民」對我們而言是很陌生的名詞，經過susanne的介紹後，可以稍稍瞭解但無法完全體會。似乎有點像老年人的心境，面對不可知的未來（不確定自己生命的長度）、不能自主的活動（難民雖然健康，但行動受到限制）、身邊親人朋友的分離（老年人年長後，聽到友人死亡消息的頻率略來越高，感到不安與寂寞感，對自己也感到擔憂），這些都會讓人感到不安與恐懼，所以如何安定心靈，給自己面對未來的勇氣，並且健康而快樂的生活，就是學習的課題。

語言不通也能心領神會

要進行園藝治療活動前，治療師與個案間需建立一個互信的關係，才能順利的進行活動，所以事前的活動說明溝通、活動前的相互認識，這些都是不可省略的步驟。

在園藝活動中自然而然被療癒，它不需要特定的形式或方法，只要願意心領神會也可以傳遞技術。因為園藝活動有步驟，所以透過觀察，是沒有文化、語言的隔閡，一樣可以融入其中。可以說園藝活動是門檻低但效益高的健康活動。

身體活動、欣賞美好的植物型態、花香、吃到更多美味與健康，結交其它不同文化的難民朋友心靈也達到安定的慰藉。

因為「花園」讓他們願意離開狹窄且封閉的室內空間，就像逃離內心的禁錮。

花園菜圃讓難民由室內走向戶外，可以使用的空間也因此變大，大人的心也變得開闊，孩子也多了遊戲場所和自然學習的地方。

或許是植物的生命歷程，給了他們對自己人生的省思，新的事物可以成長，就如同種子落到在不同土地的土裡，就會生根發芽，在大自然環境中從事園藝工作，建立難民日常生活的節奏與組織，園藝活動給了他們一些希望與願景，以及積極正向的能量。

韓國 失能小孩的母親

園藝是媽媽的元氣補給站

有智障孩的家庭，承受家庭負擔、小孩發育、夫妻衝突、小孩發展等不同面向的問題與壓力。在輔導工作中發現，當我們都專注於身心障礙的個案上時，往往忽略了對父母角色的壓力照護。

韓國研究者Hyo Jung Son談起她與智能障礙孩子及母親的互動經驗，發現媽媽們的不安情緒，不知如何處理內心的負面情緒，有時連媽媽本身都忽略了自己，也沒有時間思考自己的需求，日積月累的情緒波濤洶湧卻沒有出口。

🍃 被遺忘的母親

在韓國，或許是社會結構的不同，許多有身心障礙孩子的家庭，呈現低滿意度的生活品質及不佳的婚姻關係，尤其是媽媽的角色壓力特別的大。因為韓國無論是社會或家庭中，男人多處強勢的地位，除了背負家庭經濟的壓力外，無法接受自己有障礙兒的事實，也因而感到丟臉，甚至是不與孩子互動，或者不喜歡回到家裡。多數照顧障礙兒的工作落到媽媽的肩上，這讓母親也感到極大的恐慌。

隨著孩子漸漸成年，母親漸漸老去，身體上的變化及體力的削弱，甚至是無力面對自己更年期的障礙。對於已成年的智能遲緩孩童，母親也開始擔心自己老後生病或死去時，孩子該如何生活？加上低滿意度的婚姻關係等越來越多的沮喪情緒。

基於身心障礙者的家人的身心也需要被照護這個觀點，所以舉辦給媽媽的園藝活動，藉以撫慰沮喪的心靈。

活動每週一次，每次一小時，借用教會的咖啡廳。活動設計分為四個步驟，先做本次活動說明，接下來聊天30分鐘，第三階段才是進入活動，最後作品完成後的心情分享。

整體活動規劃為十二週、每週一次、每次一個主題。主題是以園藝為主軸，活動內容方式都是以考量與障礙兒的媽媽心情作連結。

▶▶ 第一週　花束設計（奧運花束）

活動開始時間適逢奧運話題時段，於是以奧運為開場白，激發他們心中的驕傲與自信。

奧林匹克受獎者頭上戴的花環與花束是一個充滿驕傲、自信的榮耀，而榮譽的不只是運動員，還包含製作花環與花束的人，因為製作者是當地殘障者的父母或更生人。

▶▶ 第二週　人生的春天（小型盆花）

以春天的花材為主題的小型盆花，沒有拘束的花型，也沒有規定的花材，準備各類春天花材，讓媽媽們自由選配喜愛的花材，邊插花邊談著自己年輕的愉悅事物。

▶▶ 第三週　在一起的快樂（盆栽組合）

以蔓性藤類植物為主，因為在韓國藤類的品種，在無光源的環境也可以成長，就像是鼓勵媽媽們「要加油！」。最後大家帶著盆栽一起合影，象徵著「大家都在為妳加油」，自己必不孤單。

▶▶ 第四週　我的內在美（玻璃盆器的切花）

用玻璃盆器來代表媽媽本人，透過玻璃花器的穿透感，像是看透心事一樣。將覺得代表自己的花放入其中，接下來讓大家一一分享作品，同時說出自己最擅長的事，說著說著當然越來越開心。

▶▶ 第五週　不論身處何處（仙人掌）

因為仙人掌有光、有水即可長的很好，所以鼓勵媽媽和仙人掌一樣，光彩而快樂的生活。

▶▶ 第六週　分享希望分享愛
（義賣作品的設計製作）

因巧遇4/20殘障者日，所以規劃做盆栽作品義賣。比較細微、有刺的盆栽、具有專業度的由媽媽們來，運搬或簡單入盆的事讓孩子做，全場團結合作的像是盆栽工廠生產線。義賣當天非常成功，作品全賣光且反應很好，大家都受到鼓舞。

▶▶ 第七週　我的年輕人生（盆栽）

請媽媽們想想年輕時的自己，自己的專長、快樂的時光等，大家開始一一聊起過去的美好記憶與自信的自己。選擇強健且葉大、可以擦拭它、抱它，感覺它的活力植物例如白鶴芋、蔓綠絨類。

▶▶ 第八週　我的孩子（水草娃娃＆盆栽）

用水草球做成自己孩子的樣子，想著自己孩子的特點，當水草包裹著生氣盎然的植物，像是注入生命，重新獲得力量。

▶▶ 第九週　我的希望（聖誕圈環）

媽媽們邊想著希望、談論著希望，插上自己喜歡的人造花材（因為人造花可以長時間擁有，意味長久的美好），有媽媽說：「我希望我的孩子可以健康成長」。

▶▶ 第十週　送給感恩的你（單枝花束包裝）

花束總是用在歡樂、感恩、榮耀分享時，所以本次進行單枝花束包裝，送給想要感謝的人。

▶▶ 第十一週　我想變成～（彩繪盆器）

想想過去自己的志願，想成為什麼人呢，將志願畫在盆上，並栽種植物。

▶▶ 第十二週　我心中的花園
（小造景式的盆栽）

媽媽透過小型盆栽空間設計一個自己想要的花園，並且由媽媽自己幫花園取名，例如有媽媽取名「我想休息」。透過Table garden想像一個心的休閒空間。

我★的★心★得

找回幸福感

美國一項針對婚姻的研究中發現,有障礙者孩子的父母離婚率高於一般孩子的父母,其中有許多原因,主要因為長時間的照護,減低夫妻間的互動,及相關社會與心裡壓力,孩子無成年後的脫離過程等種種原因所致。可見家有身心障礙的家庭,父母及家人都承受比一般家庭更大的壓力,社會需要多給予協助。

透過活動的時間與機會,媽媽們終於可以放下家事與孩子,有一個屬於自己的時間,在這大家有相似的家庭背景與壓力,許多話題可以產生共鳴,並彼此鼓勵,由彼此鼓勵發展到彼此依賴。每週的活動像是元氣補給站,不是要論究作品的美與否,而是透過植物或主題發現自己心裡的聲音、挖掘記憶中的美好、與自己曾有人生計畫希望,尤其是因為活動,回想起的美好感知記憶,心情也就隨之開懷,就在笑聲之中心中的壓力與負面情緒也隨之而去,畢竟「大笑也是一種治療」。

活動參與,除了接觸新鮮事物的學習以外,聊天時間可以說說話,聽聽別人的意見,或是給人建議都是自尊心建立的來源。有人可以聽我說說話,這對於過去的自己來說真的是一種奢求,如今可以如此自在並感到幸福,感到幸福就是擊退憂傷、憂鬱、恐慌不安負面情緒的特效藥。追求「幸福感」就是園藝治療的精神。

我也有能力幫助別人

透過義賣會的機會,親子分工合作的過程,體會彼此的重要與支持外,到義賣會現場實地體驗,購買者對自己的作品欣賞並購買,那是一種很踏實的成就與滿足感。

此外,所得款項捐出幫助他人,這個更是意義非凡,當一直受人幫助的人,發現自己也有能力幫助別人時,心中會有很大的鼓舞,對於進一步學習技能的意欲也會較高。

這樣的園藝治療活動,不只是用在障礙兒的母親,對於肢體障礙、受暴婦女、受創者、高中生與家人關係改善等都是可行的規劃。

日本 ♥ 自然感覺觀察會
從大自然找回心感

常住良保先生一開始就用了一張寫有「障礙者」的A4紙，說這是他來到台灣的感動。他說：「一樣是漢字文化的國家，日本用「障害者」來稱，他覺得台灣友善多了，用字很有智慧，不愧是漢字文化的老大哥。」他個人對於「害」這個字一直很不認同，所以過去他總是改成日語的平假名「障がい者」，這次回去以後他要改用台灣的寫法「障礙者」，這「礙」字讓他感覺是用包容的心來看待他們，感覺是溫暖的。

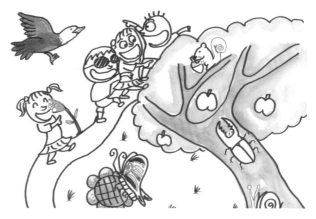

插圖／郭展佑

🍃其實大家都是障礙者

他自嘲說：「我除了日語以外，其它語言都不會，而且日語也講不好，常常會說出詞不達意的語彙。這幾天來到台灣我一句話都不會說，一句也聽不懂，跟聽障、智障有何不同呢？」

他說：「但我可以透過笑容、用心感覺，感覺出台灣人的熱情、好客、友善」。或許就是因為失去一種知覺，反而會啟動另一種知覺，就算是失去了五種感官知覺，你還有第六感可以「用心感覺」。

或許就是這樣細膩觀察的心，對於用字稱呼與體解障礙者的不便都是如此生活化。常住先生說「我不是什麼園藝治療師，我只是自然觀察促進協會的一員」。他覺得自然感覺就是第六感「直覺」，所以失明者若是善用第六感，可以多一個選項。

「自然觀察會」是透過大自然的空間場域，讓一般人或身心障礙者可以透過尚好的知覺去感覺自然中的美好，失去雙眼，還有耳朵可以聽見聲音，或是觸覺感覺等都是不一樣感知環境的知覺體驗，一樣可以體驗自然的美好，並喚醒遺忘的可用的知覺。

自然觀察協會（Nature Feeling）的觀點～
從大自然學習並分享感動

從觀察自然→瞭解自然→保護自然

我們的定點觀察會即將邁入第100次

　　京都Nature Feeling促進的活動實踐，自1995年2月起開始辦理，辦理第一次的觀察會，之後每逢奇數月第四週定期辦理，地點也是京都御院、宗像神社附近定點定期進行觀察。採時速100公尺的觀察會，並非為了障礙者而設計，而是希望用「慢慢來」為重點的觀察方式。辦理至今已經進入第十六個年頭，至2010年5月止已經辦理93次了。

活動參與說明

一、無身障者或人種的差別

二、無參與者與工作人員身份的差別

三、時速100公尺的觀察會

四、與其它的義工團體或協助組織合作等

平常參加者約20人，身障人士約4～5位

參加費用：限大人300元（日幣）

活動地點安排

　　考量障礙者的交通及到達的便利性，都是選在一般大家知道的美景，好記又交通方便的地方，降低交通的障礙。

　　就算是天生的視障者，也有他自己想像的色彩，因為學校教育時會以文字表達方式說明色彩。「現在的天空好藍，藍的水水的；一朵一朵的白雲，像是一團團的棉花」。在自然體驗中視障者用告知色彩、聽障者用文字形容聲音、就算是輪椅者「壓低身體，也可以看見不一樣的世界」。

沒有一定的形式或路程

　　與障礙者一同參與的觀察會，有蟲的說明、葉子的狀況（落葉、發芽、顏色、蟲咬、菌害的樣子）或是樹根上發現寄生的小植物。我們還辦理障礙者的滑雪登山會，與障礙者共同參與的滑雪型的登山活動，在與一般登山高約1～2公尺，看到不一樣的樹、天空、景致，甚至在雪融後去摘野菜。

我★的★心★得 🖉

尋求多變新奇的新鮮感時，我們還欠缺「放慢腳步」

同樣的地點隔月辦一次，或許你會懷疑，那不是都一樣有啥好看？不，大自然隨時都是瞬息萬變的，就是因為自然界的生物是活的，所以季節時序的不同，每次都是一種新的體驗與新的發現。

當我們都在尋求多變新奇事物的新鮮感時，似乎也失去了靜下心、放慢腳步、改變角度觀察、細心觀察；甚至是僅用眼睛看世界，忘記用心感受世界的覺知，同時其它知覺能力都退化了。

在資訊資訊發達便利的年代中，拋棄了其它感知

我們處在資訊發達便利的年代享受了很多的快速與便利，然而基本的本能知覺卻被遺忘了，精彩的電視、網路的多元，讓現代人無論是成年人還是小孩，都被吸引而定在家中電視、電腦前，這樣健康嗎？除了遺忘了視覺與聽覺以外的知覺，讓家人間的互動及溝通變少、身體活動變少。

重新啟動五官六感的感知能力

大自然教室中，有很多學習的教室，它不拘型式的真實上演中，在其中學習到季節性的植物時令，體驗不同香氣的嗅覺感知、植物的成長歷程變化。「大自然」不一定要到荒郊野外、原始森林中，而是走出室內步向屋外時立即就進入大自然教室囉！許多教室現在還有空位喔！不必訂位不用買票，全程無料，就等您的到訪。

起身，走，來去大自然教室去吧！

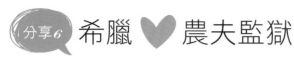

農作物生產找回自我價值

「監獄」，一個世俗眼光中感到黑暗而負面的地方，然而那是更生人的生活場域，但Christos Gallis博士帶來的一份有關歐洲的農業綠色照護(Green Care)，陳述歐洲監獄如何利用農場作為基地，來促進受刑人心理和身體健康的真實故事，讓我看到充滿陽光、綠意與希望的監獄，也看見園藝療法為更生人帶來自信感恩的更生之路。

培養一技之長，面對未來人生

這座農夫監獄地點位於希臘北部，區域面積約420公頃，座落在風景宜人的地點，緊臨有濕地與森林、高級住宅區、美麗的白砂海岸沙灘；土地南方為牧場，中間為植栽區，周邊沒有圍牆但是有高約一公尺的鐵欄圍邊，目的在阻隔動物而非人類，是一座沒有圍牆只有欄杆看似農場的監獄。

農夫監獄大約容納350位受刑人，來到這邊的男性受刑人，必須曾經接受過封閉式監牢內服刑四年以上，並經過資格審查透過申請及面試。農夫監獄是以有機農場和生產有機產品為主，也是歐盟第一個認證的有機農場。

基礎建設有牛棚、鳥禽養殖場（雞、蛋類生產、火雞）、飼養兔子、飼養綿羊的羊舍、飼養山羊的羊舍、豬舍、飼養馬的馬廄。

農作物種植分配，250公頃為穀類收成（小麥、大麥、燕麥），10公頃為苜蓿和其它，另外種果樹，還有一座葡萄園及菜圃、溫室、苗圃及山林濕地；濕地非灌溉水源，而是考量生態的多樣性而保留。後製加工生產部門，有乳酪製品、烘焙坊、廚房、機器與維修工作室、木工工作室、生產動物飼料的磨坊、儲藏的空間、產品販賣的據點（市場）、生態污水處理單位等。

更生人在從事農事畜牧前，先進行為期六個月的訓練，期間會有相關人員陪同（這些人是專業人員，非監獄管理者）。訓練結束，需經過工作人員判定適合度與能力表現，不適合的將送回封閉監獄繼續服刑，適合者繼續留在農夫監獄中完成刑期。

在希臘製作乳酪是需要專業證照的，所以在這從事乳酪製做的受刑人，也在專業訓練後取得乳酪製做的專業證照。提供受刑人一個技能培訓，同時也進行生活培訓並取得證照的農夫監獄。在監獄中成人的受刑人與青少年受刑人的時間分配是不同的。成人的受刑人90%的時間在農作物栽種上、10%的時間在教育上。而青少年則是50%的時間在農作物栽種上、50%的時間在教育上。

希臘的農夫監獄自1934年施行以來，無人逃亡，因為農場提供好的生活照顧與專業培訓，對於受刑人出獄後開展新的生活有很大的助益。

我 ★ 的 ★ 心 ★ 得 ✎

從照護植物成長找回自我價值

　　或許不是每個監獄都可以如此大規模的進行這個農夫監獄的理念，但以現有條件及空間尺度中進行農作或園藝活動是可及性高的。

　　有一次在談話性節目中，不經意聽到知名的大哥談論他在獄中的日子，他提到當時他們因為很想吃點喜愛的菜，突發奇想請家人夾帶種子進來監獄，大家都沒有種菜的經驗，就這樣憑感覺七嘴八舌的開始栽種，沒想到小白菜、青江菜都陸續發芽，大家每天都在期待放風時去看蔬菜的成長與澆水，直到採收後的加菜，都是滿懷喜樂的滿足，就這樣發生一連串與植物成長對話的故事。

　　受刑人大部份都有卑微的自我概念，在狹小的教化空間中，可以透過園藝治療活動，透過參與植物的成長與生命期待，在空氣、光線、水的單純涵養中發現成長茁壯，這樣的生命歷程體驗，可以給受刑人對生命價值有不同的省思及正向思考。在採收或開花期時，也是成就感的來源。如果所栽種的蔬果在監獄的菜餚中出現，或是被銷售到監獄以外的地方，受刑人更可能因成品而感到自我價值與驕傲。

更生之路將不再感到惶恐

　　希臘的農夫監獄自1934年施行以來，無人逃亡，我想是因為農場提供好的生活照顧與專業培訓，也或許有了看到未來的認同，雖然是服刑期間但積極而努力的參與學習，也因為在這習得農事相關的專業，對於出獄後的社會適應及再就業方面都不成問題，更有助於減低受刑人出獄後開展新生活的阻礙，對整體社會而言也具有良善的價值。

　　由農夫監獄將成年人與青少年做時間不同比例的分配切割，青少年則是50%的時間在教育上，由此可見獄中教育確實全面考量，並替更生人規劃好未來的更生路，這樣的更生教育藉由農藝、畜牧、園藝作業，包含了生命教育、環境教育、倫理教育、農業教育、專業教育及知能教育，真的是園藝療法的最佳典範。

分享7 日本 ♥ 老人服務養生村「夢幻湖之村」
銀髮族在園藝中玩生活

　　想到藤原　茂先生，我腦海總是浮現那一幕。他在講台上表演該如何「教」單邊中風障礙者穿外套，他特別強調不是「幫」，因為正常人有時常常是越幫越忙，需找到方法讓他自己完成，才有意義也才真的「幫」到他。說著說著他就開始真實表演，他單邊不動，請旁人幫他穿，弄了很久，果真無法穿上；接下來他把衣服往地上一放攤好衣服，用躺加滾的方式穿，聽到他氣喘吁吁的聲音了，過一會是穿進去了，大家掌聲響起，他用很喘的聲音說「這樣不行拉」，單邊不便的人沒那麼好的體力，還沒出門就滿頭大汗了。我心裡疑惑著他為何如此賣力演出，藤原先生又再次脫下西裝外套（看來是還有絕招囉！），先將單邊（右邊）不便的手套入外套中，之後由右往左身體甩動並往前傾，外套披到身上後穿入行動自如的左手，大功告成。我心想「但看起來有點難，需要技術吧！」。也不知是不是心裡的聲音傳出去了，藤原先生接著就說：「只要是透過不斷的練習，就可以達成的方式那就對了，凡事誰不是透過練習才熟能生巧的。」

　　他說只要出自同理心，就可以找出幫助行動不便的人，找到便利的生活方式。他就是這麼一位溫暖的人。

　　他大學時期曾任「至誠學園」的兒童養護設施的兒童指導員，直到33歲到東京攻讀復健專門學校作業療法，畢業後就一直從事在老人醫院、精神醫院、復健醫院等處服務。後來與障礙兒家長、志工合作成立「夢のみつうみ村」（夢幻湖之村）擔任理事長，村內共有約27名的工作人員。

　　「夢のみつうみ村」分三個目標，居家訪問、通勤型、長期住宿型，來服務不同需求的使用者。有些使用者只喜歡園藝療法的活動內容，會在成果季節到時才來，所以對於非每天使用設施者，栽培的植物以好照顧或粗放栽培為主。在夢幻湖之中，它們總是教育高齡者，自己的植物自己照護這是責任，不是仰賴志工替代栽培歷程。

🍃 顛覆老人院、安養院的刻板印象

在設施的入口處沒有招牌、老人院等字眼,卻有一個落地大型自然木製成的看板,寫著「人生の現役養成道場」(培養現役人生的道場),簡單説就是培養並實現當下人生的道場,藤原先生説:這是實現生活快樂的地方,是自己自願來,不是被家人棄置於此。顛覆一般人對於老人院、安養院的刻板印象,因為在這的一天非常精彩,來到這參與一日服務的人一天約100人左右,男性六成、女性四成,其中有人每天早上得搭車轉車1.5小時來才能來到此,可見來參與的動機之強烈。

這裡的裝潢佈置也不同於一般的養老院,是輕鬆自在的氛圍。進入玄關入口處,印入眼簾的不是服務櫃臺,是一整個設有賣場、桌椅,看似家中巷口的早晨,大家聚集聊天、叫賣、早餐、農產販售的情境氛圍。

🍃 自己決定一天的計畫

這裡一天的活動不是制式化的方式,而是「自己決定」一天的行程,在白板上有各類的活動卡牌吸鐵,使用者可以在這裡自由的選擇想參與的活動,放在自己名字下方的日程時間中;決定了就按表操課囉!不過你還是可以改變主意,修改行程。我不經意在一堆有趣的活動卡牌,插花、俳句、卡拉OK、盆栽組合、跳舞、造景、做餅乾、做東西來吃、散步、洗澡、使用腳底按摩器、澆水、種菜、足湯、木作、醃製、吃東西、做蕎麥麵、園藝療法、體操、看電視、休息時間、下午茶中,看到「發呆」、「到時候再決定」、「什麼是都不想做」,哈哈哈!好有趣喔!

這裡不定期也會有戶外體驗、健行等活動,活動以達成目標分成三個個主題,課程A類屬於一般生活相關(ADL)、課程B類對人生有益(QOL)、課程C提升身心機能與強健身體構造。當機能回復→生活回復→人生就回復,所以如何生活的無障礙,可以透過訓練,例如曬衣服可以透過園藝治療活動中的「掛盆栽」訓練。對於需要進行復健的人,要讓身體構造動起來,首先是啟動身心的機能因子,從「我還有可以做的事」→「我做得到的事」→進而養成「動」的習慣化。才能真的進入復健計畫得到生活無障礙。園藝治療就是透過「身體的接觸」、「身體的活動」到心裡的「震撼」過程。

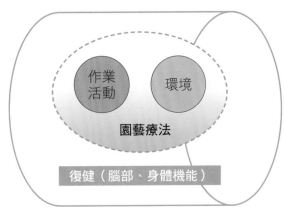

園藝療法&復健的相關效益圖

我 ★ 的 ★ 心 ★ 得

當自己的主人

哈哈，這是似乎是由小到老都不變的想法吧！

就算是使用者在成果季節才來，也因為興趣或喜好所以清楚的記住季節，對環境知覺、時間知覺有感知，透過活動也是幫助記憶的方式。預防失智或追求身心靈的健康，就要讓自己「腦」和「身體」都動起來。

看似遊樂，在活動中蘊藏意涵

在「夢幻湖之村」學到的生活基本技能，所以可以自理日常生活，不成為家人的負擔，對於與家人的互動生活時間關係也較和諧。

對於豐富的課程產生的話題，可以與家人分享新知與趣事，才不會重複說著同樣的事，導致家人對於他說的話興趣缺缺，也是增進家人彼此溝通、話題與交流機會。

所做的成品並非都是在設施中，有時會設計家中可用的物品，例如杯墊、碗、筷子、花園中的木箱，讓家中也可以是展出自己作品的舞台，感覺到自己還有為家付出的能力與成就感。這許多活動背後的意義的確是深具實質價值。

園藝治療的機轉歷程

想想兒時我們在鄉下玩什麼？有哪些記憶深刻的植物？哪些香氣？哪些季節都做哪些事？嚐嚐在攙紅的芭樂？吹吹帶著草香的自然風、打水漂、灌蟋蟀、焢窯烤地瓜，這個週末要不要回去鄉下，去到田野憶兒時，讓自己體內充滿充沛的能量呢。

分享8 日本山口縣 ♥ 身障者
單手也可成為料理達人

　　日本藤原　茂先生的「夢のみつうみ村」的居家照護對象中，有一位鈴木小姐（化名）是一位腦中風造成單邊肢體麻痺的障礙者，她常自嘲說自己是自殺的累犯，因為自殺未遂所以開心的活著。原來眼前這位看來開朗樂觀的料理老師鈴木老師，之前因為中風造成身體及生活的不自由，無法工作生活也失去了支持，讓她失去生存下去的動力，她選擇自殺，連續兩次都失敗，她說：「死都那麼困難，乾脆想辦法活下去」，決定勇敢的活下去。

　　藤原先生為她的生活上做設計，協助她可以自理獨居生活，從曬衣、晾衣甚至是換被單都可以自己來，可以自理居家生活後，生活也因此自在多了。在生活上拾回信心後，她也來參加一日服務活動，由於對料理的喜愛，她很認真的學習，不但成了老師的助教，現在已經是位料理老師囉！

　　來中心參加料理課程的學員，除了高齡者外，還有一些單邊麻痺或失去一隻手的人；看到上課的鈴木老師單邊中風的手，不禁問老師「少了一隻手，我們怎麼做菜？」鈴木老師說：「你少右手，我少左手，加起來不是一雙手嗎？」哈哈一陣笑聲後，就看到一人捉著紅蘿蔔，一人拿著菜刀，開心的切起菜，做咖哩飯去了。」

　　現在的她說：「我感恩腦溢血，中風後讓我看到新的且不一樣的人生價值」。真是讓人看到「轉個念就會遇見幸福」的感動。

我★的★心★得 ✏

就是因為有很多的可能，所以才叫「人生」

　　人生有很多的可能，沒人是與生俱來的園藝治療師，我們也都是經過不斷的學習與訓練而成的。以生活導師的角色來看，障礙者可以將親身經歷與人分享，鼓勵別人從黑暗的空間、封閉的心門，一步步迎向灑落陽光的大地。

　　障礙者因為病痛，卻也感謝病痛的指導，讓自己更加的堅強，在幫助別人的同時，也幫助自己活出健康的新人生。

韓國 ♥ 多元族群

園藝活動紀錄
異國聯姻的幸福御守

韓國研究員Kim Hyoung Deug分享園藝治療應用在異國婚姻的效益。她說，隨著社會結構的變遷，異國聯姻的比率越來越高，因此無論是文化的差異、語言隔閡、生活方式的差異、飲食文化的差異、教育上的差異等，都需要一段磨合期，無論是外籍新娘、先生、家人都需要彼此適應。在韓國農村、漁村的外籍配偶的比率，到2006年止，已經達到41%。

外籍配偶的心事誰人知

和台灣一樣，外籍新娘忍著對家鄉的思念，及對新國度中社會、文化以及心理上的不適應。她們急需學習新國度的文化及語言，和心理健康及經濟的獨立等方面的支持。壓力之大及擔憂之心可以想見；因此，幫助外籍配偶穩定情緒、幫助他們適應鄉村社會以及改善家庭之間的關係，是首要目標。

甜蜜派對讓情緒有出口

活動是在韓國的一個漁村（也是農村），以夫妻為單位參與活動。活動以派對的方式舉辦，跳舞表演，讓夫妻在活動中親近互動。並幫先生準備一個貝殼項鍊（漁港就地取材），當作送給太太的禮物。

活動開始請外籍新娘將不愉快的事寫在蔬果上，再敲破它；讓情緒找到出口。再請外籍新娘，想想美好的事或心情，寫在胸前這條先生送的項鍊上。這樣的機會，也讓先生瞭解太太的需求與期待。

接續，是外籍新娘和孩子參與活動，先生負責拍照，記錄下自己妻小活動過程的每個片段，之後一家人一起將內容記錄做成相片集。

這本記錄一家人的活動記憶，協力完成的相片集，有一家人的互動情感。也可以成為日後，回顧活動的內容與愉悅記憶的媒介，也可能是夫妻衝突後撫慰心靈的良方。

我★的★心★得 ✏️

夫妻常成了「最親的陌生人」

在台灣社會中外籍配偶比例增加，尤其高比例是在保守的農村中，隨著異國聯姻的比例提升，新台灣之子的比率也成正比，為了協助外籍新娘，這些年政府針對外籍新娘辦理的學習課程也不少，但或許可以增加屬於夫妻一同參與的活動，共同成長。

日復一日的生活週期，忙碌於材米油鹽醬醋茶，早忘記了聽聽對方的聲音、關心對方的感受。雖然生活在一起，可是卻是「最親的陌生人」。活動設計夫妻一同參與，也讓先生瞭解太太的需求與期待。

負面情緒的出口

這也是園藝治療，一般是透過參與植物的生命歷程，或大自然感知體驗，將其當作媒介的療癒方式，案例中蔬果成了情緒出口的媒介，這也是一種採收後的用途。（為了不暴殄天物，最好還是接續設計敲爛了的去處與使用方法。）

相片集記錄美好的事及心情的項鍊，都是幸福的御守

活動這天，一家人的成長日記，紀錄著點滴過程，當下的片刻記憶記錄，都是日後回味無窮的感動因子，最重要的是提供一個機會與時間，讓先生好好的將專注力放在太太與孩子身上，這可以讓許多先生再次喚醒情感知覺神經。

將美好的事或心情寫在胸前的項鍊上，活動後掛在家中的項鍊，像是隨時提醒的標語，也像是幸福的御守，守護著這家人的幸福氛圍。用圖像記憶、音樂、紀念物品、相片都是記錄感動時刻的好幫手，因為許多事無法重來。

您，有多久沒有陪伴家人？忽然發現父母白髮蒼蒼？多久沒陪親愛的伴侶輕輕鬆鬆的聊聊天，像談戀愛時？多久沒陪孩子說說話、看看書？還是多久沒和自己內心對話了？

更重要的是，您有多久沒有「感動」了？

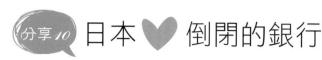

分享 10　日本 ♥ 倒閉的銀行

銀行變咖啡館，讓身障者走入社會

雄谷良成先生是一位深具愛心與行銷頭腦、熱情、創意點子的日本男人，聽到他娓娓道來一個個推動的方案與構想，不疾不徐的像是敘說著故事般，我心裡澎湃不已，打從心中滿是佩服與感動，每每都想起身鼓掌，向他舉出大姆指說出「讚」。

🍃 倒閉的銀行建築看到希望

雄谷先生一開頭這麼問：「你知道嗎？有許多日本媽媽會因為公園來了障礙的孩子，而趕緊帶自己的孩子離開公園，台灣會嗎？」這都是因為不瞭解，所以讓鄰近的家長認識、了解並接納有障礙的孩子，不再因為不瞭解而感到不安；也讓家有障礙小孩的家長，不再因為異樣眼光而不敢參與公園的活動。

他因為一個「不想讓障礙的孩子離群索居」的觀點，不希望身心障礙者在封閉、獨立的設施中成長，他認為他們應該走入社會群體，讓社會接納他們，讓他們真實的在社會中生存。所以雄谷先生認為，可以讓輕症的孩子進行第一線的工作，讓後端的產品有一個銷售的窗口，親身體會自己的商品被銷售出去，是很重要的肯定與成就感，這就是他們最需要的真實回饋，一個「被肯定」、「被需要」的存在感。

所以他把腦筋動到了倒閉的銀行建築上，近幾年因為經濟風暴，所以許多銀行都陸續關門，而這些據點交通便利、且鄰近設區，雄谷先生去租下倒閉的銀行建築，經過簡單的裝修後，經營咖啡廳、香草茶並販賣障礙者所生產的農場品，提供障礙者在產地生產農物的販售窗口，也因交通便利，身心障礙者可以自行前往，減少了家人接送的負擔，並提供身障者一個學習社會活動的場域（咖啡廳消費）。

🍃 讓身障者走入社會

身心障礙者經過設施福利單位的訓練後，就該由設施走入社會。為何要走入社會？因為人際關係、語言、與一般人互動，都是設施中做不到的。他提到一位喜歡吃握壽司的身心障礙者，雖然有家人，但住在福利設施中，平常他幾乎不與人說話，但有一個因素會讓他願意走出設施大門去，那就是去日本料理店吃他最愛的鮭魚卵握壽司，原本一段時間設施的工作人員就會帶他去吃，有一次他自己去吃，但也因為不與人說話，他到那裡默默的坐著，老闆記得他每次都點一樣的，就直接奉上鮭魚卵握壽司，因為不與人說話，吃完就離開了（沒付錢），老闆知道他是設施的人，也沒阻擋他的離開，日後他來吃過後老闆就去設施請款。從「需要職員帶他去」，到「他想去就可以自己去」，這就深具意義了。

「鬍鬚張魯肉飯」在日本，只因情意相挺

　　「鬍鬚張魯肉飯」應該是許多人溫飽三餐的知名店家，它出現在日本街頭，二代老闆與雄谷先生是好友，聽到他希望輕度障礙的孩子可以與社區互動的構想，情意相挺克服種種困難，將台灣的「鬍鬚張魯肉飯」搬到日本真實上演，他將沒有危險性的工作流程規格化，大量錄用輕度障礙者，進行店內的工作，這些障礙者無論是點菜、收銀、外場、添飯等將工作都做的很好，也讓鄰近居民因為來用餐，真正認識並接納他們，客人也會給予他們正面的鼓勵回饋。

我 ★ 的 ★ 心 ★ 得

「社會的接納」

　　社會的接納是身心障礙孩子們，踏出第一步的動力。

　　原來雄谷良成先生除了是知障者佛子園的理事長，也是青年海外協力協會理事外還是日蓮宗妙林山行善寺寺廟的副住持，或許就是這多元的身份，及年輕時在多明尼加青年海外協力隊的經驗，對於觀察事物、洞悉人心深處的真正需求，是如此的準確與獨到。雄谷先生說以他五十年來的經驗：「不要製作一個障礙者的設施環境，而是協助他們融入社會。」沒錯，讓家長及孩子理解障礙者，進而認識他們，降低社會排斥，確實是我們可以做到的事。

被照護的人，可以照護他人開始，是更大意義及改變

　　在鄰里中銀行變身的咖啡廳裡，障礙者為來店的社區人士服務，也增加社會人士與障礙者直接互動的機會。許多家長也透過來店消費的機會，讓自己的孩子認識身心障礙者，看見他們不畏身體的不完美，如此努力而認真的生活，這樣真實的倫理教育體驗機會也讓許多一般的孩子，自小認識障礙者並學習到他們勤奮學習與熱情。

　　如果您在生活中遇到身心障礙者，請您也給予一個肯定與接納的笑容，好嗎？感恩您！

分享 日本 ♥ 西圓寺

注入園藝能量，廢廟再生

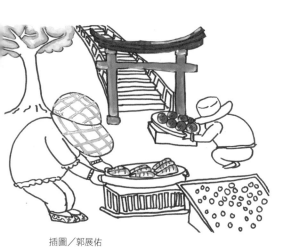

插圖／郭展佑

因為老住持辭世，未順利安排接班人，日本石川縣的西圓寺就這樣漸漸的荒廢了。雖然週邊環境居民會主動整理，但建築物也因年久失修日漸壞損，求助地方政府也因經費不足無法修繕，再加上遲遲未找到可以接手的住持，就這樣大家擔憂著西圓寺最終會因為被列為危險建築，而招拆除的命運。這是附近居民（尤其老年人）過去長時間的精神依賴，以及社區居民互動交流的地方，大家都不捨西圓寺被拆除，努力奔走下，找到熱心的雄谷良成先生。

社區營造靠園藝圓滿

面對這艱鉅的任務，雄谷先生幾經現場勘查後，接下了這幾近不可能的任務。三草二木的西圓寺重建再生計畫，先是確認重建的意義基礎；寺院的重振、在社區不可取代的地位、歷史的價值和位置、世代交替的記憶。也收集大家鄰里的意見，所以規劃出，重建後未來使用的功能面，希望提供年長者和身障者的日間照護安養中心、提供咖啡廳、酒吧、市集、SPA（寺中原本就有一個猿湯溫泉）和社區活動中心等功能，最終目的希望達到社區的總和協調。就這樣他們一步步依照功能需求，進行不破壞歷史建築下的功能空間設計，前面大庭院廣場保留、猿湯溫泉保留，進行安全結構的整修，西圓寺在大家引頸期盼下修復完成。

現在來到西園寺，你可看見老年人們忙裡忙外，將附近採收的蘿蔔、梅子等收購來，放在廣場前曝曬，製成蘿蔔乾、梅乾成為市集的商品、田裡多的蔬菜也到這裡販售，看到老人與小孩一起在猿湯泡足湯，聊天互動的情景，咖啡廳及酒吧裡陶醉其中的消費者及展顏接待的服務員，大家都在為保存西圓寺做最積極的「自力救濟」，原本廢棄的破廟，因此得到保存。

我 ★ 的 ★ 心 ★ 得 ✏

人活著就要動

　　醫學研究發現，如果一個人一天臥床不起，會讓心肺功能降低3%，如果一週臥床不動，得花費三週以上的時間運動，才可能慢慢回復原本的功能。所以人活著就要動，才會活出健康且快活的的人生。

　　提供一些有目標、目的方向的活動，可以鼓勵老年人動起來，所以賦予老年人使命感，可以對於社區、社會投注關懷，老年人不只可以得到關懷與尊重，讓他們用自己所「能」的體力、智慧、文化經驗，來幫助社會，也是老年生活快樂的來源。

生活智慧的傳承

　　人老了最怕的就是「我還能做什麼？」，在西圓寺看到老人動起來，並傳承他們過去的生活智慧，在農事中他們更有活動力也更健康，有了這樣的空間與責任使命，老年生活就更有目標與動力，同時也凝聚鄰里的向心力。在這每天生活有目標、被需要、被諮詢（感到被尊重的價值），是任何藥物都無法提供的滿足與喜悅。如果成立幼稚園及老人園合併，那會是一個如何美好的智慧傳承場域？

　　我開玩笑的用「自力救濟」當結尾其實是提供一個反思，當面對問題時你選擇積極面對？還是消極態度？看待事物的態度就會有不同的結果，這樣一個搶救西圓寺的計畫，讓社區凝聚了認同與協同合作的精神和情感，社區總體營造追求的就是這樣的精神目標。

分享12 美國 ♥ 復健醫院
花園是醫院的心臟

　　Teresia M. Hazen及團隊成員，在美國許多醫療機構中，進行病患的園藝治療服務，服務的復康計畫有成人也有小孩，她總是透過花園進行許多園藝復康活動，她豐富的經驗受到肯定，服務的醫療單位有一般醫院、專做小兒科園藝治療的醫院、醫學中心、復健中心，以及公園醫院的花園規劃小組也邀請她一同參與。（美國醫療單位體制內，並非皆設有園藝治療師，因此採取委外合作方式）

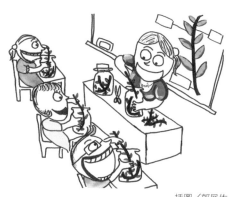

插圖／郭展佑

🍃 花園提升成人復健的社交力

　　具體來說，針對成人復健，醫院的療癒花園具有三種目標。

一是在認知功能目標上，依據指示、記憶力、集中注意力、排序、溝通方式、解決問題、安全判斷、休閒教育、改造技巧等。

二是在身體功能目標方面，針對肌力與肌耐力、上肢肌力與協調性、平衡、行走、能量保存等。

三是在社會心理面目標上，自尊的回復、排除憂鬱、激發動機、復癒、社區赴歸的能力與勇氣、社交及溝通能力等。

　　復康者可以透過花園&園藝活動達到各種不同的效益，例如花園中提升技巧（握水管澆水等）、透過花園休閒達到站立平衡感的訓練、共同學習的社會心理目標、在綠色環境中安全感知達到情緒調整等，或是組成「園藝治療團體」的方式，來促進病患活動的參與動力；設計改良適合的輔具，可以提升患者的獨立性。

　　在花園中進行語言治療或說笑話、猜謎語的活動，提升顏面較無表情的中風病患也達到顏面肌肉運動，除了愉悅心情達到顏面肌肉復健的效益。

　　在花園中自然啟動五官六感，無論是聽到蟲鳴鳥叫、嗅到花香、微風輕拂（觸覺）、盛開的花朵（視覺）、進行昆蟲採食（視覺、環境感知）等，都是自然而然幫助聽力練習、視覺訓練、語言練習的機會。

花園是小兒復健的自然學園

在小兒科的復健醫療機構中，部份與成人復健醫療機構的花園相似，但略有差異，因此在設計上需要另做考量。小兒科復健目標：住院適應、社會心理面、遊戲、兒童與家人的復康整合療癒、家庭為中心的照護、復健、教育等。

花園是小兒科的自然學園，讓孩子在自然環境中學習、遊戲與復康。在遊戲中導入正常行為，與家人共遊花園。增進彼此感情與支持的。生命治療師也可以透過花園，進行植物或寵物治療的生命教育治療。

對於處於學齡期的入院孩童，也會安排老師來醫院進行個別課業補習教育，避免因為復康期間無法上學，導致課業落後，對於身體復原後，返回校園的學習適應能力作準備。

Teresia M. Hazen還特別提到，花園是屬於大家的，除了病患的復康活動外，也是醫護人員、家屬、看護者、志工的療癒及恢復能量的空間；重新恢復能量，並輸入更多的正面能量，才能讓醫療及陪伴者，在陪伴患者的復康之路上，同時擁有身心健康並持續進行，畢竟復康之路有時是漫長的時光。

我★的★心★得

家人也需要被照護

在這個個案中，我最為感動的是，針對家人互動而設計的互動型治療活動設計，家中有患者時，家人都同時處於情緒高壓力狀態，不只病人需要照護家人也需要療癒心靈，在復康之路上感受對方且彼此扶持與感恩，確實是重要的一環。

在活動與花園空間使用的整合中，將原本室內密閉空間的治療活動，移至嗅到新鮮空氣的花園中舉行、或是用花園當成治療工具、花園中散步、花園中辦理團康活動、舉辦家屬及病人的餐會或巴比Q、音樂會等交流活動。在活動規劃上，需要依據復健目標及對象需求進行個別設計，例如重病者，活動需改在室內舉行，並且要進行土壤及植物的消毒，或選擇球根類可以無土栽培的植物，才可以避免重病者在園藝活動受到感染。

園藝治療花園有助於醫院的公關與行銷

這幾年許多台灣醫生或醫療單位也在推動這樣的概念，希望透過立法程序，在醫療院所中提高設置綠地比例的，將可提高審核點數，如此會促進醫療相關設施單位空出戶外綠地來做花園，也讓患者的醫病環境更加舒適與多元，這是件值得大家一起努力的事。

德國 ♥ 成人精神障礙者的庇護工作坊
在園藝工坊發現自己潛能

　　來自德國的安德莉 席伯（Ms.Andrea Sieber）是位景觀建築師也是社會團體管理及社會教育的碩士，十一年來她在身心障礙與受創成人的庇護工作坊，為一百多位（三年前是120位）障礙人士成立數家手工藝和園藝工坊，也在瑞士發展生態及社會計畫。

　　在德國有630個協助學習進入勞動市場的庇護工場，其中大約150個單位專門設有農業或是農業單位。在庇護工場中大家是夥伴，也是家人般的情感，在這我們沒有階級之分，凡事大家一起來。甚至在設計新的庇護工場時，我們安排障礙者與建築師一同對話的工作坊，讓他們參與其中並提出意見。

　　庇護工場中，依照障礙者的個別差異條件不同，進行工作分配。在這管理者需要視現場狀況調整，而非一般工廠管理方式，只是「執行」計畫步驟，得在工作中隨時點檢障礙者的工作安全、正確性、進度、體力及情緒狀態都是管理上要關注的重點。

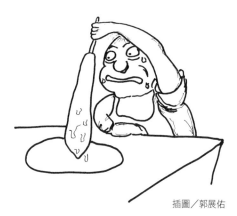

插圖／郭展佑

適才適性多元主題的庇護工場

　　在庇護工場中有製作手工蠟燭、栽種蔬菜、設計花園、解救文化景觀（協助重整南部荒廢的庭園，加入文化的力量、生產牧草、馴養動物等）、屋頂花園及國際交流計畫等。在這習得除了一技之長，也透過工作上的協同合作，學會與人相處及溝通的能力、領導管理能力、執行規劃的能力。Andrea Sieber說：「我們會在戶外場地席地而坐，與障礙者分想今天一天的工作，並做檢討與溝通。」

　　在這不單是職能訓練；以「手工蠟燭」製作為例，完成一個手工蠟燭需要不斷的反覆浸泡製作，而且進入與拉出蠟桶必須規律，才能成功完成一支完整的蠟燭。就是因為必須按照「規律」作業才能完成，因此透過工作的訓練，障礙者除了學會專業的技能，增加謀生的能力外，對於自我管理、品質管理、規律、時間知覺、環境知覺等的覺察能力都會提升。

園藝治療師的角色與對話重點技巧

　　Andrea Sieber也特別提到，園藝治療師的角色；當園藝治療師在與障礙者工作對話過程中，需涵蓋開頭（開場白、原委說明）、活動的完整設計概念、給予全程的指導、按部就班進行步驟指導等四個階段，給予指導及協助。

我★的★心★得

發掘個人的優勢與潛在的個人特質

　　如何因材施教、觀察並陪伴知障者一起發覺潛能與興趣，才能啟動障礙者的學習活動動機。

　　每天工作結束後，席地而坐，不拘形式的自然對話，讓大家分享一天工作的心得，無論是興奮的高昂情緒，或是挫折的負面情緒，都立即有了出口，適時給予認同、分享榮耀、排憂解鬱也是一天中重要的時光。也會因此瞭解伙伴狀況，往後在工作中能適時主動的給予協助，藉此障礙者習得相互合作的精神，也有益於人際透過溝通交流。

　　指導員也可以透過分享時間與大家更熟悉，建立彼此的信任感，透過互動觀察個別的特質，作為工作坊中工作分配的參考依據。

提高障礙者的意欲動機

　　若沒有目標、未加分類的活動規劃或職能訓練，雖然是園藝活動卻不一定產生正面效益。就像是案例中作蠟燭，需要一遍遍反覆的浸泡作業，是很累人的，但當你告訴他，這蠟燭可以讓人家在黑暗中找到方向、是在祝福的場合中不可缺的浪漫，甚至帶他去親自體會成品後的使用或使用者的回饋，知道事情背後或最終的意義時，他就會對所做的工作加注意義與目標，藉此提高達成的意欲動機，別說是障礙者如此，我們自己不也是如此嗎？

chapter 2

我親身體驗
踏上了6趟園藝治療之旅

園藝治療到底如何開始呢？

那些個案值得參考呢？

因為這些疑問，我踏上了園藝治療之旅，從日本取經，在台灣實踐。

在這裡提供知性、感性、運動、醫療多樣性的活動，讓高齡者可以自由意願的選擇想參與的活動，這是一種被尊重的自由及思考、判斷、決定的歷程。在這裡有許多的專業復健儀器，但有更多有趣的替代機器復健綠色活動……

西野醫院

活動中看見醫生、志工（也是學會會員）、家屬、看護一起陪伴大德進行活動，時間總是在鼓勵、引導、感恩的情感交流，伴隨歡笑聲、掌聲中流逝，每一場活動都是生命回饋的最佳展演舞台，隨著活動結束而繼續延續著生命的樂章。我常覺得園藝活動不只是療癒個案，我們所有參與的人其實都在其中經歷一場心的洗禮，而這些生命的能量隨著活動的結束，持續的延續著並且蔓延開來……

慈濟台中分院

葡萄樹下有休憩、聊天、活動的舒適空間，刻意設計矮化的葡萄架，當然是為方便採果樂！花園中用綠籬圍出獨立的休憩空間，或是樹下休憩椅、音樂活動台邊席地而坐的休憩空間，營造許多不同氛圍的休憩場域，也提供了不同的活動可能。其中的一區由木雕打造的動物演奏會，栩栩如生的表情，讓人彷彿進入童話世界裡的森林與動物同樂的故事中……

惠光園

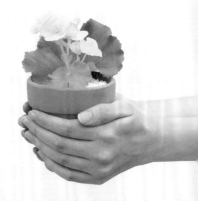

分享 老年生活的幸福園地
西野醫院—惠迪館

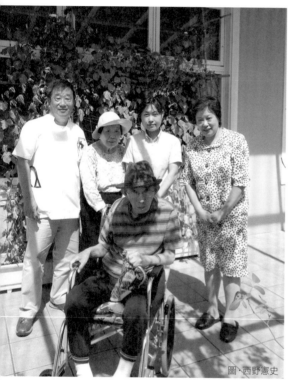

圖·西野憲史

西野醫師（左）西野夫人（右）是施設長，她溫柔恭儉讓的個性
加上積極行動力的個性，是醫院的靈魂人物之一

走進西野醫院，映入眼簾的是舒適的大地色
建築，一幢座落在小山丘上的木屋，及綠地草
坪、花木扶疏生氣盎然的各類花草，我不由自
主的深深的吸一口這暢快的氣息。

走近園區一條清澈的水流，由山林處潺潺流
經這石頭間隙，在酷熱的天氣，這清澈的泉湧
真是透心涼；再步入立即見到一區區的農園，
如果沒看到入口小小的看板，應該以為這是一
個擁有綠地花園的集合住宅吧！

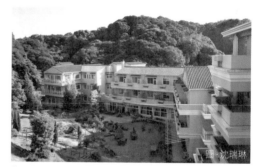

圖·沈瑞琳

俯瞰西野醫院園區

相關資料 **西野醫院**

療法人ふらて会西野病院
http://www.furate.net/
療法人ふらて会 / 社会福祉法人ふらて福祉会>>
〒805-0033　福岡　北九州市八幡東区山路松尾町13-27
TEL：093-653-2122　FAX：093-653-2666

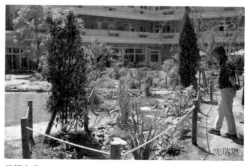

沈瑞琳

希望之泉

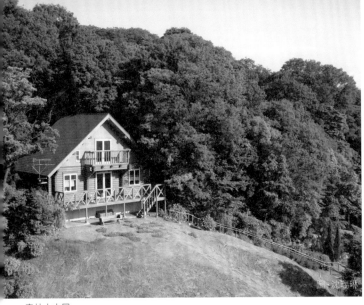

圖‧沈瑞琳

森林小木屋

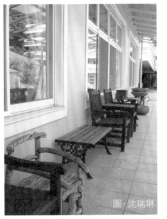

圖‧沈瑞琳

觀景的好視野、也是茶餘飯後聊天處

老年生活的幸福園地↓西野醫院—惠迪館

參與社交，為生活找動力

西野醫院是一家結合復健科及高齡者的養生村，除了提供復健科相關的醫療及復健計畫外，也提供高齡者的「一日服務」(Day Service)。

醫院成立60年，是綜合診斷、治療、復健一體的高品質醫院，在日本當地是十分獲得信賴的醫院，院中的建築物則分為一般病房與療養病房。

西野醫院的西野院長不僅是動脈硬化方面的博士，多年來致力於生活習慣病的預防與治療，在人類抗老的領域也有廣泛而豐富研究。對於失智症領域中，代表性的阿茲海默氏症有卓越的成果，在癌症治療方面也有豐富的經驗，為病患及家屬提供最先進的治療訊息。

2010年西野院長發表針對失智者所做的兩年研究結果，顯示透過活動可以改善或延緩失智的狀況，在不用藥的情況下甚至有回復至更佳狀況的案例，研究中他給予失智老人不同的園藝活動、森林音樂會、搭配節日慶典活動、書法……等。獲得很好的成效因為活動中，腦部及身體都進行活動及思考，愉悅的心情與社會關係也獲得提升，對於老年人的退化病是有助益的。西野院長說：『情緒決定未來』、『如果常保持開心的愉悅情緒並在生活中尋找達成感，或參與團體社交活動得到滿足感等，都會為你帶來邁向未來的積極動力。而有活動力的生活，會提升高齡者的社交關係，對於老年生活及預防或改善失智症是有助益。』

貼心的西野醫院團隊，為每一位患者量身設計健康的診斷、治療計畫。也同時關懷家屬的身心狀況，希望家屬在關懷、擔憂家中病患的同時，別忘了放鬆自己的身心，才能給家人更好的照護與往後的生活。因此他們也提供溫馨的日本觀光提案給予患者的家人。

替代機器復健的綠色活動

　　我和由美子老師、Susanne Rieser造訪的這天，是晴天高照的夏初，也是他們每月一次的活動日，午餐我們就在綠油油的花園中，享受了幸福滿點的巴比Q午餐。

　　肉是附近農家養殖的、米是鄰近農民生產的、料理是營養師規劃的、有機蔬菜則是園區成果及離西野醫院約20分鐘路程的農地所栽種的（也是西野醫院所屬的農地），都是當天現摘的新鮮貨，這些健康蔬菜可都是喝著清澈溪水長大的，現烤好的食材夾著現摘的生菜，一口咬下去，幸福感油然而生，每一口入味的都是健康、幸福、歡喜的最佳佐料。

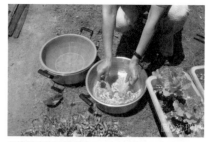

現摘現吃的新鮮美味

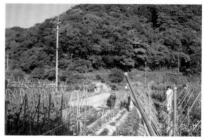

附近的農地

▶▶ 自由選擇活動

　　午後安排室內的分享課程外，最精彩的應該是各類活動，有農田採收豌豆、收割整理田地、醃製梅子、盆栽組合、播種、植物扦插繁殖、仙人掌栽種、採栽香草茶體驗、串珠、彩繪、拼布、書法、壓花，當然也有一個人發呆的選項。在這裡提供知性、感性、運動、醫療多樣性的活動，讓高齡者可以自由意願選擇想參與的活動，這是一種被尊重的自由及思考、判斷、決定的歷程。在這一樣有更多的專業復健儀器，但有許多有趣的綠色活動替代機器進行復健。

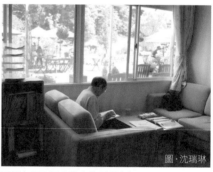

選擇在灑入陽光的窗邊看看書報，度過這個午後時光，也是一個活動選項

▶▶ 老人也玩串珠

　　室內的活動可依個人喜好選擇，各桌不同主題的活動都有專人指導與協助，我靜靜的湊過去聽聽堆滿笑容的婆婆在說什麼？我看到婆婆推動一下鼻樑的眼鏡，並努力的算著第幾顆珠珠要換色，那種專注與欲達成目標的積極動力，可見她正為設計作品而轉動著腦袋，也因此增加腦細胞活動力，完成時婆婆們開心的說作品要送朋友，還秀出之前的作品讓我拍照，她嘀咕著說：「還有好幾個人在等我的作品呢！得趕一趕」。

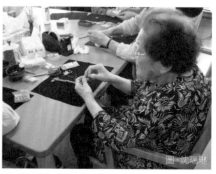

瞧！婆婆戴上老花眼鏡一樣可以精準

▶▶ 一樣的壓花
　　不一樣的設計

　　依老年人的體力與行動力不同，是設計壓花的活動，但卻可以有不一樣的活動規劃。無論是自己栽培的盆栽組合，在花兒盛開時製成壓花。或是透過散步活動觀賞花園，剪取園區的各類花朵，做壓花的素材，都是有趣的活動設計。

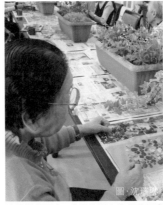

這是將花園中，盛開的組合盆栽移至室內做壓花

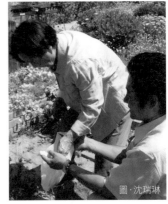

到花園中尋找、觀察、收集美好的點子

▶▶ 新鮮花茶品茶趣

　　當採摘好的羅馬洋甘菊一朵朵加入泡茶壺中，沏出一杯杯香氣十足的香草茶時，媽媽們露出笑容，並彼此聊著花茶的好處，也讓素不相識的彼此活絡了起來，這不就也藉由花茶增加社交能力嗎？

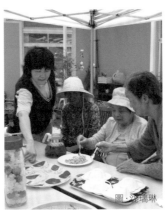

將大夥一起新摘採的洋甘菊，合力投入瓶中，婆婆們：「這會是什麼味道啊！」

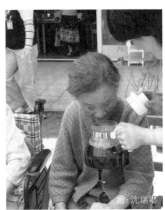

喚醒「嗅覺」的感官知覺體驗。

▶▶ 製作日本傳統民
　　藝「布畫」

　　看似拼布活動，原來是布畫耶！先剪下影印紙上的圖像，然後貼在保麗龍上，再次修剪後，又再貼在上碎花布；就這樣看似簡單反覆「剪」的動作中，不論是眼手協調、手腕部運動與腦部思考都達到效益，當然最後還有成品的成就感。

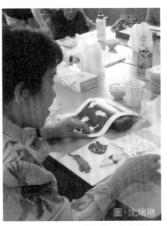

婆婆可是高手喔！還會教導同桌的學員。

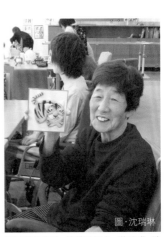

這是我的作品，這就是開心、滿足感、達成感的笑容。

▶▶ 為盆器彩繪

老人家也會盆器DIY，繪好圖的紙杯，經過處理可以栽種植物，超實用。研究實驗發現，單純「圖滿色彩的繪圖」作業與「看圖像自己繪圖」作業，兩類活動對腦部的刺激及思考效益比較，發現「看圖像自己繪圖」的活動對於腦部思考有顯著的活動效益，對於失智症預防有助益。

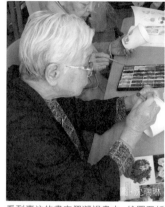

看到專注的畫家們凝視書本，繪圖至紙杯上

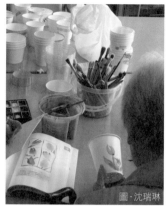

好厲害喔！畫的真好，婆婆説：「我是第一次畫」

▶▶ 採收豆莢田園樂

「採收」是一件歡樂又具成就感的活動，在田間站起來、蹲下、彎腰、站立、走動的採收工作，有助於身體全面肌耐力訓練，加上要尋找可以採收的蔬果時，得發揮專注力、環境知覺、視覺才能一一採收成果，這樣適度流汗也活化新陳代謝功能，最後帶著滿足的喜悅回家料理去！

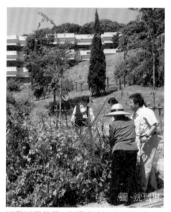

活動活動筋骨、享受流流汗的舒暢感

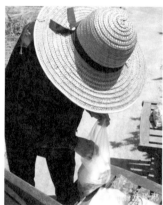

給今晚加菜

▶▶ 自由的組合盆栽

設計類的活動設計，除了可以啟動創意的靈感思考外，對於手部的觸覺刺激，及手腕部和手部細微的動作訓練都有益處；還有製作時站立、走動、輕運搬都是活動效益的一部份。活動後的成長觀察與生命期待，又是後續愉悅的來源。

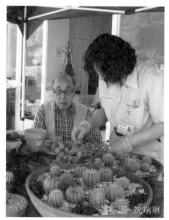

可愛的仙人掌盆栽移植

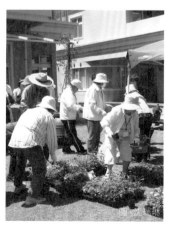

各自選擇盆栽組合的植物

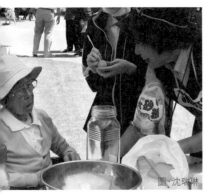

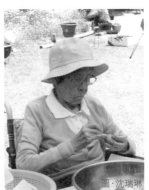

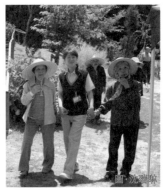

圖：沈瑞琳

圖·沈瑞琳

圖·沈瑞琳

婆婆嘆著氣不發一語，但工作人員還是堆滿著笑容，與她交談，「妳很累嗎？」、「沒關係休息一下再做」、「再刺幾個梅子就快好了耶！」、「很熱嗎？」就這樣無論婆婆理不理她們，依然是堆滿笑容。這就是敬業樂業，令人尊敬的工作人員。

瞧！婆婆又開始在刺梅子了

工作人員一對一的陪伴，還是動起來了。

老年生活的幸福園地↓西野醫院─惠迪館

🌿陪伴是最好的良藥

　　在活動觀察中，我發現不是每位參與活動的高齡者都是活動意願高的，而工作人員則是耐心的陪伴與引導，她們也在活動意欲低下狀態慢慢完成作品，這也是一點一點的讓她們參與活動的方法。

　　您看過日劇『風之花園』這部電視劇嗎？那細膩的人際互動、醫病關係、臨終關懷、居家照護，總是牽動心中的情感與感動，如果以為那只是一齣電視劇情，現實生活中難見這樣的醫病關係嗎？只要來到西野醫院您就會發現，除了頂尖的醫療團隊，在這處處可見溫情的『優しい病院』（溫柔的醫院），優質老年退休生活，是這般有尊嚴又自在的實際上演中。西野院長說：「高齡者過去為了社會努力且付出了青春歲月，對他們我們該心存感恩，老年生活應該更受重視與關懷。」、「高齡者對於未來的不確定性，及無法規劃的未來有著無力感與恐懼，所以給予自信、陪伴、關懷以及能力可及的活動規劃，對於高齡者都是很有益的生活方式。」

　　就是因為懷著視病如親、柔軟而細膩的同理心，所以西野院長及夫人帶領的醫療團隊，總是可以讓每位來到院區，無論是治療、住院、參加一日活動、養生村的人展顏歡笑、細說心事、熱情參與活動並且完成分工合作的目標事務。這對於生病或因年老生活圈日漸狹小的族群而言，「心理健康」、「社交能力」的提升有很大的效益，可增進身心靈健康。

　　台灣也面對高齡化、少子化的困境，近幾年來幾家醫院或集團都著手於養生村的規劃，並陸續開村，以台灣的資源加上觀摩國外的成功經驗，我們的老年退休生活也可以是這般的悠遊自在。

美得如畫的園藝治療花園
淡路景觀園藝學校

談到淡路島，可能有人會提到世界最長的「明石大橋」、建築大師安藤忠雄設計的「淡路夢舞台」、隱身地下室的「本福寺」或是「阪神大地震」、「淡路島國際花卉博覽會」，但是除了以上，我認為還有值得一看的一所景觀、園藝治療科系的學校～淡路景觀園藝學校。

相關資料

淡路夢舞台
http://www.yumebutai.co.jp/map/map.html

淡路景觀園藝學校
〒656-1726 兵庫縣淡路市野島常盤954-2
TEL：0799-82-3131 FAX：0799-82-3124
http://www.awaji.ac.jp/

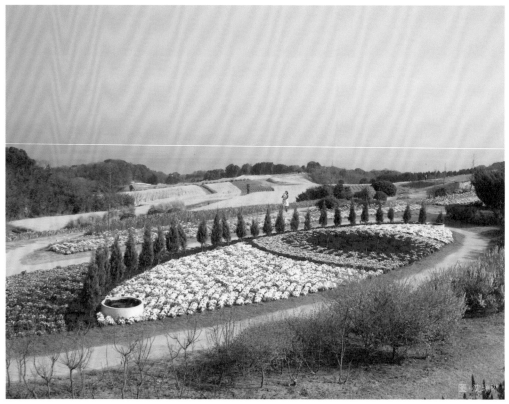

花公園的植物拼貼花毯

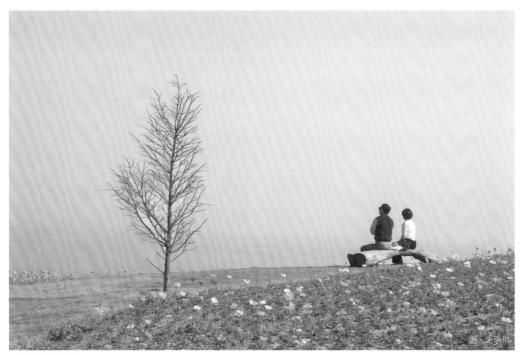

初春的花公園即景

提到淡路島的「夢舞台」，應該從80年代末期日本政府填海興建機場說起。因為大量挖掘淡路島的土石，在關西機場風光落成之時，淡路島卻成了寸草不生的禿頂，因此1990年兵庫將復原淡路島列為重點工程計畫，以恢復自然綠地為主軸，期盼淡路島成為世界的公園島。

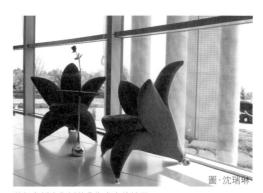

圖・沈瑞琳

夢舞台飯店內以花朵為意向的椅子

卻在1995年1月7日發生「阪神大地震」，震央就在北淡路島，造成居民飽受驚嚇並且傷亡慘重。因此原本的兵庫重建計畫，增加了加強防災設計，也融入災後心靈療癒的紀念意涵，並且成立了夢舞台營運公司、擬定夢舞台災後計畫、推動博覽會，促成設立淡路景觀園藝學校等建置。

此計畫由出生大阪的知名建築大師安藤忠雄操刀，以創造一個「回歸自然、回歸生活、回歸人本」的典範為設計主軸，除了「夢舞台」28公頃的建築外，針對國營明石海峽公園栽種大量植栽綠化。歷經5年綠化、3年建築，2000年春天淡路夢舞台正式啟用，一棟棟美侖美奐的建築座落在綠林花海中。其中的「百段苑」就是用來悼念阪神大地震死者的紀念花壇，長寬約36公尺的36個四方形小花圃構成100個以栽種菊科植物為主的花壇，夏季花壇一片綠意盎然。

2000年3月18日「淡路島國際花卉博覽會」以「人與自然的對話」轟動開幕。就這樣淡路島搖身一變成為人與自然對話的代表之一。

▶▶ **淡路島景觀園藝學校**
校園巡禮

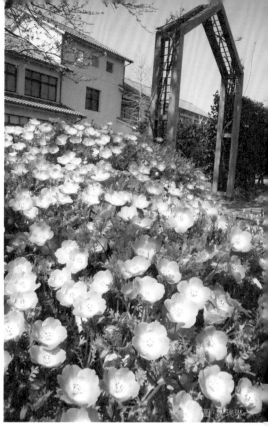

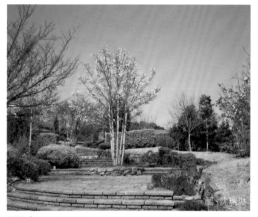

賞櫻季節、初醒的綠野

草發萌芽的初春

🌿如詩如畫的學校

　　搭乘迴遊式環島的「花巴士」，你就可以在淡路島輕鬆的進行一日的自由行，從第一站「夢舞台」出發，我來到期待中的「淡路景觀園藝學校」。冬末春初的季節來到日本總是為了賞櫻而來，但在這意外的巧遇更多的宿根植物、木蓮以及春季綻放的花，雖然草地剛剛從雪地覆蓋的冬季甦醒還未展現綠意，但這也剛剛好襯托了初春植物。

　　1999年4月創校至今11個年頭。在學校的生涯學習課程概要中提到，「記取阪神大地震的教訓，抱持將有生命的一切視為與對待人類相同的敬畏信念和愛，人與自然緊密接觸的媒介即為以花與綠為中心、無論是創造地區性自有的文化、風俗民情、保護自然資源等」為實踐目標唯一一所學校一兵庫縣立淡路景觀園藝學校。

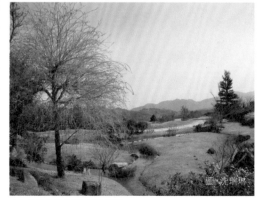

由山林湧出的水源，環繞園區

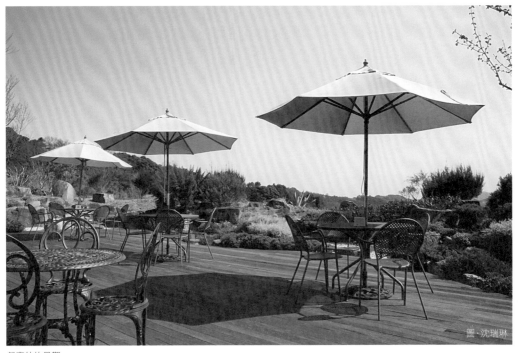

圖·沈瑞琳

餐廳外的景觀

美得如畫的園藝治療花園→淡路景觀園藝學校

🍃處處皆有綠色驚喜

今天剛好是學校開學日，見到新報到西裝筆挺參加開學式的學生，他們和我們一樣欣喜的漫步校園中，發現校園景觀中的細膩設計。利用多段層次表現出空間區隔與空間感，也提供了迂迴、無法一眼穿透的景觀空間，讓人踏出期待探索的步伐，穿梭其中發現驚喜與感動；植物的多樣性及繽紛的色彩配搭，給人雀躍的歡喜情緒，無論是硬體的階段、大、中、小喬木亦或是灌木、草花、地面鋪面、休憩設施及空間，無一不展現其景觀學校的專業能力。步入綠籬環繞的迷宮空間，時而踏進小石流水的原始林中，忽見寬廣的眺望平台，就是這般的驚奇有趣。坐在樹林環繞的石頭上，嗅著淡淡的草地香，深深的吸了一口氣，不小心又被大自然給療癒囉！

在這裡除了植物名稱的卡牌外，還有許多有趣的小牌子，鼓勵要「摸摸花草」體驗觸覺感知、停下來聽聽「風吹過葉子會發出的聲音」、嗅嗅「這是什麼氣味」、觀看季節變化的微環境、坐下來緩慢的感知身邊的美好等；真是細心款待五官六感的景觀體驗。

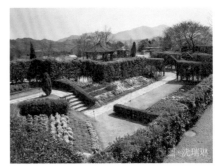

圖·沈瑞琳

利用綠籬創造空間層次

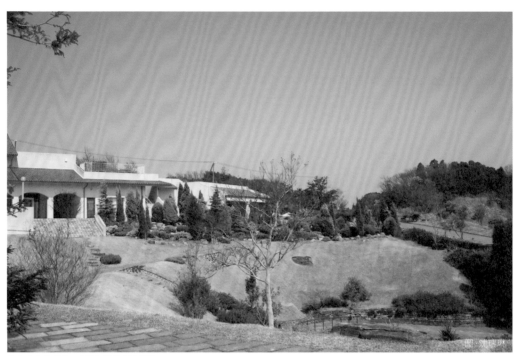

地處高處的建築，眺望無際的自然美景

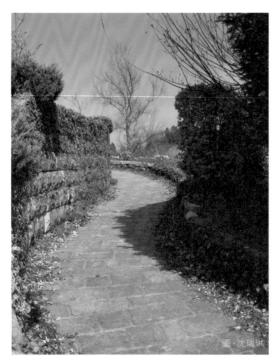

蜿蜒的坡度步道，提供悠遊的趣味體驗

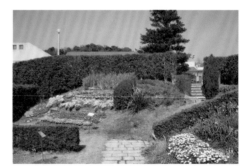

植物非常多樣性

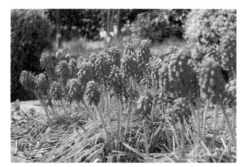

百合科的串鈴花

🍃學習應用型的園藝治療花園

　　除了豐富充滿驚喜體驗的校園景觀，穿越馬路的那端是一座「園藝治療花園」，提供學員實習及實際操作的真實版治療花園。療癒型的花園可分為兩大類「感官知覺型」及「學習應用型」。依設計場域不同、使用者對象、空間尺度等，可以單一呈現，亦可兩者合併。若將校園景觀與園藝治療花園分開來看，這裡的治療庭園偏重在「學習應用型」的庭園，與醫療院所的「益康花園」在規劃設計上又略有不同。

療癒花園可分為兩類：

一、 感官知覺型的庭園

　　這類型的花園不需動手，僅只需運用五感來體驗，讓使用者從觸覺、味覺、聽覺、視覺及嗅覺的感受，即得到療癒成效。

二、學習應用型的庭園

　　此類型的花園設計，提供使用者動手操作並照顧植物的場域，從照顧植物的過程中，實際的活動參與得到療效，或是以「花園」為工具，進行療癒或諮商輔導的媒介空間。是一座由植物提供使用者治療性的庭園，幫助我們體驗植物效益的場所。

　　在淡路景觀園藝學校中這座「學習應用型的園藝治療庭園」，在設計上我們可以觀察到，它許多設計原理。園區的路面設計非常平緩，讓一般人或是身心障礙者，在此環境中感受是被鼓勵，自然而然就會與植物作多方面的接觸與互動。

▶▶**步道的寬度：**
　考量乘坐輪椅、拄柺杖或並
　排同行的寬幅

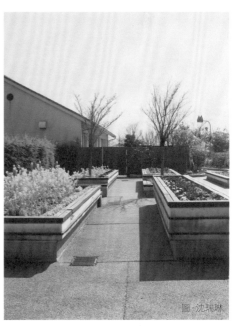

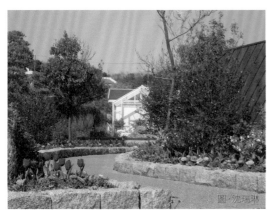

圖·沈瑞琳

進入的迂迴路徑，讓人想進一步探索的渴望

圖·沈瑞琳

加寬花台台面，及加寬花台間的行走路徑尺度

▶▶ 考慮使用者需求，提供各種高度的工作台面

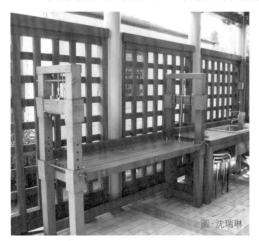

圖·沈瑞琳

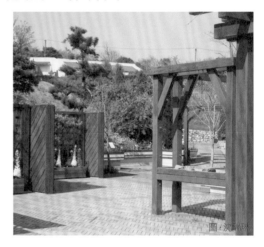

圖·沈瑞琳

▶▶ 溫度設備

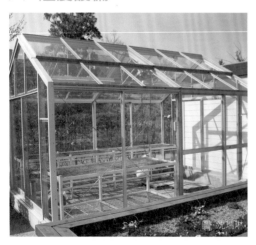

圖·沈瑞琳

▶▶ 花台下方的凹槽深度

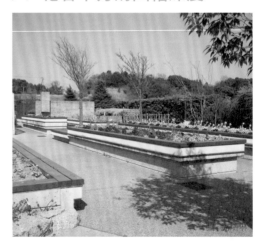

圖·沈瑞琳

▶▶ 多目的使用的活動空間

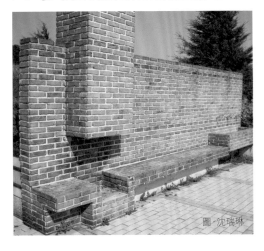

圖・沈瑞琳

▶▶ 植物卡排 標明花語

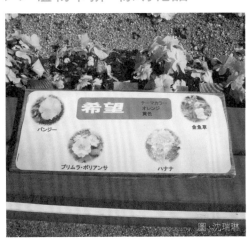

圖・沈瑞琳

▶▶ 休憩、遮陽、寒冷季節 擋風等空間

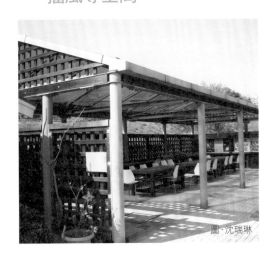

圖・沈瑞琳

▶▶ 小型團體的獨立空間

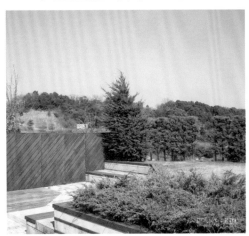

圖・沈瑞琳

分享3 自給自足大家庭～智能障礙者福利單位

川崎學舍

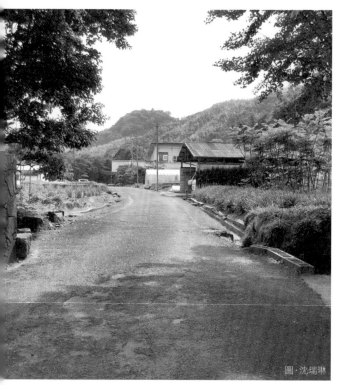

無門禁川崎學園入口

來到川崎，入口只見刻有「川崎學舍」的石柱，是完全沒有「門」的設施。在去食堂的路上，此起彼落的おはようございます（早安），好有活力、熱情感覺好像老友來訪好熟悉的互動態度，老師說他們都好期待我們來，一直在問「客人」今天要來了，對不對？哈！原來他們一早就在尋覓我們的蹤影，等待我們的到來，可能是看到Susana的金髮碧眼，就知道我們是外國人，問著我們來自哪個國家？接著說：「那我們不該說おはようございます，你們都怎麼說？」這時「good morning」…一句句此起彼落的，接下來換「早安」，活力十足好天真又可愛的天使就在這學園中，今天要好好的欣賞他們的才藝，他們可早就磨刀霍霍囉！

相關資料 社會福祉法人　聖導會

施設名　知的障害者授產施設　川崎舍學
〒827-0003 田川郡川崎町大字川崎3569
TEL0947-72-5286　FAX0947-72-5286

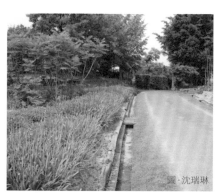

區內如鄉村小徑的氛圍

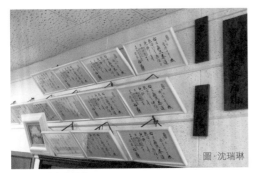

圖‧沈瑞琳

花道、茶道資格證書

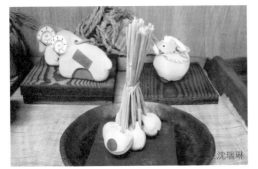

圖‧沈瑞琳

日本傳統祭典土鈴

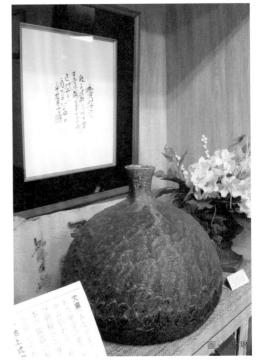

圖‧沈瑞琳

陶藝作品

自給自足大家庭❶智能障礙者福利單位「川崎學舍」

🌿其實我不笨

　　進到室內目光即被這牆上一排排的證照定住，我仔細端凝，有華道（池坊）、茶道、太鼓等專業檢定合格的證書，此刻老師靠過來，告訴我「這都是我們學園中的知能障礙者的合格證書」，我不禁發出崇拜的讚嘆聲（因為自己也取得專業證書，加上多年來培養學生取得證照的經驗，我更瞭解其中的努力，真的不容易）他們是參與統一辦理的檢定，並非知障者的個別檢定，真的非常了不起！

　　老師說讓在他們有能力自理起居後，接著培養其他興趣及專業的養成性，並且取得證照。因為學舍不希望外界用「馬鹿」（中文意思是笨蛋、白痴）來看待知能障礙者，而他們也會因為別人的眼光，認為自己是「馬鹿」，因而自我設限，所以適性培養他們的專業是必要的。聽到這我心裡有一點酸有一點揪，但也為他們感到驕傲。

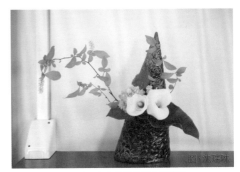

圖‧沈瑞琳

柴燒的花器作品，成了空間花藝佈置的好幫手

在自然中安居並獨立

川崎學舍創立近30年,地處國家公園英彥山,環抱自然遠眺美景的廣大腹地,擁有極佳的自然生態環境,在這得天獨厚的環境場域中,川崎提供住宿型與通勤型態的服務。除了提供他們安居之所,也進行相關訓練。從學習自立開始到基本農事活動、工作訓練,讓生活更有動力、提高生活的品質、學習一般日本傳統的藝術、民藝、祭典都是讓知能障礙者可以更貼近並參與社會事物,透過民俗活動來參與地區人士交流場域。也因環境條件的優勢,這裡栽培許多有機農業生產的蔬菜、農作物等,除了供給園區三餐基本的食材來源外,剩餘產量以契作方式販賣,或是與超市合作賣到市集,也是一部份收入來源。

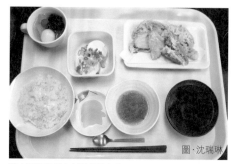
我在川崎享用幸福的元氣午餐

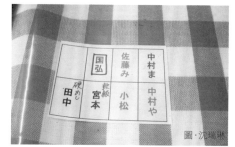
紅方框內名字為職員,並且註記對飯的軟硬喜好

苦情相談讓情緒有出口

我們來川崎的前一晚發生了一件小插曲,有位學員因為和同伴起衝突,所以負氣自行離開學園(這是離家出走),花了一個多小時,終於在12點多找到人,經過溝通、安撫後事件終於落幕。其實住在這的學員並非皆是無家的,也有因為不適應家庭生活及家人的相處互動問題,所以選擇住宿學園,假日回家與家人聚聚。也有參與一日服務型的學員,白天來學園,晚上回家居住,所以也會有回家後與家人起衝突,老師們再晚都會過去協調,必要時也可能帶回學園住宿一晚,否則「離家出走」就更危險了。所以「苦情」是需要排解的,因此設施都會提供「苦情相談」也就是諮商窗口,除了老師介入協助外,學員也可主動尋求協助。

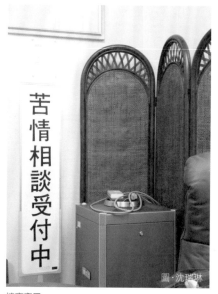
諮商窗口

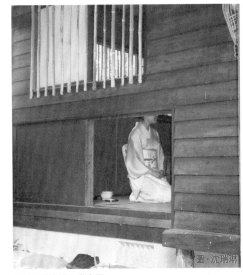

從茶道中體驗生活

　　為了讓知能障礙者認識日本文化並參與學習體驗，以及基本生活方式的認識與學習，特地打造了日本的茶室、百年家屋（生活屋）、土築屋等，在實際環境中體驗並啟動環境知覺與學習。

　　以前在日本唸書時，因為學習造園設計所以有修習茶道、華道課（為了瞭解日本庭園的整體設計精髓），每月固定的茶道課程，都是既期待又小小擔憂，期待的是「茶道」的學習及美麗又好吃點心與抹茶（哈哈！記得當時年紀小），擔憂的是跪到發麻的雙腿站不起來，和無法牢記精細的茶道流程禮儀，來到茶室的此刻所有的回憶都湧出了。此刻我和由美子老師又四目相接的傻笑了，滴咕著，這進去的方式是……先頭入後雙腳同時蹬上？還是？我們兩都忘啦！經過現場指導我們終於進入屋內，體驗茶道。

我們都依序進入茶室了

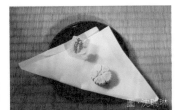

這就是記憶中的經典的茶道甜點

土的究極學習

　　為了讓學員認識「土」的各種可能與型態，此區鬆土種植物、築成盤狀的水稻田（認識黏性），甚至是以農村時期「土」築屋，都在園區同時呈現。

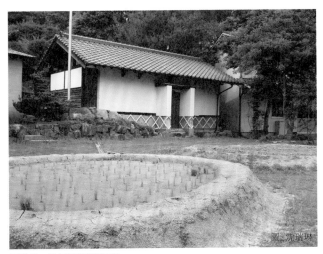

認識「土」的各種型態與用途

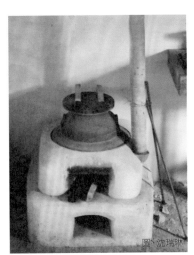

土爐

自給自足大家庭●智能障礙者福利單位「川崎學舍」

體驗日本生活文化

特地運搬過來百年家屋易地建造，是為了讓身心障礙者可以認識日本過去的家屋空間，及相關居家禮儀訓練的場所，其中有暖爐、簑衣、土造的爐、古董時鐘、五斗櫃...都是具有歷史且與過去日本居家、農事相關連的物品，在百年家屋外還有兩列的菩薩像，像是守護著這個家屋般，讓人感到安心自在。

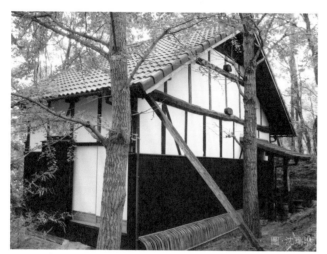

百年家屋（易地建造）

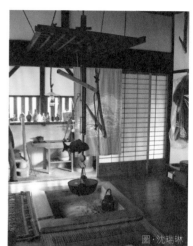

客廳兼餐廳

劍道學習肢體協調及日本民藝

劍道學習有助全身肢体協調，並在劍道的禮儀規範中學習禮數，在吶喊的過程中也為負面情緒找到出口；除此之外，也是認識日本民藝及文化傳承的學習。

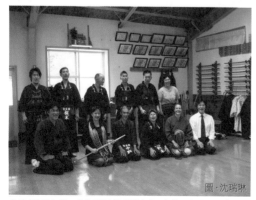

合照（前排左第一位為職員兼劍道老師、右第一位為職員）

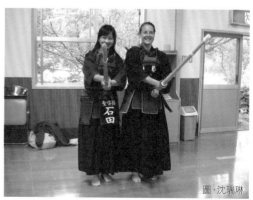

瞧我們兩個外國人也來親身體驗

從和太鼓、神樂表演學習合作

又是一場需要團隊合作的表演，具有撼動力的和太鼓與神樂合體的表演，就在擊下太鼓這一響開始，祈福儀式展開序幕 這是祈求風調雨順讓農作物生產可以順利的，這樣的表演，對我來說是第一次，或許連許多日本人也沒看過吧！近半小時的演出中，時而震撼、時而緩慢，除了視覺、聽覺外，心也隨之起伏著。真的很不簡單，從出場順序、借位、走位都是發揮覺察力、展現團結合作，當全場掌聲響起時，那一刻的肯定、自信、成就感填滿天使們的心靈，真是舞動希望與感動。

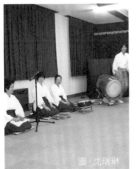 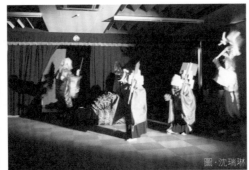 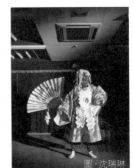

和太鼓（男士為老師） 神樂表演中 神樂表演中

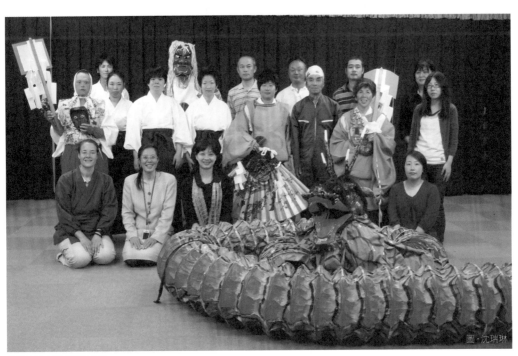

全體表演者與我們的合照

分享 看見綠色療癒力風之花園
「風のガーデン」

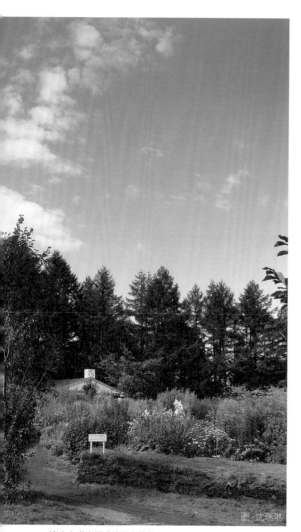

讓人充滿幸福感的風之花園

圖・沈瑞琳

每年夏季的熱門旅遊行程景點中，北海道的賞花之旅肯定不會缺席，每年北海道總是可以吸引來自各國的遊客蜂擁而至，而台灣人是居到訪北海道的旅遊人次之冠，為了好好接待來自台灣等華語系的旅客，因此北海道觀光局特別向全球招募「華語翻譯人員」，這個名為「暑期打工」的活動，還因此成為最火紅的「暑期打工」機會！

提到北海道總是有說不完的旅遊景點與體驗，近年新完成的風のガーデン（風之花園）更是必遊之地，這也是「倉本聰」電視劇作品的拍攝場景，然而在看熱鬧的同時，其實背後有更深層的意義，讓我們得以發現大自然的療癒能量如此豐沛。

相關資料

風のガーデン

風之花園官方網站：
http://wwwz.fujitv.co.jp/gotofujitv/garden/index.html
地點：北海道富良野『新富良野王子飯店』內
營業時間：4/29～10/17 AM8:00～Pm4:00
(2010的預計時間，3:30最後入場時間)
（每年開放時間略有不同，隨氣候狀況可能縮短營業時間）
入園費：￥500 (含園區內接駁巴士費用)

🍃成功轉型的富田農場傳奇

說風之花園之前，必定要先說說北海道的富田農場傳奇。就因為在JR某一季的海報上，採用富田農場的花海景色為背景，連日本人都驚豔美景，就此意外的讓因年年虧損而陸續減少經營面積的富田農場一夕爆紅。富良野成功的農村轉型，被譽為東方的普羅旺斯，是前往北海道必定造訪之地，更是鄰近各國爭相學習的農場典範，富良野成為農村成功轉型的典範。

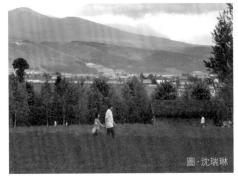

圖·沈瑞琳

悠遊薰衣草田的富田農場

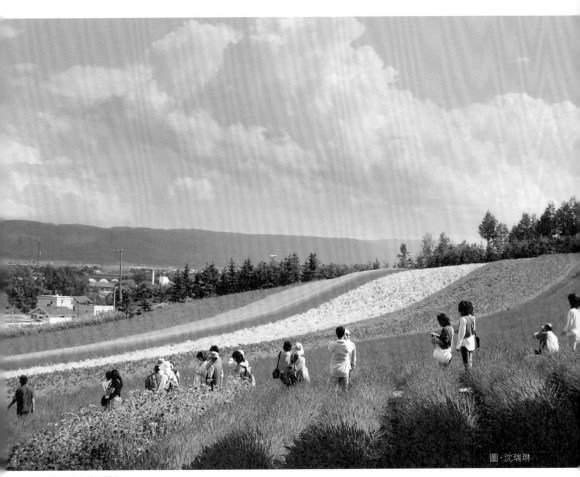

圖·沈瑞琳

富田農場花海美不勝收

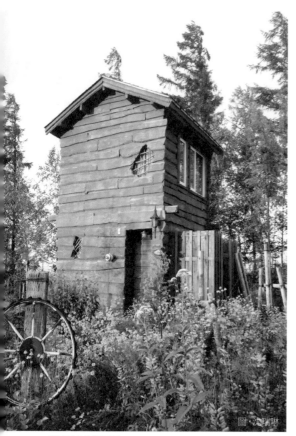

獨享的泡湯觀景屋

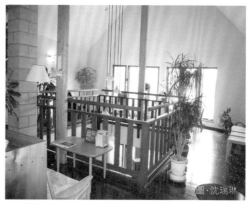

主建築物2樓公共空間（閱讀、聊天賞景）

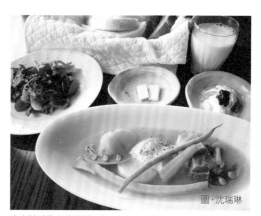

來自鄰近農家的現採早餐

看見北海道薰衣草的魅力

　　北海道富良野這股強大薰衣草魅力，讓人都快忘了薰衣草的故鄉原是在法國南方的農村「普羅旺斯」。連台灣知名薰衣草農場也到鄰近富良野的美瑛，買下一座民宿，可見北海道對台灣旅客的吸引力。

　　在我造訪這家民宿的當時，是一對來自東京畫廊夫妻所經營，名為僻靜的料理民宿（目前已轉為台灣人所有）在日式鄉村環抱的農田中，品味一口口的歐日料理，幸福感十足。

　　房間裡沒有電視，倒是有一台頂級音響，及許多珍藏的CD與休閒雜誌，在床頭櫃上留著這麼一張字條「希望您來這觀看自然美景，來點音樂放鬆心情，擺脫城市的喧囂，真實感受幸福時光。」原來老闆也是愛好音樂的收藏家，與住宿者分享他的收藏，讓人彷彿隨著留聲機進入了時光隧道。感動不只如此，至今記憶猶新的是，那盤用稻草燻過的牛排，上桌時盤上還有正燃燒的稻草香，那個讓人憶兒時的香氣，真的很妙。所以我總是強烈推薦，來到北海道一定要體驗一下不同民宿的住宿經驗喔！

🍃在風之花園感受療癒能量

第一次在緯來日本台看到，日本富士電視台50週年的電視劇紀念作「風のガーデン」（風之花園），就被拍攝場景給吸引住，美麗的景觀景緻，及寫實而細膩的感動劇情，每天都要準時收看。

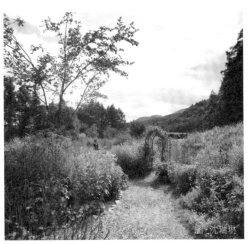

即將進入風のガーデン途中

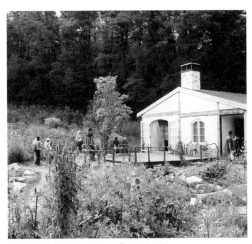

杉木林環抱的幸福療癒空間「風のガーデン」

▶▶ 移情作用讓我找尋風之花園

看到白鳥真美醫師發現自己已是癌症末期的歷程，讓我想起剛離開的外婆，一直是那麼健康硬朗和我們四處自助旅行，一趟美國旅遊回來即發病，發病到離開短短三個月不到的時間，一切都是如此的措手不及，治療期間我們向醫生請假，帶外婆到鄰近醫院的東海校園，綠油油的草地、碩大的樹林、清新的空氣，在這自然綠物滿佈的校園景觀中，身體雖然還是疼痛不適，但外婆堆滿笑容，這是她離開前最快樂的一天。也可能是移情作用，自己很快陷入劇情中，這齣電視劇不僅故事感人，北海道及風之花園的場景，更讓人覺得大自然真是美妙，決定再次造訪北海道，去年(2009)夏天我又來到了富良野，親自體驗『風のガーデン』的幸福氛圍。

▶▶ 知名園藝家與知名編劇的傑作

這座庭園位在「新富良野王子酒店」的高爾夫球場裡，花園的設計者是自英國習得景觀設計的著名園藝家「上野砂由紀」。

提到電視劇的作者大家應該不陌生，他就是擅長捕捉北海道之美的『倉本聰』，曾在北海道拍攝過『北の國から』（來自北國）、『優しい時間』（溫柔的時光）等膾炙人口的作品，因為他讓更多人看見北海道的四季之美。

▶▶建築物洋溢幸福感

園區中一座白色紅瓦建築就是『グリーンハウス』綠屋,保留當時拍攝的一景一物,以及花園設計、施工之初的圖面手稿及相片,讓追星族可以回味劇情場景外,對於花園景觀設計有興趣的人,也可藉由圖片手稿進入設計者的花園理念。

旁邊則闢出一區設有小型飲品賣店,販賣咖啡、飲料及冰淇淋,坐在杉木林中眺望著風之花園,沏飲一杯午茶,何其幸福的時光美景。

在這充滿自然療癒力的幸福花園氛圍中,如果您起心動念了,我家的花園也該整理囉!無需急著離開去尋找園藝店,因為園區內一座稱為『ガブリエルの家』那是一個販賣園藝周邊及『風のカーデン』電視劇周邊商品及壓花工具的地方,旁邊還有一棟棟的溫室,其中販售花園中的100種左右的植物盆栽;你或許覺得設這『賣店』就是一個很合理的商業行為嘛!我呢?倒認為這是一個企業的社會責任,因為他們規劃了一座這樣讓人感到輕鬆、幸福感的療癒百樣花園,也就此引發造訪者對自然綠意的渴望,進而打造身邊的綠意空間,這樣一個好的傳遞媒介,為整體社會帶來更多生意盎然的空間。

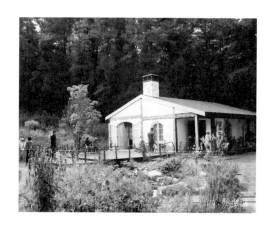
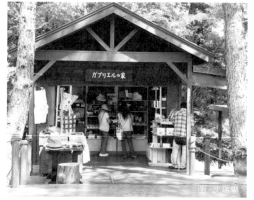

▶▶自然綠意有益身心健康

美國的學者研究發現,綠意滿佈的街道社區,會降低犯罪率。就算不論犯罪與否的複雜問題,透過社區栽種植物的活動,可以提升社區生活環境品質,也因為經驗的交流分享達到「社交關係」的互動,進而提高自我認同與環境認同,這個概念不也是台灣近幾年來,一直在推動的社區總體營造的理念之一嗎?以「園藝治療」而言,透過自然環境、園藝活動或植物媒介,達到與自然的對話,獲得心裡的支持力、藉由經驗分享達到「社交能力」提升、成果的分享成就感、自我價值感知與分享關懷,這許許多多的效益都是來自自然引發出的療癒力量。

園藝治療在美國發展百年，在日本發展三十多年，台灣則是近十年被廣為討論並運用。園藝療癒力之所以被需要，是因為現代人生活既緊張又忙碌，長時間處於生活壓力當中，進而影響到人類的健康福祉。近年來在環境心理學領域中，許多的研究結果指出，自然環境可影響人們的健康效益。

景觀對人形成的健康影響已逐漸被證實，透過研究發現人與植物的交互作用，無論靜態還是動態，都可能改變人的態度、生理與行為反應。許多作家、哲學家與藝術家也認為，和大自然或植物接觸對於生理和心理層面都有正向影響，僅是觀看自然環境，也可以達到降低壓力以及提升正向的情緒。

或許您尚無法直接到現場身歷其境，僅是透過相片無法滿足您的渴望，或許您可以租借這個片子來看，在這我並不打算細說劇情，因為本劇中的內涵會給人各種不同解讀與體會，我不想成為大家發想及心靈交流的阻礙者。我推薦給許多學員與朋友觀賞，其中除了美麗的風景構圖、細膩的情感外，臨終關懷、園藝治療（自閉症孩童）、自然療癒系的花園規劃、蒔花蒔草的景觀趨勢、親子關係、居家照護、癌末關懷、醫病關係，因個人的專業或人生經驗不同，各自都有不同的著眼點，這就是它有趣的地方。

看見綠色療癒力❶風之花園「風のガーデン」

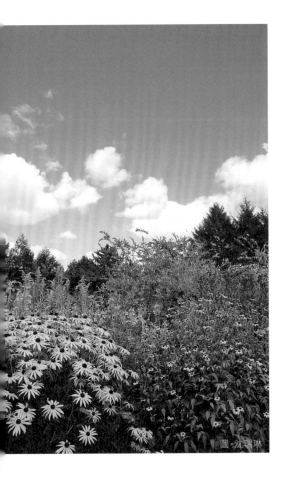

圖‧沈瑞琳

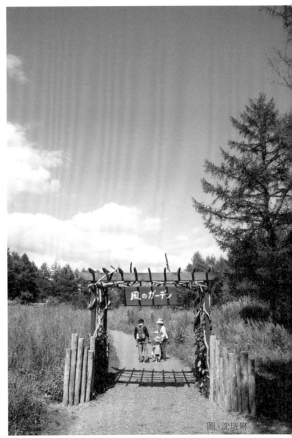

圖‧沈瑞琳

分享5 真實版的開心農場～智能障礙者福利單位
惠光園

　　「當上帝關了這扇門，就在不遠處開了那扇窗」是身心障礙者的寫照，也是我在惠光園交流訪問之行的感動。社福單位從過去隔離式的大型教養機構，逐漸朝向人性化及一般化的小型社區住宿服務，我在惠光園看到，知能障礙者的活力與工作表現；施以適性教導身心障礙者將不再是弱勢。

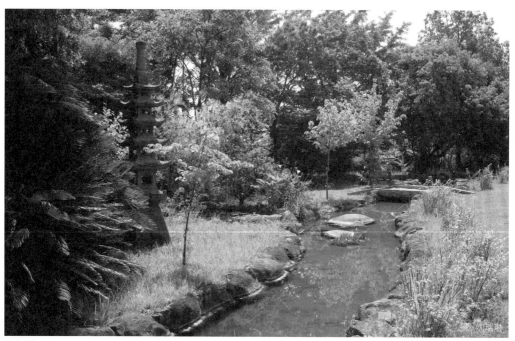

生命之泉

相關資料 社會福祉法人　惠光園

日本國福岡縣豐前市大字荒堀37-12
http://www010.upp.so-net.ne.jp/keikouen/
TEL: 0979-82-2676

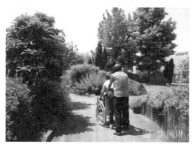

像花園般的環境

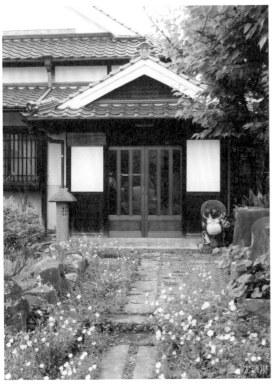

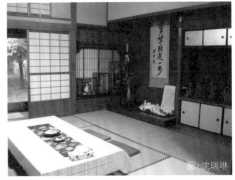

一隅庵室內

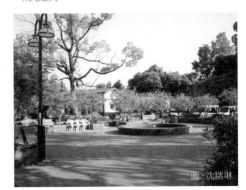

紅磚的噴水廣場

一隅庵入口（百年屋）

真實版的開心農場↓智能障礙者福利單位惠光園

🌿 沒有「門」的藩籬

　　來到惠光園這天，是晴天普照的週六，我們從市區街道慢慢轉入鄉間步道，兩側都是綠油油的稻田、蔬菜，順著道路上了個坡道，只見一個木製的「惠光園」招牌沒有「門」的設施，幾棟錯落的建築物與棕櫚樹，原來我們抵達惠光園了，這沒有想像中的「門」，是一個提供開放且零距離、信賴的智能障礙者福利設施。

　　此刻一棟建築物前忽見一列工作人員堆滿笑容的臉龐、鞠躬揮手迎接我們的到來，我和由美子老師很有默契的互看對方（這時我們都覺得好熟悉的感覺），由美子老師笑了出來，她說：「以前我來，從來沒這樣陣仗耶！」接著我們異口同聲說：「好像慈濟師兄姊」，哈哈哈的車上車下笑一團，她們說上個月來台灣參訪時，慈濟師兄姊的接待與慈濟井然有序的團隊精神，留給她們很深的感受，既感動又溫暖，所以回來後她們分享台灣經驗時，大家決定將慈濟的精神與禮儀帶入「惠光園」，我們就這樣成了她們第一次接待的對象。

　　晚上我們被安排住宿在百年的日式建築屋，門前的道路是江戶時期就開闢，沒有圍牆，有的是濃濃的日本風情及豐富的植物樹種與景石圍繞的庭園，走在室內地板上還會發出木頭吱吱作響的聲音，無論是室內的字畫、家具還是花園中的景物都有著屬於它們的故事。

美味早餐背後感人的故事

一早醒來，已見尾家副中心長準備好一桌色香味俱全的早餐，在早餐時，尾家副中心長特別提到中間這盤酵母麵包，她說：「這是第一次送來」（開心的表情說著），原來這是一位到惠光園參加一日服務型態的憂鬱、燥鬱症者。因為對於做麵包有獨特的興趣，也因此找老師學做麵包，並且家中購有設備機器，聽本人這麼說尾家副中心長也很鼓勵她，可以朝這方面發展且可在家就業，又可與人分享健康的麵包，但多次下單訂購，都未如期送來，今天尾家副中心長一樣懷著忐忑的心，但就在看到門口掛著這袋麵包時，非常的開心。因為這個"第一次"具有許多的意義，表示她已經可以控制自己的情緒意念並執行計畫中的事、投注在「做麵包」這件事的關注，加上好吃的口感表示她在份量、時間掌握、技術上的精準，這許多的意義讓人替她開心，就在這一口口的麵包中聽著她的故事、感受她的心。

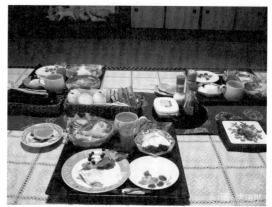
色香味俱全的早餐

在這個案中學習發現，有情緒障礙類的患者，若給予這類與麵粉加工相關的活動，如包子、饅頭、糕點、麵包、麵條等製作是有益的，透過製作過程中必要歷程，發酵（時間管理、環境知覺）、揉麵（情緒出口、身體知覺）、烘烤蒸煮（觀察與覺察力），是一個很好的療癒歷程。

▶▶「烘焙」 也算園藝治療嗎？

「烘焙食品」算是園藝治療嗎？我肯定的說「是」，因為「園藝」涵蓋五大類，其中之一就是園產品加工（食品加工），所以園藝治療並非侷限在植物栽培、觀察、與土、空氣、植物、陽光等的範圍中，而是具有廣度與多元、多樣性，也是園藝療法之所以可以提供較多族群利用的原因之一。

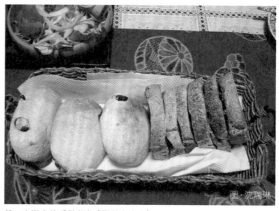
圖・沈瑞琳
第一次送來的手做麵包（憂鬱症患者）

多元的環境療法，啟發可能性

這裡的知能障礙者們也一樣是週休二日，別看相片拍出來都是靜悄悄的，經過宿舍看見一群客廳泡茶聊天及看電視，花園、香草園都可以聽到歡笑聲，可是熱鬧非凡，也有人在房間窗台仰望風景，見到我們熱情揮手打招呼；有時見到悠哉曬太陽的人；在水廣場遇到關心烏龜吃飯沒的大哥；或在洗衣間洗衣晾衣，就這樣他們過著休假日。（當然有時也會安排購物或戶外活動日。）

這經過了半個世紀的知能障礙福利單位，如何開啟這個福祉事業體呢？「惠光園」1957年創立於日本福岡縣，由尾家勉園長先生所創立，當時就是為了收留因戰爭而導致無家可歸的孩子及障礙者，是知能障礙設施的先驅者之一，初期的目的是以提供他們居住與三餐的溫飽。

初期以農作物栽培活動，一方面提供生活食物的需求，另則是希望藉由投入大地之母的懷抱來療癒心靈。隨著環境變遷及需求，惠光園也在陸續改變修正中，從安置、訓練、醫療、諮商、職業訓練輔導及適性教育，也提供到宅照護服務、一日服務等不同型態的服務方式，而不變的是將醫療、福祉、教育合為一體協助知障者的理念。透過「職業輔導評量」評估，從興趣、體能、認知、人格等來檢視，培訓適合就業的能力，他們發現讓智障者可以從事工作，從工作中獲得樂趣與支持是深具意義。

▶▶採取「循序漸進」方式投入就業市場

投入就業市場是採取漸進式，先提供一個被照顧的環境進行工作的適應，尤其是訓練他們在於人際互動、安全保護、自我照顧、應變等職業相關能力。園區中的馬場、茶園、香菇寮、賣店、溫室、洗衣場等就是這樣的概念。為了讓一般人認識知障者，也讓知障者熟悉與人互動，定期辦理對外及家庭活動，例如園遊會、茶會、運動會、展覽、健行、文化祭、露營、聖誕節活動等，讓他們更貼近一般人生活場域，而非封閉式的教育。

▶▶以環境教育規劃

惠光園的園區規劃，以「人、自然與動物」為主題提供一個居住、活動、療育場所。主要的建築物周邊，栽種四季花木，讓視覺與心靈都得到快樂、撫慰心靈、學習自立建立自尊心。在生活區域以舒適、安全為考量的空間設計、規劃出活動所需的場域，提供一個結合療癒與環境場域。

在心靈面，也配合福祉時代趨勢潮流開設「自然中的治療教育」。

將整個空間以迴遊式的方式規劃將所有空間整合成一體。全區的規劃分為：「療癒場域」(惠光園兒童之家)、「生活空間」、「庭園景觀」、「活動場域」共有26個主題單位。

「生活空間」

在不同規格與形式的生活居住屋中，周邊都環抱著綠意和空間。滿足了居住的舒適與安全，也是大家交誼的場域。

◎惠光庭園之家（居住個人和雙人房）
◎まぐら庭園之家（房間窗外分別可見馬場、庭園）
◎家庭中心（提供研修、利用者家人住宿、茶會、實習室等多元使用的空間）
◎理髮室
◎團體之家（「大西」住男性、「山內」住女性，提供自立，且具有獨自打理三餐及起居生活的知能障礙者，白天工作晚上4人一戶獨居）
◎山田團體之家（白天工作，晚上居住地點在民宅區，附近有超市、卡拉OK等，真實體驗社會中生活樂趣，目前男性4人居住）
◎團體之家（「綠屋」提供單人房空間）

我們可以獨立生活

在前往香菇園及茶園的路上，同在惠光園的腹地之內，經過樹林忽見幾棟不同形式的小木屋，感覺像是是接待用或民宿的小木屋呢！原來是獨立生活區的「團體之家」，一棟大約住四人（分男女），都是已經可以獨立生活的知能障礙者，也有一棟是成立家庭家人木屋。平日白天出門工作，下了班回來還會到尾家副中心長那道聲「ただいま」（我回來了），再回到這屬於他（她）們自己的家，生活一切起居自己打理得井然有序。今天是週六休假日屋內傳來音樂聲，門外則是在打理週邊環境，見到我們也熱情的主動問候。

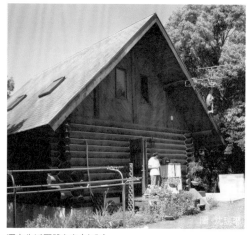

獨立生活團體之家（山內）

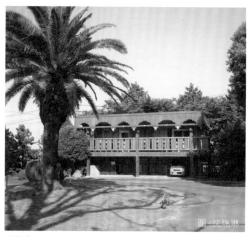

理髮室

真實版的開心農場↓智能障礙者福利單位惠光園

「活動場域」

　　「活動場域」除了包含工作的職場外,也有提供活動所需不同尺度的空間,在這有職業訓練也有活動參與的歡樂。

◎賣店(就業訓練、職場)　◎洗衣場(職業訓練)　◎溫室　◎農園

◎織布教室　◎藝術工作室

◎海芋小屋(是在步道後接續的一棟房子,提供花園遊玩後在那嗅覺、聽覺、心靈感受花園植物及茶會等多目的空間)

◎區域活動支援中心(Ⅱ)モミノキ

◎管理中心(障礙兒童療育支援事業、諮商支援)

◎到宅服務照護中心

◎職業中心トチノキ(持續就業支援中心,其中包含香菇園、茶園等)

開放式賣店

　　這賣店是開放式經營,不僅提供園區知能障礙者的服務,鄰近的居民也會來這購買農產品、麵包、茶品、植物苗等相關產品。不論是蔬菜、茶葉、香菇等農產品還是是烘焙坊的麵包、可愛的餅乾伴手禮,都是鄰近居民喜愛的人氣商品。

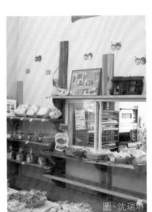
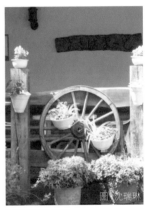

賣店內結合烘焙坊的空間　　　　賣店前的休息區

香菇寮、溫室、茶園

　　香菇寮、溫室、茶園除了專業指導的職員外,其它都是雇用訓練有成的知能障礙者,他們在這從基本重覆性的工作開始,並學習觀察植物變化給予適度、必要的管理,這樣的過程,學習認知、判斷力、觀察力及自我覺察力都會得到提升,透過職能訓練達到自立自主。這生產的香菇、蔬菜、茶,除了提供園區三餐的料理外,也在賣店販售包含新鮮、乾燥加工、醃製食品。

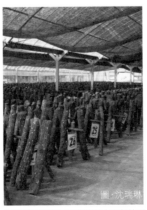
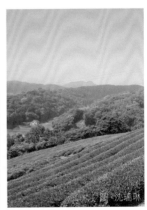

每排菇床都標示明確的數字方便管理　茶園

人間美味來自於「愛」的調味

今天的午餐是由區域活動支援中心及知障者幫我們料理的,除了吃到自己栽種的有機蔬菜製成的咖哩飯午餐,還在飯後有一場音樂饗宴和互動遊戲,原本羞澀的智障者與憂鬱症利用者也就這樣和我們打成一片。而我們還在那天籟的合音加上動人的旋律感動中,好想錄下這美妙的天籟,只能用文字來形容這種感動,你是否也曾經有過「當你聽到一首歌或音樂會時感動到心裡,心有一點揪且不自主的熱淚盈框」。你有多久沒有「感動」過了?情緒久久無法平靜,就在我們還沒回復時已經被帶到今天演講的會場了。晚上回到住處聊到今天的午餐感動,原來Susanne Rieser也和我有一樣的感受,她也想要錄下這段感人的旋律,手邊的手機錄下了片段,她說要帶回奧地利當回憶且與難民分享這份感動。

「庭園景觀」

「庭園景觀」中大樹環抱、花草扶疏、水源潺潺、休憩空間,提供了一個寧靜的自然場域,在這可以恣意的奔放。

◎紅磚的噴水廣場(交流活動廣場)
◎滿載的愛步道(連接設施與區域的步道)
◎綜合廣場(園區入園玄關前的綜合空間)
◎丘陵上的驛站(盲人點字式的棋盤製畫中心)
◎休憩廣場

「庭園景觀」&「活動場域」

「庭園景觀」的綠意讓人置身其中感到安全而舒適。「活動場域」提供了許多不同活動的可能;兩者兼備的空間提供遊憩般的空間氛圍。

◎馬場俱樂部
◎歡樂庭園(感受四季孕育植物五感體驗)
◎鄉間小路步道區(全長73公尺,以栽種繡球及山桃木圍繞的空間,其中放置復古馬車並裝飾、提供散步、家庭園藝活動、生活訓練)
◎祈禱花園(以海為主題的遊戲庭園)

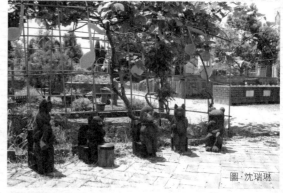
圖·沈瑞琳

森林音樂會般的情境空間

環境療法之一「馬術治療」

　　騎馬也是針對身心障礙者的一種治療方式,這裡除了讓成人身障者參與打理馬場事物外,來使用馬場的馬術治療多數是早期療癒的孩子,由專業的馬術師進行馬術治療,空間分為戶外與室內兩類,騎乘的方式與內容採漸進式的治療方式。除了園區的利用者以外,也提供對外的兒童服務,採月費的方式計算,而且價格非常便宜,這是唯一週末不休假的部門。

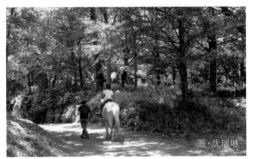
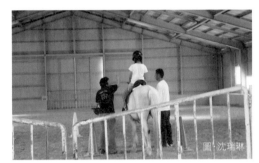

戶外騎馬練習　　　　　　　　　　　　　　　室內馬場

真實版開心農場

　　真的名符其實的歡樂花園,在這可以款待五官六感,讓人不自主的投入了花園中的每個細心營造的空間裡。這座花園完成10年也是導入「園藝療法」的那年,當時是由美子老師、惠光園的職員、知障者與志工一起設計打造完成的,依使用需求及目的來規劃,並將就地取材的大石(因為整地挖出的石頭)做為音樂表演區的舞台背景,創造許多不同高度、不同尺度、不同材質的花台,其中栽種著香草、蔬菜、果樹、觀賞植物等多樣性的植栽搭配,除了這些景觀與使用意義外,也是一個歷程的開始,對大家來說都是一個深具意義的經驗與空間,當然更是園區使用者依賴的一個休憩、農事作業學習、療癒的主要空間之一。

　　葡萄樹下的休憩、聊天、活動的舒適空間,刻意設計矮化的葡萄架,就是方便採果樂喔!花園中用綠籬圍出獨立的休憩空間,或是樹下休憩椅、音樂活動台邊席地而坐的休憩空間,營造許多不同氛圍的休憩場域,也提供了不同的活動可能。其中的一區木雕打造的動物演奏會,栩栩如生的表情,讓人彷彿進入童話世界裡的森林與動物同樂的故事中,真是可愛至極。

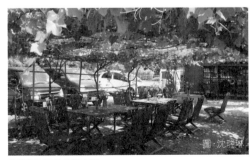
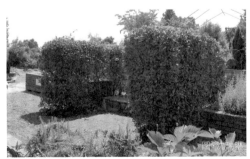

葡萄藤下沏茶休閒空間　　　　　　　　　　　綠籬的隔離空間

貼心的花台設計

這不該稱為無障礙設計，應該説是障礙者專屬的貼心設計。墊高花台的台面，讓持枴杖或坐輪椅的使用者可以練習站立，並且靠花台高度協助支撐，因此下方空出腳可以伸入的空間，讓身體可以貼近花台面，並且更貼近植物進行各類的園藝作業。

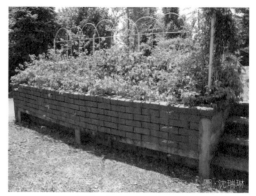

貼心的花台設計

回到最初的記憶～鄉間小路

除了提供戶外活動、散步運動外，觀察並回憶鄉村或兒時的植栽、昆蟲生態觀察及季節感知等，都是「鄉間小路」的效用。

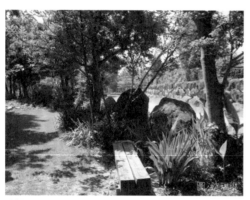

錯落不同的休憩空間

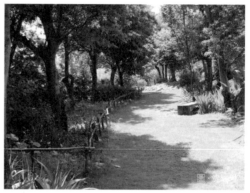

提供觀察、對話的散步空間

天使的作品，幸福的交流

「當上帝關了這扇門，就在不遠處開了那扇窗」是身心障礙者的寫照，也是我在惠光園交流訪問之行中的感動。這只是其中的一部份作品，但無論是色彩、技巧、構圖都完整的呈現出他們心中的意念。用織布機一線線織出的作品、紀錄他從事農作栽培意向的圖、用佛像堆出的人頭圖及孩子們用一塊塊陶版作品堆疊出的牌樓。啟發、挖掘、察覺這群天使們天賦異稟之處，是從事特教、社福單位、家中有天使的家人、醫師、老師、社福人員令人佩服之處。也感謝有您們默默的付出，但這還不夠，這些天使是我們社會大眾的共同責任，需要社會上更多的人來參與。希望透過「園藝治療」的機會，讓其他不具社福專業的人，加入志工的行列，無論是陪伴、專業協助與傳承（本身所學）、善款支援等，能夠付出都是幸福的人。

真實版的開心農場 ● 智能障礙者福利單位惠光園

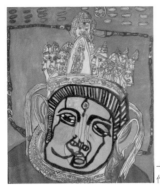

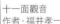

十一面觀音
作者・福井孝一

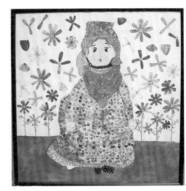

コスモス
作者・竹永康子

🍃尾家副中心長的感言：引領熱情，發現可能

　　隨著環境的變遷與世代潮流及社會發展，對應高齡化及重度障礙的者的需求，惠光園導入園藝治療約十年的時間；「歡樂庭園」設計製作開啟我們設施的園藝療法。

　　回顧惠光園在歷史開創時期，以栽種作物，讓人身心得到安定，是被證明的事實。如今惠光園導入園藝療法呼應了過去的歷程。

　　園藝療法的治療環境需要哪些必要設施？取決於你的宗旨目的、與使用者之微妙關係、個案的理解與認同。

　　我認為「園藝治療士」該是觀察並發覺自然界中的可能，並將其多樣性分享給參與者，讓參與者理解，並引領他們熱情、認同並投入參與治療的活動，這將會非常有收穫。

🍃知能障礙者的設施單位，
　導入園藝治療的可能性與效益

　　在推動「園藝療法」初期，讓全體職員理解並認同「園藝療法」是轉化成行動配合執行力的首要要件；而療法的組合應用，則是牽動個案與職員間相互的關係。

1. 環境療法中的「園藝療法」
　　在知能障礙者的生活中，以自然＆人的環境對他們產生的影響最大。積極的將環境療法導入其中，將會有好的成效。

2. 確立「園藝療法」意念的定位
　　從事農藝相關作業有循環性、在自然力中重獲自信心、拾獲自尊。

3. 「園藝療法」常態化的實現
　　園藝活動，可以參與的人較廣，不設限門檻且具有多樣性的活動設計

4. 園藝療法可以涵蓋工作、閒暇、家庭生活、健康
　　以農業、園藝為活動目的，隨個人興趣的導向來規劃活動計畫。

分享6 心的力量，看見生命的感動~
慈濟台中分院

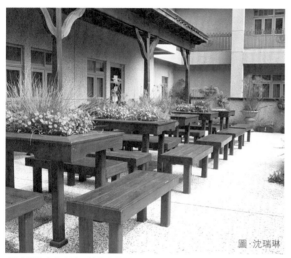

慈濟醫院台中分院三樓的空中花園空間

　　台灣綠色養生學會『園藝治療』復康活動，從2010年的四月開始，隔週週六的下午兩點起，慈濟醫院台中分院三樓空中花園總是堆滿歡樂笑聲、支持陪伴與感恩的心，隨著歡樂聲您將循線發現，原來一群住院病患與學會志工們圍繞在植物的綠色療癒力中。嗯！沒錯，這兒正在進行「園藝治療」活動，有播種空心菜、莧菜、秋葵，或是香草植物的五感體驗、盆栽組合隨你搭、浴廁盆栽組合、水生植物、蘭花組合、靜思語的葉拓卡，還有迷迭香手工餅乾，就是這樣的多元活動，總是讓大家可以融入其中，發現綠世界的生命回饋及美好的邂逅。

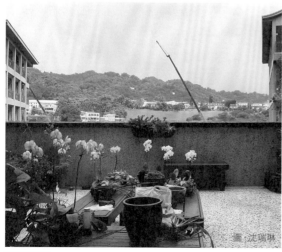

寬闊的視野

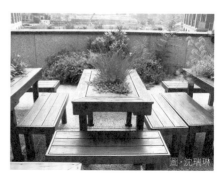

平日是水生植物的餐桌、聊天納涼的好地方

🍃 台灣綠色養生學會啟動生命能量

　　陳建仲理事長説：「成立台灣綠色養生學會，推展園藝治療的綠色照護，範圍包含園藝治療、動物治療、音樂治療、花精治療等非傳統醫療，可促進人類身心靈的全人健康療法。除了在台中慈濟院區推動外，也希望將園藝治療推廣到社區，讓社區關懷多元化，這也將啟動社區整體營造中更多的生命能量。」

　　陳建仲理事長説：「推動園藝治療就像是播下一顆良善的種子，在大家悉心呵護努力下，將在台灣這塊土地上發芽、成長、茁壯。園藝療法的療癒成效不是立竿見影，但只要能促進患者的復健動機、增加他們的社交機會，吸引他們對更多事物有創意的想法與興趣，復康之路將可以兼顧身心靈平衡，這對於他們將會有更好的療效。」

　　10月19日這天　證嚴上人來到台中慈院，我們正在花園中幫助復健科的住院大德，進行香草主題的園藝治療活動，這次有多位醫師一同參與、陪伴病患並且在旁不斷的給予鼓勵，見到醫病關係的良善互動，上人也鼓勵病患「這樣動一動，也是一種復健」並給與園藝治療活動高度的肯定，接下來慈院的景觀工程設計中，也會納入園藝治療的需求與空間，聽到陳建仲理事長轉告這個訊息真是令人雀躍不已。

🍃 從園藝發現真善美的生命價值

　　在慈院中稱住院病患為「大德」，所以入境隨俗我們也都如此稱呼個案，面對面時有時也會直接稱呼媽媽、爸爸、阿伯。每次的活動流程都是從志工訓練→到病房接大德→協助大德就定位及著裝→園藝活動開始→活動心得分享→活動結束→送大德回病房→整理活動現場及交流討論→散會。

　　園藝治療復康活動每次都有不同主題，有不同的住院大德，也會有二度參加的住院大德，也有不在名單中的住院大德，原來是參加過的大德推薦他來的。

　　在每次帶活動或陪伴經驗中，總是有很多的啟發，以及大德分享時間的生命智慧，每每都是懷抱滿滿的溫暖與感動，走在回家的路上，陽光普照的溫暖似乎是自己的心境溫度。

　　活動中看見醫生、志工（也是學會會員）、家屬、看護一起陪伴大德進行活動，時間總是在鼓勵、引導、感恩的情感交流，伴隨歡笑聲、掌聲中流逝，每一場活動都是生命回饋的最佳展演舞台，隨著活動結束而延續著生命的樂章。我常覺得園藝活動不只是療癒個案，我們所有參與的人其實都在其中經歷一場心的洗禮，而這些生命的能量隨著活動的結束，持續的延續著並且蔓延開來，從一場場增加的參與人數即可發現，這塊福田有越來越多的人一起來耕耘，這是一件喜樂的事，透過書我希望傳遞給更多人一同來發現美善的生命價值。

心的力量，看見生命的感動❶慈濟台中分院

撒下快樂種子：春夏蔬菜播種

　　挖土、鬆土、整地工作，我們都在育苗盆中進行。復健科的病患穿上圍裙、戴上手套盡情投入其中，並數著手上的種子數量，規劃著「穴播」的排列位子。專注的神情連家人都被感動。我們約定好每天都要來3樓空中花園給種子澆水，並對它說說鼓勵的話，陪伴菜籽發芽的成長歷程。阿公說原來種菜這麼方便又有趣，出院後也要在家種菜自己吃。

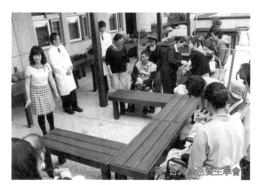
活動前的裝備準備時間（穿圍裙、戴袖套、手套）

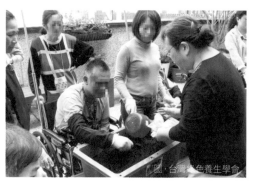
鬆土、整平土壤都是動手復健的好活動

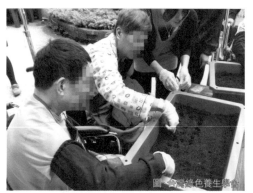
精準的估算排列著要穴播的空心菜

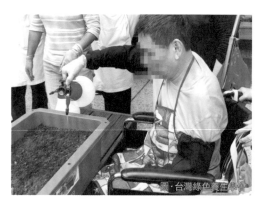
人氣第一名的澆水器，也是「好手幫壞手」的最佳代言工具

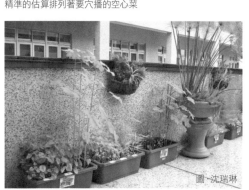
成長後的蔬菜

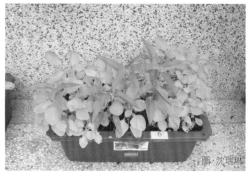
莧菜與空心菜的舞台

🌿 五感體驗：香草分株移植

　　這次我帶了家中花園的有機香草鮮品，及花園中扦插繁殖的迷迭香盆栽，一方面要喚醒嗅覺知覺，也要透過觸覺感知香草的質地，甜蜜薰衣草美麗又浪漫的花序款待了視覺，大家品嚐甜菊的甜度，當然還有天然青箭口香糖（荷蘭薄荷＋甜菊）的體驗喔！一刻不得閒的五官六感都啟動了。

　　輕輕的撫摸香草，深深的吸上一口香草清新氣息後，大家都發出了驚奇的聲音；吃到甜菊的葉子更是嘖嘖稱奇「可以再吃一片嗎？」哈哈～香草就是有這樣的魔力，讓人無法檔，那怕是第一次接觸香草的人，都會被它吸引。

　　這次活動參與的住院大德雖然只有兩位，但參與人數卻一樣不減，原因是更多家人的參與，兩家人陪著笑顏逐開的阿公，透過園藝療法一起做復健，享受跟植物親近的樂趣，活動中病患大德「主動」提手運動，透過去觸碰植物的機會，在與植物互動中「手能動」，他更多了成就感，更多了對疾病康復的希望。

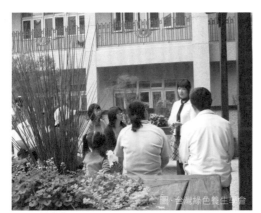
志工訓練時間

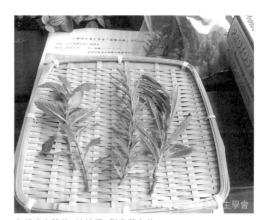
左起瑞士薄荷、迷迭香、甜蜜薰衣草

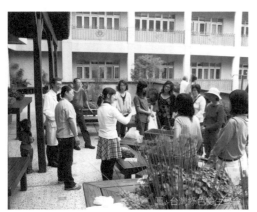
活動前對家屬及志工作簡單的事前說明

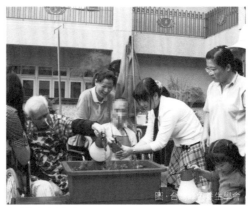
完成後的澆水作業

把感恩做出來：靜思語葉拓卡

這次參與園藝治療復康活動的對象，有原來慈院的復健科外，增加了身心醫學科的住院病患大德。

依照往例先進行一小時的志工訓練，課程安排了兩個主題「志工如何陪伴？」、「園藝活動治療設計技巧」，在醫院或醫療院所擔任園藝治療志工，對於自己的角色扮演、陪伴的位置、何時需要協助病患等，都是必備的基本知識。

另外，分享一些實際園藝活動的案例、本次葉拓活動設計的原理、欲達成的活動效益、本次參與活動的病患大德特質等，讓志工清楚瞭解角色與活動目標。

志工的培訓課程，包含園藝相關專業知識、醫學知識、志工角色等成長訓練，可以有效協助志工在活動中，可以正確、自信並自在的扮演稱職志工角色。

這次活動不只是志工，還來了多位不同科別的醫生參與，並給予活動的協助。

原訂本次活動在說明後，規劃讓志工陪病患大德到慈濟一樓花園中散步，並欣賞、觀察花園中的多樣植物後，尋找三片葉子，再回到室內進行葉拓，但由於午後下起傾盆大雨，所以改由志工先至花園中剪取數種葉或花，供病患大德挑選。

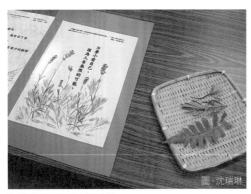

沈瑞琳講師的葉拓示範作品

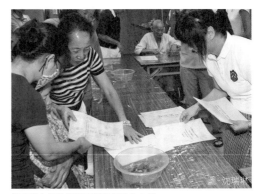

讓病患大德挑選印有靜思語的色卡紙

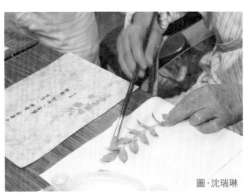

瞧！阿公用中風復健中的右手，一筆一劃的為葉子圖上顏料，這次不用「好手幫壞手」，就可以完成作品。

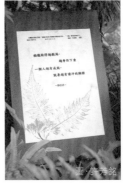

靜思語葉拓作品
（沈瑞琳老師示範作品）

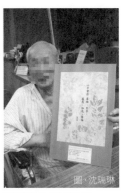

輝伯笑開懷的得意作品

🍃幸福的味道：迷迭香手工餅乾

這次我們不在花園進行活動，改在室內大廳，因為我們這次要進行的是「香草的手工餅乾」，大家都帶著興奮又好奇的心情，因為辦理園藝治療復康活動以來，第一次有「烹飪課」的形式，我們扛了兩台烤箱到慈院，真是讓人目瞪又口呆。

會選在中秋節過後教師節之前的這天來做伴手禮，是有原因的，在這一連串感恩的節日，希望大德想起心中感恩的人，無論是幫助重拾健康的醫生、感恩的老師或是改變自己生命觀點的人，探詢記憶中想感恩的人，透過本次活動親手做的手工餅乾，表達自己的感恩之情。在經過裝罐及包裝後，可是稱頭又典雅的伴手禮喔！

這次也巧遇一年一度的慈濟全球人醫會的年度會議，因此特地安排，在結束花蓮的研討會後，一路北上來到台中慈院，來自全球各地的人醫會醫師們，觀摩我們這次的園藝復康活動，被香氣四溢的烤餅香味、中風的大德雙手並用的在為餅乾整型給吸引住，並深深受到感動，並紛紛表示，回到自己國家時也要推動園藝療法。

考量活動時間長度，及大德的體能狀態，這次活動我省去揉麵的過程，設計以半成品的餅乾麵皮，入料新鮮的迷迭香葉子，將葉子落下並剪碎後嵌入餅內進入烤箱後，迷迭香的香氣就入到核桃餅內，成了迷迭香核桃餅。這每一個動作都是經過運動設計的，修剪香草→取葉子剪成碎片（手腕運動，及修剪中的香氣溢出，刺激嗅覺知覺）→鋪灑至半成品的手工餅乾上（眼手協調的知覺感知）→輕壓入餅（手指運動）→進入烤箱（高溫危險因此出入烤箱工作由志工協助）（環境知覺、觀察力）→成品（味覺體驗、達成感、滿足感、分享）

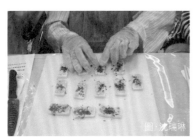

瞧！阿嬤平均分配好迷迭香的量後，一一按壓入餅，一點都不馬虎喔！

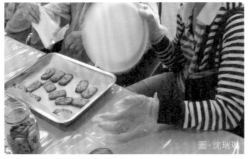

將烤好的餅乾燜涼後，才可以裝入玻璃瓶中。

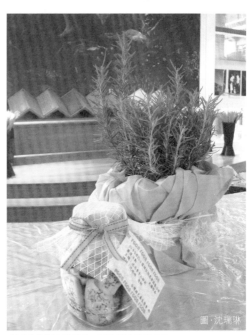

幸福滿滿的迷迭香手工餅乾及迷迭香盆栽

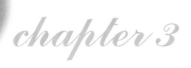

chapter 3

園藝療法用在哪裡？
與醫生學者
5場跨領域對話分析

園藝治療如何在醫院實踐？
一般人或學校是否也適用園藝療法嗎？

104　與醫師、學者的對談

透過免疫學的相關研究結果發現，當不同的對象承受「壓力」時，內分泌系統可體松（cortisol）會提高，「免疫系統」就會立刻感知到，免疫力即呈現下降趨勢，身體處在防禦力低下的狀態，除了提高引發疾病的可能，同時也可能間接影響情緒、社會關係、行為、學習能力、成就表現。減低壓力、正常的作息及飲食有助於免疫力提升；接近自然或參與園藝活動若可以達到舒壓的效益，或許該將園藝治療也視為預防醫學中一個可能的做法……

國立台灣體育學院競技運動學系教授兼系主任　方世華

園藝或農藝的多元活動，在精神科慢性或日間病房的復健精神醫學裡，已經行之有年，不僅作為協助個案身心功能復健的活動，也是啟動「自我療癒」機制的一個可能選項，因為無論是植物的根、莖、葉、花、果實、種子或其成長歷程，均可發現各種不同的象徵、隱喻，以及「以生命照顧生命」、「以生命呼應生命」的豐富內涵。在栽種植物的過程中，我們需要給予適當的照顧，同時也期待它的成長回饋，而人生不也在學習「珍惜生命」、「學習等待」嗎……

台中慈濟醫院身心醫學科主治醫師　鄭存琪

美國哈佛大學豪爾·迦納博士提出第八項智慧，就是「自然博物智慧」，這項智慧是指透過觀察自然界中的各種型態，辨認且分類物體，並洞悉自然或人造的系統。學有專精的自然博物者包括農夫、植物學家、獵人、生態學家、庭園造景設計師。「自然博物智慧」與園藝治療的基本理念是相通，並且在園藝療法多元的活動型態中，讓我們透過自然博物智慧開拓其它七項智慧的發展……

逢甲大學公共政策所助理教授兼教學資源中心執行長　鄧鈞文

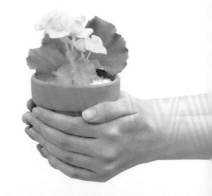

Chapter 3 園藝治療
如何應用在復健醫學科

如果你以為「復健科」就只是坊間的推拿、整脊、僅針對疾病後的復健而已,可就誤解囉!復健科醫師、職能治療師、語言治療師、物理治療師等,都有不同的工作權責。訪問許醫師才知,原來復健科的範圍包含了:一、各類軟組織疾患與疼痛。二、神經系統方面。三、兒童發展遲緩或障礙問題。四、心肺呼吸相關疾患問題。五、骨骼相關及疾患問題等五大類。

許多人都有扭傷、腰酸背痛、肩頸僵硬等症狀求助復健科的經驗,但對於復健醫學的認知顯然有限,讓我們一起來認識你所不知道的復健醫學,及如何結合「園藝療法」讓患者在復康之路,可以充滿喜悅、滿足及活動力,並重獲生活的基本「功能」Re-have與「能力」Re-able。

復健醫學早在1900年代初期由美國開始,源自一群關心世界大戰後傷兵各類照護的醫師,後來航太醫學等物理醫學研究的醫師加入,因此合併了物理醫學研究與臨床治療所以也稱為「物理醫學與復健」,physical medicine and rehabilitation簡稱RM&R。

復健是利用各類專業醫療技術,包含光、聲、冷、熱、電等物理治療因子與各種治療性運動加上義肢裝具等輔具,並搭配設計各種無障礙環境,協助生病的人早日康復,並訓練因疾病或受傷的殘障者重獲生活的基本「功能」Re-have與「能力」Re-able,讓他們在生理、心理、社交及職業上達到最佳的生活水準。因此在專業醫師的協助下,輔以正確的姿勢、適當的輔具、配合治療性運動都是疼痛疾病或需復健者所需要的有效協助。

而「園藝治療」是一種具有多樣性、趣味感、生命意涵與傳承、活力、可期待、重建自我價值感、成果分享的成就感…等多方效益的活動,是另類醫學中的一種選項。但園藝治療師在為園藝治療對象量身打造適合的復健活動前,除了聽取主治醫師專業的建議外,還必須具備基本的復健相關知識,以專業醫學原理為基礎出發的活動,才能提供個案正確且有助益的復健活動計畫,例如針對無障礙環境規劃及輔具的設計等,對於上肢、下肢不便者是貼心的需求等,都是園藝治療師必備的知識。

與醫師對談

長庚醫院嘉義分院復健科主任　許宏志醫師

學歷:台北醫學大學醫學系
中國醫藥學院針灸研習班第四十五期結業
中國醫藥學院中醫學分班第四期畢業
美國西雅圖華盛頓醫學中心研究員
中國南京中醫藥大學中醫內科學碩士
長庚大學臨床醫學研究所博士候選人

經歷:林口長庚醫院復健科主治醫師
嘉義長庚醫院復健科主任
台灣復健醫學會監事
台灣運動醫學會理事
台灣跆拳道運動醫學會理事
台灣綠色養生學會理事
台北市運動選手健康管理中心運動醫學門診特約醫師
國家運動選手訓練中心運動醫學門診特約醫師

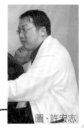

圖‧許宏志

園藝治療❶如何應用在復健醫學科

 園藝治療活動為何要認識肌肉？

　　既然稱之為「園藝治療」，即是園藝活動可能產生「治療」效益，而效益含構身、心、靈的復康治療。園藝治療活動對象無論是一般人、復康者或老年人，都必須先確認個案的整體狀況、運動處方、復健的目等，將攸關不同型式的肌肉活動，達到效益也不同。因此認識肌肉並配合醫師的個別建議，進行的園藝活動才能安全又健康。未達標準的活動僅是「活動」，無法達到「運動」的有氧效益，而貿然進行負荷活動更是危險。

■認識肌肉

肌肉的種類　　相關分類	慢肌（第一型）	快肌（第二型）
消耗能量	氧化能力高oxydative	糖解能力高glycolytic
收縮速度	慢	快
抗疲勞能力	高	低
每運動單元的力量	低	高
肌肉訓練的目的	肌耐力	爆發力肌力
適合對象	中老年需要耐力訓練者	年輕需要肌力爆發力者

備註：（1）慢肌的運動類型：如太極拳　　（2）快肌的運動類型：如短跑

 為何要做肌肉訓練？

　　或許一般人會誤認為肌耐力訓練應該是運動員才需要的練習，肌肉與大腦一樣，用則進，廢則退。事實上一般人、老年人、病後復健等也都需要正確及適合個人狀況的肌耐力訓練計畫，例如骨骼支撐肌也是要透過「承重訓練」，來強化脊髓的脊側肌、關節的穩定肌，連骨質疏鬆都是透過承重訓練來刺激骨質生成；尤其是失能者（老年、復健）的肌耐力訓練計畫尤為重要，臥床一天即可導致心肺功能下降3％，長期臥床將會讓失能者每況愈下，因此個人的運動處方設計甚為重要。

　　除了復健科設備型的復健儀器外，視個案病程部份改以進行園藝相關活動，是可以增加患者活動意欲，離開病床→走出病房→進而走進大自然，對於身心靈的健康提升是有助益。

醫師的貼心叮嚀

許宏志醫師給園藝治療師，進行活動設計的建議：

園藝治療活動設計，除了活動的生命意涵外，透過有趣的活動，達到個人適量的肌耐力運動，是具有鼓舞活動意願，又達到運動的效益，因此在園藝治療活動前，需先測得個案的10RM（或由醫師提供），在進行活動內容、工具、地點、活動時間、每週頻率等都需要有計畫的進行規劃設計，必要時搭配輔具設計，不受限於肢體的自由度，讓可以參與的人更為多元。多元的復健治療方式，會為病患帶來更健康的生活品質，對於面對復康之路也將更具信心，因此適合個案、能力所及、有趣、有目標及成就感的活動，讓個案暫時忘記疼痛與不適，投入活動的關注與自然對話互動，這些交互作用都可產生正面的復康能量。正確的園藝活動設計才可能產生「治療」的效益，未經審慎確認規劃的活動，可能產生負面甚至讓個案再度受傷，這些都是園藝治療師要審慎之處。

 該如何進行承重訓練？

肌耐力的訓練，可以用「承重訓練」，首先訓練前需先進行個人肌肉訓練最大力量10RM檢測。

■承重訓練

訓練分析＼訓練類別	等張訓練	等角速度
方式	同時進行各部位一樣重量訓練	依部位分級、分重訓練
醫師推薦方式	有部分承受力差異的風險	較安全
原理	阻抗性、重覆性	阻抗性、重覆性

備註：
Q：何謂10RM？
A：例如：小花可以將15公斤的重量物連續舉起10次，那小花的10RM即為15公斤，以15公斤為小花的肌耐力訓練參考值。

■肌、耐力訓練

訓練分析＼訓練類別	耐力訓練	肌力訓練
阻抗性	高	低
重覆性	低	高
適用對象	肌肉耐力差者	肌肉力量不足者

備註：
（1）「耐力訓練」以小花為例，可能每日建議10公斤舉50次練習
（2）「肌力訓練」以小花為例，可能每日建議3公斤舉1000次練習

園藝治療 ➊ 如何應用在復健醫學科

 「運動」有益健康，正確的流程也很重要

　　追求健康是現代人共同的目標，而除了規律的生活、健康的飲食習慣外，運動也是很重要的一環。除了一般人需要運動來保持健康外，運動對於復康者及高齡者也非常重要。因此正確的運動概念更是重要，首先運動三部曲：熱身→運動→和緩，所有的運動都必須具備這三個歷程，才是完整的運動流程，缺一不可。

　　運動時會產生三種神經傳導物質，多巴胺（dopamine）、血清素（serotonin），及正腎上腺素（norepinephrine）與學習有關。杜來克大學學者研究發現，患有憂鬱症的患者，如果走出戶外活動，大腦中產生更多這三類神經傳導物質效果與吃「百憂解」一樣好，因此開始推動病人要運動，而吃藥與運動相輔相成，加上投入活動或運動時身體與心理的交互作用，將可能產生更好的相乘效益。

 「園藝治療」活動也需要運動三階段的歷程嗎？

　　園藝治療活動若視為「運動」的一種，那就不可以簡化運動的歷程，因此活動前的暖身運動及活動後的和緩運動是不可忽略的。例如進行田間作業前，需先在戶外遮陽處說明本次的作業要點，之後進行伸展筋骨的上下肢運動，其中「遮陽處」是身體與氣候的調節；「伸展筋骨上下肢運動」是避免田間作業的運動傷害。最後的和緩運動回到遮陽處整理清理工具，簡單的擦拭及肌肉拍打，休息並做本次活動的經驗分享。（搭配活動不同，三階段的時間比例可以調整）這樣一個歷程才是整套的園藝活動設計。

■正確的運動規劃建議

運動階段 相關分類	熱身（暖身）	運動 （園藝治療活動）	和緩
原則	10～15分鐘	333原則	10～15分鐘
效益及目的	避免運動傷害	有氧運動	減少運動後的酸痛
方式或類型	搭配欲做的運動作熱身，依各類運動不同。	各類運動、散步、園藝活動、田間活動。	搭配所參與的運動類別進行收功操。

備註：（1）333原則，每週3次、每次30分鐘、最大心跳達130下/分

　　　　（2）運動時產生乳酸及過氧化物及運動後酸痛等氧債，會刺激周邊神經及肌肉產生酸痛感，因此運動後的和緩運動（收功操）就非常重要。

室內型態的「園藝治療」活動，
也需要運動三階段的歷程嗎？

　　當然需要，只是方式不同。「暖身」則是融入活動情境的引導，讓個案離開原本的日常生活或病痛的情境，進入本次活動主題，融入活動、專注、體驗參與，進而達到共鳴（園藝活動的歷程：融入→體驗→共鳴→分享的歷程），「和緩」則是分享的歷程，與人互動心得分享，給予鼓勵與支持的活動結尾，才是完成整個活動的歷程。成就感與滿足感，也是提高下次活動參與意願動力。

 高齡者的運動處方及注意事項

　　經學者進行高齡者運動測試研究後發現，普遍而言體適能都有下降的趨勢，但個別差異極大，須經專業醫師檢測判定。若是有慢性病或活動力低下，最終會導至體適能下降，因此量身打造適合高齡者的運動處方對於老年健康是重要的。

■認識老年人體適能變化

休息心跳	◀┈┈▶
最大心跳	↓
最大心輸出量	↓
休息及運動中血壓	↑
最大攝氧量	↓
肌力	↓
柔軟度	↓
體脂肪	↑

■運動的持續時間：

1.運動的效益會累積，故無須連續運動，可考慮短時間但一天多次的運動方式，如一次10分鐘，一天三次，也等於一天30分鐘的運動。

2.欲提高「運動強度」前，應先增加運動持續的時間。

■運動頻率：

1.一週至少三次，且需採隔日運動。

　　參考許智欽、黃美涓　2003 所提出的「老年人之運動處方」之研究中，將其研究結果融入園藝治療概念後，整合出對照參考表格，，可以作為園藝治療師的活動設計參考，以下表格為總和對照運動（活動）建議：

■高齡者的運動型態VS園藝活動建議

學者研究結果建議	園藝治療活動建議
運動型態	參與活動建議
● 不能增加額外負擔於「下肢骨關節」	● 田間活動、造景時，不搬重物、盆栽、整地作業要避免。 ● 拔草、疏苗等作業時，可提供板凳並定時起身伸展。不適彎腰、蹲等動作者，提供「高床」替代田間作業。
● 以在平地步行運動為較佳的選擇。	● 戶外活動，以花園形式或緩坡野外。 ● 採收活動，莢果類或支架型態成長的蕃茄、菜瓜、玉米等都會是適宜步行及伸展的園藝活動。
● 可以考慮水中運動或健身房騎腳踏車。	● 準備座椅或高花台（花台搭配需考量使用者為一般、輪椅、枴杖等所需高度不同）的栽種方式。 ● 花台台面加寬，可當座椅使用，讓使用者可以坐在花台上進行作業等，都可以減輕下肢負荷。 ● 活動空間的鋪面安全、扶手欄杆、休憩設施。

■高齡者的運動強度VS園藝活動強度建議

學者研究結果建議	園藝治療活動建議
運動型態	參與活動建議
● 運動的強度選擇，以「輕度」運動開始。	● 活動避開田間活動、拔草、疏苗等作業時、不搬重物或盆栽。 ● 可進行花園或中庭等的一般管理、採集活動。 ● 提供「高床」替代田間作業。 ● 室內型態的活動為主，盆栽組合、栽培繁殖、設計、葉拓、料理等。 ● 蔬菜栽培可改為育苗盆形式，替代田間栽培。
● 促進高齡者健康的運動，僅需「中等運動」強度即可。	● 戶外活動，以花園形式，選擇戶外活動時需注意環境坡度。 ● 活動的時間與休息時間的搭配，約每30分鐘休息5～10分鐘。依活動內容進行調整。 ● 田間採收活動，莢果類或支架型態成長的蕃茄、菜瓜、玉米等都會是適宜步行及伸展的園藝活動。
● 「最大心跳」：以年齡預估的最大心跳為佳。 ● 高齡者運動處方以「最大心跳」為標準，較「保留心跳」佳。	● 活動前先進行心跳及血壓量測，並做紀錄。 ● 由於個別差異大，建議活動進行中，進行量測記錄，可以立即掌握狀況外，也可統整成個人活動的最大心跳表，提供日後活動參與參考。 ● 活動後再進行心跳及血壓量測，並做紀錄。

備註： (1)最大心跳率（MHR）＝220－年齡．保留心跳率（HRR）＝MHR－RHR
　　　 (2)注意有無服用影響心跳的藥物。

園 藝 活 動 建 議

腦血管障礙類

如腦溢血、腦栓塞等的腦血管方面的病變，會產生單側上下肢體麻痺、步行的障礙、平衡感差及體力不佳、語言障礙或是認知能力低下。對於如何協助他維持並善用健康側的機能，改善及預防其他可能病發的症候群，提供有趣的園藝活動可以協助復健或日常生活活動的參與率。(經醫師建議或參考本章節P.106之10RM的測量方式)

活動設計注意事項

對於會導致血壓上升及可能發生跌倒的活動、場地或動作要加以預防。活動的設計與場地選擇需要配合其個別的身體機能方式，例如環境調節、選擇輕量化的工具、簡單 (簡化) 的活動作業流程等，以上多方考量調整後，導入室內或室外的活動搭配皆宜。

適合的園藝活動建議

活動環境建議：遮陰環境空間如騎樓、涼棚下、有遮陰的花園、陽台、室內環境。
活動內容建議：盆栽式的各類蔬菜或植物栽種、各式盆栽組合、花藝設計、香草料理、節令食品製作或活動參與。
活動設計教案：請參考本書第四章。
適合使用的工具：壓力型噴水器、杓型粗握把的鏟子、剪刀等工具皆可。

不適合的園藝活動

1.不宜於田地進行農耕作業、整地、除草、採收等活動
2.不適合盛夏、冬季低溫、進出溫差大的空間轉換，宜選擇遮陰通風環境、室內、舒適溫室等環境，進行相關園藝活動。
3.運搬盆栽或打造花園、陽台改造等空間製作時，應採分組合作協助進行。

園 藝 活 動 建 議

骨骼、關節障礙類

骨折或變形性關節等有受限於可動關節範圍的疑慮,且有肌力較不足、疼痛等現象。因此搭配使用者個別的關節可動範圍,設計可以改善肌力不足及全身體力的耐久度提升的園藝活動為佳。(經復健科醫師建議或參考本章節P.106之10RM的測量方式,來評估適合肌耐力訓練的活動規劃)

活動設計注意事項

在治療階段、恢復過程與疼痛感等,各個階段皆須做必要的調整搭配,以考量強化沒受傷的部位為主,設計出各類可能的園藝活動。但是若是下肢障礙的對象,對於動作與活動姿勢要特別的小心注意。對於進行性關節障礙、風濕性關節炎等,會有關節變形及腫脹的疼痛,所以不要施以勞累的活動計畫。另外會導致關節變形狀況惡化的動作或關節負荷姿勢都該避免,在關節可動範圍內,可以維持筋力的負擔狀態下,並且不產生疼痛的活動,才能降低抗拒活動參與,並且提高其參與園藝活動的動機。

適合的園藝活動建議

活動環境建議:遮陰環境空間如騎樓、涼棚下、有遮陰的花園、陽台、室內環境。

活動內容建議:盆栽式的各類蔬菜或植物栽種、移植盆栽、疏苗、定植、各式盆栽組合、花藝設計、香草料理、節令食品製作或活動參與。

活動設計教案:有接續性成長或移植、扦插、播種、一二年草本類生則是採收種子等延續生命的植物或活動尤佳。請參考本書第四章。

適合使用的工具:壓力型噴水器、杓型粗握把的鏟子、剪刀等工具皆可。

不適合的園藝活動

1.不宜於田地進行農耕作業、整地、除草、採收等活動。
2.不適合盛夏、冬季低溫、進出溫差大的空間轉換,宜選擇遮陰通風環境、室內、舒適溫室等環境,進行相關園藝活動。
3.避免運搬盆栽或打造花園、陽台改造等活動設計。

園 藝 活 動 建 議

神經性及筋肉方面的疾病

　　肌肉萎縮的患者，肌力的耐久力低下，上肢及下肢、軀幹的運動，甚至是步行都會出現障礙，另外，帕金森症者應該多參與活動，增加活力的動作或運動，否則可能會有出現調節障礙、意志不清、癡呆症等的症狀。（經復健科醫師建議或參考本章節P.106之10RM的測量方式，來評估適合肌耐力訓練的活動規劃）

活動設計注意事項

　　設計的活動要考量，其上下肢及體幹等的關節可動範圍、肌力、耐力、平衡感的維持以外，引發參與活動動機趣味度及感受到「我其實可以」、「原來我也還是OK」的自我價值，是活動非常重要的意義。當然活動進行的場域也要搭配使用者的體力狀況調整作業環境，例如溫度及日照、風速等，不可有過度的疲勞感，要注意必要時隨時進行活動調整，對於防範跌倒等危險務必注意。

適合的園藝活動建議

活動環境建議：遮陰環境空間，如騎樓、涼棚下、有遮陰的花園、陽台、室內環境。

活動內容建議：盆栽式的各類蔬菜或植物栽種、移植3吋盆以上的盆栽、中型盆栽組合、花藝設計、香草料理、節令食品製作或活動參與。

活動設計教案：有提醒季節時令的活動尤佳。請參考本書第四章。

適合使用的工具：壓力型噴水器、杓型粗握把的鏟子。若需要使用刀、剪類時由助理或志工協助。

個別注意事項：1.以小團體活動為主，因應個案狀況必要時醫護人員陪同。
2.活動時，請家人或平日照護者陪同。

不適合的園藝活動

1.不宜於田地進行農耕作業、整地、除草、採收等活動。
2.不適合盛夏、冬季低溫、進出溫差大的空間轉換，宜選擇遮陰通風環境、室內、舒適溫室等環境，進行相關園藝活動。
3.避免運搬盆栽或打造花園、陽台改造等活動設計。
4.初期不設計精細型、設計性或難度高的活動，如編織、串珠、書法、細緻彩繪型的貼畫、繁複的花藝作品（盆花、花束）。

園 藝 活 動 建 議

脊椎病患

　　脊髓損傷或頸椎神經根病變的病患，損害的部分可能會是四肢麻痺等，依個別程度有差異。上肢、下肢、體幹的運動障礙、肌力低下、平衡能力及耐久力低下甚至是出現感覺障礙。障礙的身體，尚好的身體機能部分的維持及改善並預防失用症候群。分派其做可以達到目的的趣味園藝活動。（經復健科醫師建議或參考本章節P.106之10RM的測量方式，來評估適合肌耐力訓練的活動規劃）

活動設計注意事項

　　活動時要依個別體能差異來安排活動場地環境調整、活動所需的必要能力與工具。針對感覺神經比較遲鈍或麻、痺等知覺異常者，對於剪刀、刀子等銳利的工具或其它具有危險可能的道具導致外傷可能性高，或廚房活動、暖爐、打火機等，都要特別注意小心避免危險。

　　適合的園藝活動建議

活動環境建議：遮陰環境空間，如騎樓、涼棚下、有遮陰的花園、陽台、室內環境。
活動內容建議：盆栽式的各類蔬菜或植物栽種、移植盆栽、疏苗、定植、各式盆栽組
　　　　　　　　合、花藝設計、香草料理、節令食品製作或活動參與。
活動設計教案：請參考本書第四章。
適合使用的工具：初期安排輕量化的工具，由助理或志工可以給予必要的協助。
個別注意事項：1.以小團體活動為主，因應個案狀況必要時醫護人員陪同。
　　　　　　　　2.活動時，請家人或平日照護者陪同。

　　不適合的園藝活動

1.不宜於田地進行農耕作業、整地、除草、採收等活動。
2.不適合盛夏、冬季低溫、進出溫差大的空間轉換，宜選擇遮陰通風環境、室內、舒適溫室等環境，進行相關園藝活動。
3.避免運搬盆栽或打造花園、陽台改造等活動設計。
4.初期不設計精細型的活動，如編織、串珠、書法、細緻彩繪型的貼畫。若為香草或料理體驗活動時，志工或助理可以協助部分有安全顧慮的作業，如切物的作業或烤箱使用等。

園 藝 活 動 建 議

呼吸循環性疾病患者

　　心臟方面的病患，容易有心悸、呼吸不順、勞累感出現。因此為了提升心肺機能的復甦、呼吸及全身的體力持久的改善是活動設計時重要的考量，活動前的暖身舒展活動，具有增加心肺功能的效益。（經醫師建議或參考本章節P.106之10RM的測量方式）

活動設計注意事項

　　活動時，不宜搬重物、舒適的環境微氣候條件、活動中適度的休息，心律不整或氣喘狀況者，要注意會誘發發病的環境或物質，例如花粉、氣候、溫度等，盡量設計可在室內進行並無誘發發病原的活動。

適合的園藝活動建議

活動環境建議：遮陰環境空間，如騎樓、涼棚下、有遮陰的花園、陽台、室內環境。

活動內容建議：盆栽式的各類蔬菜或植物栽種、移植盆栽、疏苗、定植、各式盆栽組合、花藝設計、香草料理、節令食品製作或活動參與。

活動設計教案：有設計花藝設計相關活動時，要注意避開花粉多、香氣過於濃郁、盛開的花類，如菊花、向日葵、綉線菊、夜來香、深色百合等。但葉類的嗅覺體驗很適合。 請參考本書第四章。

適合使用的工具：壓力型噴水器杓型粗握把的鏟子、刀、剪刀類皆可。

個別注意事項：以小團體活動為主，因應個案狀況必要時醫護人員陪同。

不適合的園藝活動

1. 初期不宜於田地進行農耕作業、整地、除草、採收等活動。
2. 不適合盛夏、冬季低溫、進出溫差大的空間轉換，宜選擇遮陰通風環境、室內、舒適溫室等環境，進行相關園藝活動。
3. 避免運搬盆栽，可參與團體的打造花園、陽台改造等活動設計。
4. 以小團體活動為主，因應個案狀況必要時醫護人員陪同。

園藝治療
如何應用在身心醫學科

「嘗試整合身心靈，關懷自我與人我關係的醫學」就是身心醫學科的宗旨。無論是先天或後天疾病後產生的身心疾病，或在成長歷程中遇到困境，協助個案在療癒的過程中，建立安全、歸屬的感受，慢慢地看見自己的能力、建立自信與自尊，讓個案在人我的環境中體驗自己、照顧自己、感受生命。這一條艱辛漫長的道路，是身心醫學領域的專家們努力的方向，也需要個案自己、家人以及社會，給予了解、支持與協助。此外，在擾嚷、複雜的現在社會中，讓自己能夠回歸自身，學習喚醒並善用「自我療癒」系統，幫助自己與他人及大自然和諧地相互依存，安住於單純、開放的生命，欣賞生命的豐盛與完整，更是現代人需要學習的課程。

鄭存琪醫師很樂見身心醫學與園藝治療合作的可行性。園藝或農藝的多元活動，在精神科慢性或日間病房的復健精神醫學裡，已經行之有年，不僅作為協助個案身心功能復健的活動，也是啟動「自我療癒」機制的一個可能選項。

因為無論是植物的根、莖、葉、花、果實、種子或其成長歷程，均可發現各種不同的象徵、隱喻，以及「以生命照顧生命」、「以生命呼應生命」的豐富內涵。

在栽種植物的過程中，我們需要給予適當的照顧，同時也期待它的成長回饋，而人生不也在學習「珍惜生命」、「學習等待」嗎？

而園藝活動提供了「融入→體驗→共鳴→分享」的歷程，案主透過參與自然環境或植物的相關活動，體驗並感受生命與生命之間的對話，進而產生共鳴、將生命的智慧內化於自身，在活動中自然地達到療癒的效益。

與醫師對談

台中慈濟醫院身心醫學科主治醫師
鄭存琪醫師

科別：身心醫學科
現職：台中慈濟醫院身心醫學科主治醫師
專業領域：
1.成人精神醫學（失眠、焦慮症、心身症狀、憂鬱症、 躁鬱症、精神分裂症、器質性精神病、酒癮）
2.心理治療
3.照會精神醫學
4.老人精神醫學

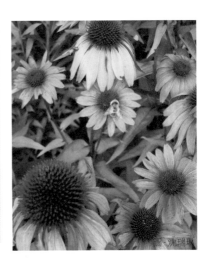
圖‧沈瑞琳

園藝活動對於身心醫學方面的患者是否有幫助？

運動可以為腦部帶來三種神經傳導物質。其中「血清素」，對於情緒、衝動行為、生氣和侵略行為都有影響，而「百憂解」就是血清素藥物，其用來修正失控的腦部運動，改善憂鬱症、焦慮症及強迫症的症狀。「多巴胺」則是學習、滿足、注意力及動作神經傳導物質，其在腦部不同區域扮演不同角色，用在抑制注意力缺失過動症藥物「利他能」，就是刺激多巴胺的分泌達到效果。「正腎上腺素」則是最早被用來解決情緒問題的神經傳導物質，對於增強注意力、動機、警覺心和喚醒意識等功能。

園藝相關活動非常多元，無論是室內活動、田間活動、花園打造或是野外體驗、戶外健行採集活動等都具有「運動」的效益，因此對於神經傳導元的刺激分泌都具有可期待的效益，持續且有規劃的園藝活動計畫設計是具有治療與正向心理提升。腦部是一個精密又複雜的迴路，與其單靠藥物刺激倒不如加入運動、活動來協助，自主的活動也可以自主感覺良好。

 誰是園藝治療活動的主角？配角？

在園藝治療中，治療師需清楚的知道：真正的主角是「案主」與「植物」，活動本身與治療師都是配角。創造一個安全、可親的環境，協助個案與植物連結，是治療師的責任。而有意義或簡潔清楚的活動設計，其效益遠勝過繁複、理解難度高的活動設計。

美國心理學家卡爾.羅格斯 (Carl Rogers) 曾提過：「提供適當的心靈沃土，讓個人的成長重新啟動；而這塊沃土就是治療關係」。在園藝治療中，治療關係包含了：個案、植物與治療師。在個案與植物連結、互動之後，慢慢在過程中學習接納、觀察、選擇做或不做、如何做、承擔責任、放下等生命議題，學習讓自己為自己的生命負責，「成為自己的治療師」。

 園藝治療師需事前確認案主的病程階段嗎？

治療師需瞭解個案的疾病、目前處於病程中的哪一個階段、有哪些功能限制、個案的身心需求與專長、擅長處、興趣，來分辨是否適宜進行「園藝治療」活動、以及作為活動設計判斷的基礎。

有不適合進行「園藝治療」的身心醫學科病患嗎？

　　因考量園藝活動中，也許會運用到對特定個案而言，具有危險性的工具或情境。以下三類患者暫不適合 。

1.意識不清楚。如譫妄的個案不合適。

2.處於急性精神病態的精神分裂症、躁鬱症、重度憂鬱症個案不合適。

3.因精神疾病影響而有自傷、傷人危險的個案。

 在身心醫學領域中，個案是否一定需要藥物治療？

■藥物治療為主，支持性療法為輔

個案狀態	病名
與體質或身體狀態有關	精神分裂症、躁鬱症、重度憂鬱症的急性發作期

■可藉助心理或其他療法，不一定必須使用藥物

個案狀態	病名
心理或壓力狀態較有關	適應障礙、輕度精神疾患的病程朝向改善、復原的方向進展，可以自己運用方法來自我調適。

備註：

如果在進行園藝治療時，個案同時有併用藥物的話，治療師需要對藥物的作用、副作用（如：鎮靜、嗜睡、肢體僵硬、焦慮）、對個案可能造成的限制與影響，有一定程度的了解，在課程設計之初即需納入評估與考量，避免因藥物副作用造成活動時的危險、或減消活動對個案的協助。

醫師的貼心叮嚀

鄭存琪醫師給園藝治療師們貼心叮嚀

　　創造一個安全、可親的環境，考量個案的狀況與治療目標，讓操作步驟明確、簡化、容易上手，讓個案能夠享受園藝治療活動的樂趣，給予正向鼓勵，盡量讓個案自己做。在園藝治療裡，真正的治療者是「植物」，它們以自己的生命特質與生命力，來與個案的生命共鳴、呼應。因此，治療師需鼓勵個案自己操作，與植物做連結，以感受植物的療癒力。

　　對治療師而言，瞭解個案心理狀態、內在需求與發展階段，對於園藝治療的活動設計與陪伴過程的方式，將會有很大的助益。以下的活動設計，也嘗試以不同的需求狀況，給予規劃參考與建議。

 園藝治療師面對身心醫學科的個案時，該如何著手活動設計？

　　除了從疾病與個案功能的角度來考量活動的設計之外，鄭醫師建議，可以人本心理學家馬斯洛 (Maslow) 於1943年所提出的「自我實現理論（self-actualization theory）」為參考架構，瞭解個案在「自我實現」的發展歷程中，主要處於何種階段，可能有哪些主要的心理需求，來協助當事人自我了解與作為生活中選擇的參考。由於「內在需要」可能會影響個人內心「關注的焦點與行為的動機」，當越基本的需要得到滿足之後，可能朝向較高層次的心理需求發展；當高一級的需求得到滿足後，面對低一級的需求將有較好的調適能力。

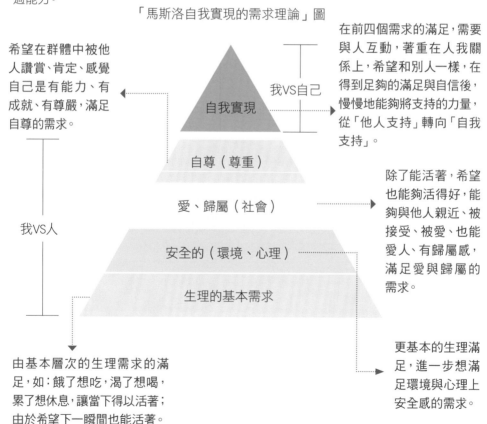

「馬斯洛自我實現的需求理論」圖

希望在群體中被他人讚賞、肯定、感覺自己是有能力、有成就、有尊嚴，滿足自尊的需求。

在前四個需求的滿足，需要與人互動，著重在人我關係上，希望和別人一樣，在得到足夠的滿足與自信後，慢慢地能夠將支持的力量，從「他人支持」轉向「自我支持」。

我VS自己

自我實現

自尊（尊重）

愛、歸屬（社會）

安全的（環境、心理）

生理的基本需求

我VS人

除了能活著，希望也能夠活得好，能夠與他人親近、被接受、被愛、也能愛人、有歸屬感，滿足愛與歸屬的需求。

由基本層次的生理需求的滿足，如：餓了想吃，渴了想喝，累了想休息，讓當下得以活著；由於希望下一瞬間也能活著。

更基本的生理滿足，進一步想滿足環境與心理上安全感的需求。

園 藝 活 動 建 議

「安全感」的提供

對於缺乏「安全感」的個案（如：精神分裂症），給予安全、接納、不批判與支持的環境力量，將會產生助益。在園藝活動中規劃安全的環境，讓個案感受植物的輕柔與綠意，會給個案帶來「安全」的感受，而園藝治療師在活動中的陪伴，將帶來支持的力量。

活動設計注意事項

園藝活動場地需安排在單純的空間，如：教室、分區的花園或農地。避免在規劃複雜空間（不同團體同時使用一個開放空間，且間距很小互相干擾）或閒雜人進出頻繁的空間，因繁雜、不確定性及變動性高的環境，可能會讓個案覺得沒有安全感而無法放鬆。性質類似的活動盡量安排在同一個教室或空間、安排同樣的治療師，也是提高安全感的方式。此外，活動、器具等安排，均需以安全性為優先考量，確認安全無虞後接下來才是設計活動主題與內容。

適合的園藝活動建議

活動環境建議：盡可能使用相同或熟悉的場域活動。單一教室、獨立空間的花園、專區的農地。

活動內容建議：播種時選取成功率較高的類別、盆栽式的各類蔬菜或植物栽種、各式盆栽組合、花藝設計、香草料理、節令感的食品製作或活動參與。避開有刺、有汁液的植物類別。是否為一對一活動、團體活動，可以先透過個人活動意願表或主治醫師的建議。

活動設計教案：請參考本書第四章。

適合使用的工具：非治療病程時，工具皆可。治療病程時需先與主治醫師溝通，其個別注意事項。

不適合的園藝活動

1. 不適合盛夏、冬季低溫、進出溫差大的空間轉換，宜選擇遮陰通風環境、室內、舒適溫室等環境，進行相關園藝活動。

2. 初期不一定設計獨自完成作品的活動。初期不安排活動量太大的活動，如田間活動，若小空間的花園打造、陽台改造等空間製作時，應採分組合作協助進行。

3. 初期不宜安排野外取材活動，陌生極可能有危險的環境不宜。

園 藝 活 動 建 議

「愛與歸屬感」的提供

對於缺乏「愛與歸屬感」的個案（例如躁鬱症），提供一個可以讓個案照顧、疼愛的對象，藉由照顧植物的成長歷程，付出愛與關懷，並與植物的連結與互動過程中，將自己的情感投射於植物上，感受到「愛與被愛」、「疼惜與被疼惜」的感受、「被需要」的責任感、歸屬感與成就感。或是藉由活動中與他人連結、互動，讓個案感受到同伴之間的相互陪伴、支持。這樣的園藝活動對個案而言，是有效益的。

活動設計注意事項

選擇容易存活、容易栽種照顧、成長速度較快的植物。可以著重於植栽照護相關的活動，如果體能狀況允許，田間活動或庭園管理分派等，都可以讓個案在照護的過程與植物的成長回饋產生共鳴。

園產品加工類的活動也很適合，這類破壞再整合成可用的作品，或加工製即可提高附加價值的作品，都有正向鼓勵的意涵皆適合。例如：麵包、糕餅烘焙等，過程中揉麵團也是一種情緒的出口，而且烘焙活動需要給予正確的發酵時間、明確的劑量，才能成就那一口口幸福的滋味（過猶不及、自我掌握），投射的情緒體悟及與他人分享成品的成就感，對於社交關係提升也有正面助益。

適合的園藝活動建議

活動環境建議：盡可能在使用相同或熟悉的場域活動。單一教室、獨立空間的花園、專區的農地。

活動內容建議：田間活動中整地、除草、施肥、採收這類活動也很適合。盆栽式的各類蔬菜或植物栽種、各式盆栽組合、花藝設計、香草料理、節令感食品製作或活動參與、戶外動植物觀察體驗。避開有刺、有汁液植物。活動採以團體型態的工作坊為主。

活動設計教案：請參考本書第四章。

適合使用的工具：非治療病程時，工具皆可。

不適合的園藝活動

1. 不適合盛夏、冬季低溫、進出溫差大的空間轉換，宜選擇遮陰通風環境、室內、舒適溫室等環境，進行相關園藝活動。

2. 初期不安排高專業技術性的活動，以漸進式培養自信心。若小空間的花園打造、陽台改造等空間製作時，應採分組合作協助進行，並且給予分區管理的責任分配。

園 藝 活 動 建 議

悲傷療癒

　　每個人在生命歷程中，都會經歷不同的「失落」所產生的傷痛，如：寵物離開、親友離散、家人過世、失戀、失業、失婚、意外傷害、身體功能的喪失…等失落的悲傷或驟變，因此學習面對悲傷、與悲傷共處，進而從悲傷中瞭解在這一期的生命中，「只有使用權，沒有所有權」，瞭解失落對於自己的意義、珍惜目前所擁有的當下、善用生命，是每個人都要學習的療癒課題。

悲傷療癒的歷程

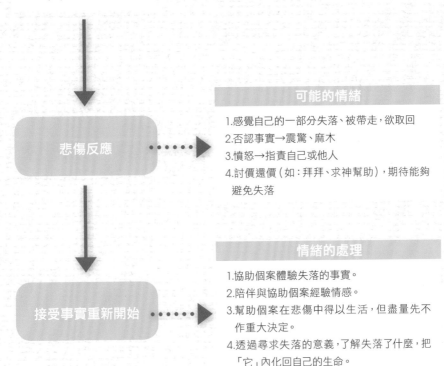

失去、失落

悲傷反應

可能的情緒

1.感覺自己的一部分失落、被帶走，欲取回
2.否認事實→震驚、麻木
3.憤怒→指責自己或他人
4.討價還價（如：拜拜、求神幫助），期待能夠避免失落

接受事實重新開始

情緒的處理

1.協助個案體驗失落的事實。
2.陪伴與協助個案經驗情感。
3.幫助個案在悲傷中得以生活，但盡量先不作重大決定。
4.透過尋求失落的意義，了解失落了什麼，把「它」內化回自己的生命。

　　由於植物與人一樣，都具有「死亡－重生」、「茂盛－衰敗」的自然生命週期，從果實到種子，種子到新芽，又有「生命傳承、延續」的意涵，在看似失落、消逝的表象下，透露著潛藏無盡的生命力量與希望，因此，在植物的象徵與隱喻之下，園藝治療應可為悲傷療癒盡一份心力。

園 藝 活 動 建 議

園藝治療在悲傷療癒中可能的協助：以癌末或安寧療護為例

　　癌末或安寧療護的個案，在身心狀態允許的範圍內，可運用盆栽照顧、以園藝或藝術治療的素材來做生命回顧、給予自己與家屬祝福等的活動，作為心理上的「整合與回歸」，對於個案而言，將生命具象化、創作成作品，甚至傳承下去，會有充實、滿足、喜悅的感覺。對於家屬而言，由於這些盆栽與活動，曾被個案照顧過、或成為象徵個案的代表物，將特別具有意義。

　　生命末期時，個案將親手栽種植物（或其種子或其它繁殖法，可延續盆栽）留給家人，讓家人繼續照顧或繁衍植物，可有「傳承生命與愛」的象徵意義，與家屬悲傷時，作為情緒抒發、承接的生命物件。

活動設計注意事項

　　舉辦種子盆栽、分株繁殖、扦插繁殖等活動，具有生命連結、傳承的意涵，讓參與者與植物自然對話，無論是採取課程模式或工作坊的方式，皆可透過活動後的團體分享，傳達與接收到他人的悲傷感受、與活動操作中的體驗，讓病人或家屬覺得自己並不孤單，了解「雖然物質的表相有聚散、死生，但是內心的愛與祝福，卻是可以不斷延續」。

適合的園藝活動建議

活動環境建議：單一教室、獨立空間的花園、專區的農地、戶外自然環境觀察體驗。
活動內容建議：無論田間活動中整地、除草、施肥、採收這類活動都很適合。盆栽式
　　　　　　　　的各類蔬菜或植物栽種、各式盆栽組合、花藝設計、香草料理、節令
　　　　　　　　食品製作或活動參與。避開有刺、有汁液植物。活動採以團體型態的
　　　　　　　　工作坊互動佳。
活動設計教案：請參考本書第四章。
適合使用的工具：工具皆可。

不適合的園藝活動

1.不適合盛夏、冬季低溫、進出溫差大的空間轉換，宜選擇遮陰通風環境、室內、舒適
　溫室等環境，進行相關園藝活動。

如何從栽種過程的錯誤中，作正向連結反省，並成為正向鼓舞能量？

其實藉由個案照顧植物生長的方法，即可反映出照顧者的內在性格。

在植物成長中，陽光、空氣、水分、養分、土壤等，都是不可或缺的基本元素，但隨著不同植物的類別、個別的特質、與處於不同的生長階段，它所需求的比例各有不同。

如果提供過量的「水」會導致植物爛根，過量的「肥料」會導致植物肥害，過的「陽光」會導至日燒病…；其中，提供過量的「水、肥料、陽光」相似於給予自己或他人過度的「愛」，這些「過度的愛、溺愛」，都可能成為負擔，不但無法幫助一個人健全地成長，反而會傷害他，甚至讓人無法承受。

有人說，為了讓樹木的根能夠紮得深遠、未來能夠長的穩固、不輕易被大風吹倒，水分的提供需適可而止，讓樹木既不會乾枯死亡，又能為了找地下水源，廣泛地延展根的生長、深入土地、增加抓地力。

同理，在扮演照顧者的角色時，了解對方的特質、拿捏對方的需求、以平衡為原則、以鼓舞對方能夠展現自己內在力量與潛能為目標。這是在照顧植物的過程中，可以學習到反觀自省、自我調適的人生課題。

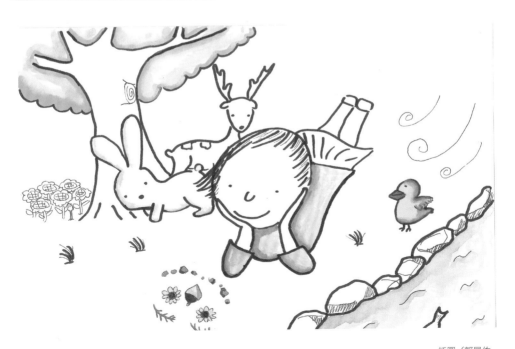

插圖／郭展佑

chapter 3 園藝治療
如何應用在高齡者的照護

　　學齡時代為了儲備知識能量努力學習求取新知，畢業後將所學專業貢獻工作領域，並且不斷的參與在職教育，當正直青壯年時期，為了理想、家庭、事業而打拼，總是想著「等我退休後…」有好多計畫等著退休時自由的時間時要做，有許多人一步步順利完成計畫，但有人等到「時間自由」了，卻得面對其它的不自由因素。我最常聽到的是「當我退休後要買一塊地，搬去山上（鄉下住）…」，這真的是一個許多人共同的夢想。

　　所以「城市農園」、「城市農夫」、「自給自主」…的新生活模式陸續出現，但對於高齡者離城市而居有利也有弊，因為醫療資源考量、行動的可及性、社交關係等都會是憂慮點。

　　相信每位努力打拼認真過生活的人都期待一個幸福、安適的晚年生活。在這高齡化、少子化的世代環境下，如果將這個期待託付在子女身上，也可能是他們的負擔，或者一同居住但子女也因為事業忙碌可陪伴的時間極少，讓老年生活總是在「等待大家下課、下班」中度過，有可能讓自己的老年退休生活鬱鬱寡歡。

　　所以「健康養生村」成了全球的重要產業，因為它可以為高齡者、獨居者帶來幸福、安適的老年生活，在這不是數饅頭等待歲月的退去，而是豐富學習、參與活動的樂活退休生活！2010年六月初我親自造訪，日本九州福岡的西野醫院，這包含復健醫院、一日服務、養生村（分需要照護棟、獨立生活棟），在這的一天我深刻的感受到老年生活的豐富與幸福感。

與醫師對談　日本北九州西野醫院院長 西野 憲史醫師

現職：醫療法人ふらて會　理事長
社會福祉法人ふらて福祉會　理事長
西野醫院　院長
特定非營利活動法人　生きがい創造塾（失智症預防教室）　理事長
日本体育協　認定スポーツドクター　運動醫師
日本認知症予防研究　理事
日本プライマリ・ケア（初級護理）　審查講師
アメリカ（美國）園芸療法協　認定園芸療法士
労働衛生コンサルタント　顧問醫師
專業領域：
循環器官／動脈硬化預防醫學、高齡者預防醫學加齡予防
創造健康科學、復健科

西野憲史　K. Nishino M.D.

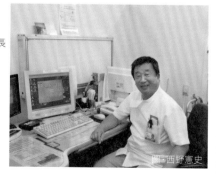
圖‧西野憲史

🌿 高齡者的老年生活該如何過才健康？

在沒有疾病影響的情況下，身體功能會隨著年齡增加而退化，但是自然老化卻不至於影響個人獨立執行日常生活活動的能力。事實上我們認為可能是老化的症狀，卻是疾病的表現，甚至可能是疾病早期的唯一表現徵兆。並且老年人一個症狀，可能並非由單一因素，而是由多個原因所造成的，再加上老年人的疾病常合併有許多其他方面（如心智與社會方面）的問題。因此「周全性的老年醫學評估」（comprehensive geriatric assessment，簡稱CGA）就顯得重要，這個評估全面而詳盡找出老人潛在的所有問題，超越傳統上醫學僅針對疾病方面的評估，而需包括心智、情感、功能、社會、經濟、環境、以及心靈方面的評估。

🌿 身體機能的低下與非藥物療法的意義

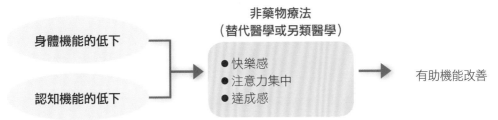

高齡者在面對不可知且無法掌握的未來、身體的不自由度增加、經濟的限制或來源縮減、失去老伴、身邊的友人或親戚死亡的高頻率，甚至是身體的病痛等，這許多內外在環境，都是影響老年生活的因素，所以高齡者會有著不安全感與未知感，如何讓他們可以安適的享受晚年生活？西野醫師說：『舉凡學習體驗以前沒有的生活經驗、提高活動的意欲、陪伴的安全感、社交關係的培養、安全的生活環境、回憶過去的生活經驗等，都是可能延緩他們的老化，並保持愉悅的心情。』

所以養生村不再只是提供三餐、醫療諮詢、復健、看護等這些基本的需求而已，而是在基本的條件外，提供定期、節令性且具有趣味、達成目標的活動企畫，舉凡園藝相關的整地、播種、栽種、壓花、插花、盆栽組合、料理、醃製，或是書法、畫畫、串珠、拼布、卡拉OK、森林漫步、下棋、打麻將、喝下午茶、閱讀、節令活動等，可搭配個人條件可及性自由選擇的活動，採自由選擇很重要，規定的、制式化的方式就不恰當。

🌿 導致高齡者的生活低下成因

隨著年齡增加，日常生活的動作將會發生變化。

● 身體機能、經濟能力受到限制　　　● 身體活動力低下
● 與社會的關係及聯繫減少　　　　　● 精神活動力低下　　　　意志消沈
● 活躍的場域減少　　　　　　　　　● 社交能力低下

　　西野醫師：「讓高齡者"動起來"產生愉悅的因子是一件重要的事，無論是身體的活動還是腦部的活動，都是有益且維持身體機能、延緩老化的方式。」另外，透過活動參與過程也是社交關係發展的第一步，例如園藝活動中的栽種成果，無論是蔬菜、花卉、果實，都會給人成長的生命期待與認識生命的真諦，也可以透過分享成果得到成就感與社交關係的提升，當然栽種過程的除草、疏苗、扦插、澆水、修剪這些都有助於身體肌肉的活動，另外植物的季節性提供了"季節感"，是高齡者需要的刺激（提醒），所以單單園藝活動就提供五官六感的活絡，因此園藝療法在於高齡者的活動規劃中是很具效益的。

🌿高齡者的健康生活法則 ～「情緒」決定未來

但園藝治療師對於栽種的技巧、植栽種類選擇、室內外屬性、土壤條件給水條件等需給予正確的知識與示範，並且正確且詳實的說明其植物的成長週期，否則一再地失敗經驗，產生的挫折感將會是園藝治療失敗的成因。西野醫師：「提供高齡者的相關身體機能、心理環境介紹與分析，提供園藝治療師在規劃前對高齡者的了解與認識參考，有益於園藝活動的規劃。」西野醫師以圖表的方式，提供了「高齡者的健康生活法則」、「導致高齡者的生活低下成因」、「身體機能的低下與非藥物療法的意義」、「創造屬於個人的生活模式」等四個圖說來讓大家認識高齡者，有助園藝治療師對高齡者的認識。

🌿創造屬於個人的生活模式

園藝治療❶如何應用在高齡者的照護

🌿 西野醫師針對失智症研究的 Q & A

 單一實驗（研究）時間多久？建議預防失智症的年齡何時開始？

針對單一實驗個案研究時間為期兩年。
首先是因疾病所產生的失智需預防，此類對象無關年齡。
另外建議一般無疾病者，針對失智症的預防保健最好從50歲就開始。

 在研究中您建議的活動規劃重點：

1. 以可以帶來愉悅感的知識活動最有效（目的、達成成就感、動機）。
2. 進行有氧運動是有效的。
3.「主題性的談話會」，對於團體彼此間的社交關係交流是很重要的活動。
4. 記錄活動的筆記本，對於幫助記憶及反覆回憶活動事宜是有效的。

 施以活動後，改善的可能性如何？

輕度患者，有改善甚至恢復的可能。
重度患者，則是會較為安定、安穩。

 BAT「腦部活化」治療的意義為何？

1. 製作作品時，會因為思考「該如何創作？」因此透過想像、思考等來判斷或思考作品，也集中了注意力。開始製作～完成作品，腦部會因此不斷的反覆運作，因此達到有效的腦部活化效能。
2. 製作的歷程，會產生強烈的達成感與正面積極性的意念。而生活中即是創造這樣的知覺感受。
3. 腦部活化透過反覆的注意力、集中訓練，而如何提高興趣？帶來正面積極性的意念是有難度的。

園藝治療用於「腦部活化治療」（Brain Actavating Therapy）的效益為何？

進行園藝治療相關的效益有許多，例如：
◆「回憶」：施以節令性的民俗活動，對於喚醒過去生活的記憶是很有效的。
◆五感刺激：透過活動中的五感刺激，有利於刺激認知機能的活化。

 在施以園藝相關活動的BAT「腦部活化」治療，有何重要發現？

1. 輕度失智症的高齡者進行非藥物活動，其中的70%回復正常的認知能力，記憶力完全恢復，另外注意力在個人區域中。
2. 其中活動的內容，感到快樂的知識學習活動、有氧運動以及交流會（談話會、討論會）。
3. 在高齡者認知症好發年代，來自MCI關連的研究成果，有效降低高齡者發生失智症，可以降低社會成本因此也具有經濟面的效果。

 可否提供一份針對高齡者所執行過的一日活動計畫？

西野醫院的高齡者一日活動規劃

時間	內容
10:00	集合、開始 ◆講義問題（一小時）百的質量計算、成語縱橫字謎、漢字縱橫字謎、大家來找碴（尋找圖、文章錯誤）、記憶考驗（圖、單字）、俳句等。 ◆料理活動（作點心、麵包）◆王牌遊戲◆撲克牌
11:00	◆運動40分鐘 ★室內運動 ●直線跑步10分鐘 ●拉筋伸展10分鐘 ●韻律體操10分鐘 ★戶外運動 散步
12:00	午餐、餐後收拾工作
12:40	◆看電視、遊戲15分鐘 ◆連絡事項說明、聊天、發放講義等
13:00	◆趣味活動90分鐘 ★陶藝、紙黏土★明信片彩繪、顏色塗鴉★園藝★壓花★剪紙★書道★拼布 ★編織籃子★串珠
14:30	◆製作個人學習日記 （手寫記錄及活動中的紀錄相片，圖與文字的搭配，幫助記憶或回憶學習的內容）
15:00	結束、解散
其它	◆一天的戶外活動（參觀美術館、博物館、爬山健行） ◆聊天會（在戶外辦理）

高齡者認知及憂鬱症參考量表

高齡者憂鬱症評估量表（簡式版）

量表使用方法說明：

方法一：在檢測前，可先詢問「你覺得難過或沮喪嗎？」做為開端，如果受檢者的回答是肯定的，
　　　　方需要做量表測試檢查。

方法二：Short form Geriatric Depression Scale (15items or 5 items)可以選擇15or5題的方式測
　　　　量。（衡量檢測時間或搭配受測者）

老年人精神抑鬱量表（Short form Geriatric Depression Scale）
在以下問題圈出「是」或「否」作為您的答案（以過去二星期為回答基準）

		1	0
*1.	**大致上，您對您的生活滿意嗎？**	是	否
2.	您是否減少許多活動和嗜好？	是	否
3.	您是否覺得大部份的人都比自己幸福？	是	否
*4.	**您是否常常感到厭煩？**	是	否
5.	您是否大部份時間精神都很好？	是	否
6.	您是否會害怕可能會有不幸的事情發生在您身上嗎？	是	否
7.	您是否覺得自己比其它人有較多記憶的問題？	是	否
*8.	**您是否常常感到無論做什麼事，都沒有用的無力感？**	是	否
9.	您是否覺得現在「還能活著」是很好的事嗎？	是	否
*10.	**您是否感覺您現在活得很沒有價值？**	是	否
11.	您是否覺得生活很空虛？	是	否
*12.	**您是否比較喜歡待在家裡，比較不喜歡出門、不喜歡做新的事？**	是	否
13.	您是否覺得精力充沛？	是	否
14.	您是否覺得您現在的處境沒有希望？	是	否
15.	您是否感到快樂，在大部份的時間裡？	是	否

總分 ＿＿＿＿＿＿

分數說明：

◆ 15題式的老年人精神抑鬱量表：
　　5分或以下=正常；5〜10分=極可能憂鬱症；10分以上=憂鬱症

◆ 簡易五題式量測量表
　　0〜1分=正常；2分或以上=憂鬱症

（Sheikh JI, Yesavage JA:Geriatric Depression Scale（GDS):recent evidence and development of a shorter version. Clin Gerontol 1986;5:165-72)

簡易心智狀態問卷（SPMSQ）

姓　　名：＿＿＿＿＿＿＿＿＿＿＿＿＿　　日　　期：＿＿＿＿＿＿＿

基本資料：性別：□ 男　□ 女

教育程度：□小學　□國中　□高中　□高中以上

進行方式：依下表所列的問題，詢問並將結果紀錄下來，且紀錄答錯的問題

基分數	題目
＿＿ 1分	1. 現在是幾年？ 現在是幾月？ 現在是幾日？ 現在是幾時？（全都對才算分。）
＿＿ 1分	2. 今天是星期幾？
＿＿ 1分	3. 您現在身在何處？
＿＿ 1分	4. 您家裡的電話或地址？
＿＿ 1分	5. 您今年幾歲？
＿＿ 1分	6. 您的出生年月日或生肖？
＿＿ 1分	7. 現任總統是誰？
＿＿ 1分	8. 前任總統是誰？
＿＿ 1分	9. 您的母親姓氏為何？
＿＿ 1分	10. 請從20開始減3，共減五次，每減一次請回答是多少？

$$20-3 = \quad （17）$$
$$17-3 = \quad （14）$$
$$14-3 = \quad （11）$$
$$11-3 = \quad （8）$$
$$8-3 = \quad （5）$$

（全都對才算分）

總分 ＿＿＿＿＿＿　　**分數說明：**

◎10至8分表認知功能完整　　◎7至6分表輕度認知功能損傷

◎5至3分表中度認知功能損傷　　◎2至0分表重度認知功能損傷

　　依教育程度略有差異，若教育程度為小學，可多錯一題；高中以上程度，則需少錯一題。如果三題以上（含），請前往各大醫院神經科或精神科，做進一步的失智症檢查。及早發現，及早治療，可減緩失智症繼續惡化。

備註：早期使用的量表為MMSE，SPMSQ是簡便的評估方法是由Pfeiffer所發展出的Short Portable Mental Status Questionnaire。SPMSQ較MMSE簡短、易記、易使用、且不需任何輔助器具。其敏感度約在50%-82%之間，特異性約在90%。

園藝活動建議

失智症

失智症並不是單一項疾病,也非專屬老人的疾病,是一群症狀的組合(症候群)。症狀主要是以記憶力、定向力、判斷力、計算力、抽象思考力、注意力、語言等認知功能障礙為主,同時可能出現干擾行為、個性改變、妄想或幻覺等症狀。基本的初步病徵判定「記憶障礙」、「障礙」、「判斷力低下」認知障礙症初期症狀可以發現,有這些症狀會導致社會生活困難,嚴重程度足以影響其人際關係及工作能力。

因為高齡退化而導致的失智症,會有運動能力低下、肌力低下、認知能力問題及意識不清等狀況。給予肌力與耐力的維持、促進新陳代謝、生活節奏的刺激,分派有目的的園藝活動,會有幫助。(經復健科醫師建議或參考本書第三章「復健科」章節中10RM的測量方式,來評估適合肌耐力訓練的活動規劃)

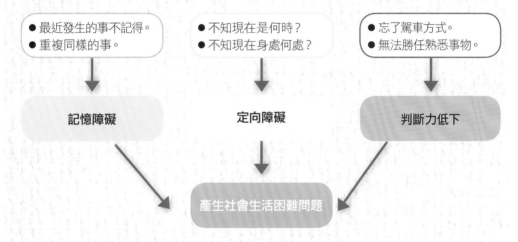

活動設計注意事項

課程設計應該簡單容易明瞭,要避開過去經驗中沒有的複雜活動。可以喚醒過去生活記憶的活動尤佳,節令活動的設計、材料的使用也以當季植物為首選,有利於提醒「今夕是何夕」的時間認知,若行動方便的高齡者,安排固定的有氧活動(散步),有利於活動力的維持或提升。課程的說明需明確且經過示範,佐以筆記講義有利於使用者的學習記憶。活動中,要重複說明、要看著他眼睛說話,讓他知覺你在與他對談。

另外,要注意老人失智患者,容易誤食或徘徊的狀況,所以容易造成外傷等,不適合的工具材料要特別注意,一定要全程陪伴與監督完成活動。當活動進行時多用鼓勵性的言詞,及緩慢的活動速率並不惹他生氣。有關活動的流程與內容,要採容易理解、且明確的方式說明。

園藝活動建議

適合的園藝活動建議

活動環境建議：遮陰環境空間如騎樓、涼棚下、有遮陰的花園、陽台、室內環境，或早晨、傍晚天氣涼爽時的公園、花園、步道。

活動內容建議：聊天會、花園音樂會（卡拉OK）、成果分享會、彩繪、戶外採集活動、採收活動、盆栽式的各類蔬菜或植物栽種、各式盆栽組合、花藝設計、香草料理、食品製作皆可，重點是加入「節令」、「當季」、「懷舊」的人事物之活動規劃。

活動設計教案：有提醒季節時令的農事活動、儀式活動參與尤佳。尋找過往生活的回憶，如食品或童玩，如果可以搭配場景氛圍尤佳。或是搭配與小孩混和活動更好，設計全家人可以一起參與的活動，都會有相成的效益。請參考本書第四章。

適合使用的工具：壓力型噴水器、杓型粗握把的鏟子、剪刀等工具需輕質化，並需全程陪同，避免發生危險。

個別注意事項：1.以小團體活動為主，因應個案狀況必要時醫護人員陪同。

2.活動時，請家人或平日照護者陪同。

3.注意老人家的情緒，避免他的比較情緒。

不適合的園藝活動

1.不宜於過度勞動的活動。（衡量參與者的體能各方面的條件評估）

2.不適合盛夏、冬季低溫、進出溫差大的空間轉換，宜選擇遮陰通風環境、室內、舒適溫室等環境，進行相關園藝活動。

3.避開有刺植物如玫瑰、仙人掌，有毒植物等。

4.初期不設計精細型的活動，如編織、串珠、書法、細緻彩繪型的貼畫。

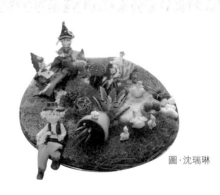

圖・沈瑞琳

園 藝 活 動 建 議

一般退休人士、高齡者

　　一般屆齡退休者或高齡者，除了體力不如壯年期，或多少有一些慢性疾病外，但活動力佳，所以安排每週333原則的基本活動量外，其它有趣的、知識性、互動性、學習新知的活動也很重要，除了讓腦力及體力維持，也無須在「等待」子女下班的方式過日子，而是專注學習與社交關係提升，對於家庭關係也有正面助益，退休生活可以豐富而精彩。

活動設計注意事項

　　由於一般退休人士、高齡者他們過去有許多的生活經驗可以傳承，與兒童一起混齡活動，讓小孩子發現並學習長者的智慧，透過活動孩子也更懂得與長者的相處之道，而高齡者也因為孩童的可愛活力，而提高活動力。另外，設計辦理成果發表、關懷、分享等活動，可以讓他們更感覺自己的價值與被肯定感。

　　活動時千萬不可安排過度負荷的工作，並在活動進行中給予適度的休息。當活動進行時多用鼓勵性的言詞，及緩慢的活動速率並不惹他生氣。有關活動的流程與內容，要採容易理解、且明確的方式說明。

　　對於播種活動、開花、結果實植物等栽種經驗，會有未來期待感的活動很適合，因為高齡者對於未知的未來感到不安與恐懼，而這類需要學習、感受「期待」歷程的植物栽培經驗對他們很有幫助，藉此感受到未來、可期待的美好。

適合的園藝活動建議

活動環境建議：田間、花園、陽台、室內環境、步道、戶外郊遊、公園、花園。

活動內容建議：聊天會、花園音樂會（卡拉OK）、成果分享會、彩繪、戶外採集活動、登山健行、採收活動、田間或盆栽蔬菜或植物栽種、各式盆栽組合、移植盆栽、疏苗、定植、花藝設計、香草料理、節令食品製作或活動參與、拼布、陶藝、壓花繪圖皆可，重點是加入「節令」、「當令」、「懷舊」的人事物之活動規劃。舉辦成果發表會、展覽、園遊會或訪童訪老的關懷活動。

活動設計教案：同P132，請參考本書第四章。

適合使用的工具：同P132

個別注意事項：同P132

不適合的園藝活動

1. 衡量參與者的體能各方面的條件評估，方進行活動設計。
2. 露地田間進行農耕作業、整地、除草、採收等活動，不宜時間過長，設計在30分鐘以內，考量體力狀況，過度勞累的活動無法產生快樂感。
3. 不適合盛夏、冬季低溫、進出溫差大的空間轉換，宜選擇遮陰通風環境、室內、舒適溫室等環境，進行相關園藝活動。
4. 可以參與觀察或設計，但避免運搬盆栽或打造花園、陽台改造等活動設計或搭配年輕人替代一些粗重或高頻率彎腰的工作。

chapter 3 用自然療癒力
提高免疫力

「免疫學」聽起來感覺好深奧，又好像不陌生；常聽到「因為過度勞累，導致免疫力下降，所以很容易就感冒生病了。」所以「免疫力」是我們健康的守門員？健康指標？還是一道防護牆？或是一群英勇的士兵？

「園藝治療」與「免疫學」又有何直接或間接的關連呢？有，導致免疫力低下原因很多，而「壓力」就是其中之一。壓力所引起的免疫力低下不是迅速的變化，而是當壓力一直沒有解除，就會逐漸降到低點，所以隨時警覺自己的免疫力狀態，並做適度的身心調整，才能維持健康。

園藝治療也是預防醫學的一種方式，它不單只是用在病患、身心障礙者、高齡者上，一般人看似健康無異狀的身體，卻不知可能即將身陷健康危機，還超時、高壓、高負載的使用身體，這就是現代人的健康隱憂。

與學者對談

國立台灣體育學院競技運動學系教授
運動學系系主任 方世華

現　職：
國立台灣體育學院競技運動學系教授
國立台灣體育學院競技運動學系系主任
學經歷：
臺灣大學微生物學研究所博士
中國醫藥大學醫學系微生物科兼任教授
專　長：
運動免疫學、運動生理學、分子細胞生物學

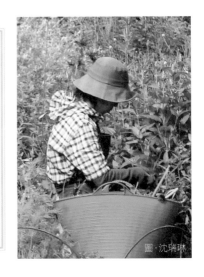

圖‧沈瑞琳

用自然療癒力來提高你的免疫力

「他，不是很健康嗎？怎會忽然大病」這句話似乎是近年來常會聽到的，令人鼻酸的消息同時也令人不解，看起來健康，似乎也沒看到他生病，每天工作像是有拼命三郎的活力般，為何會莫名罹病？原因當然多而複雜，但免疫力低下肯定是病源的導因；可見免疫力會主宰我們的健康，那該如何提高免疫力？預防免疫力下降有方法嗎？是個體自我即可起動機制，還是需要透過外力？免疫力低下，可以在未生病前檢查出來嗎？相信這一連串的疑問你我都有，所以免疫學相關的疑問，需要透過專業研究的學者方世華教授，為我們深入淺出的說明。

免疫系統是體內的防禦軍隊

免疫系統是一群在我們體內的防禦軍隊，一旦發現有敵人（病毒、細菌）來襲，這些防禦系統的細胞們，能快速度偵測出病菌並啟動機制且同時記憶，所以在下次遇到相同的病原菌時，會反應得更快更強。對於偶發的感冒發燒，在專家眼中並非壞事，在安全的條件下，其實讓軍隊們啟動「作戰鬥志」也是一種演習，尤其發燒是作戰過程中的外顯表徵，不要輕易使用退燒藥，倒是要觀察退燒後的其他病徵，來決定下一個治療步驟。

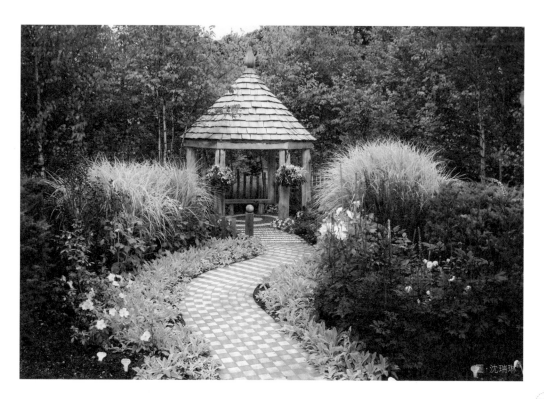

圖·沈瑞琳

免疫系統具有「清除」、「抵抗」的兩大功能：

一、清除的功能：

免疫系統清除各種垃圾。例如，紅血球的壽命120天，120天後死去變垃圾，要靠身體的免疫系統清除出去，身體內其它老化細胞或是不正常的細胞也一樣。

二、抵抗疾病的功能：

當病菌或細菌侵入我們體內，免疫系統會產生各種武器來抵禦，並將病原菌消滅。所以，科學家們都認為「免疫系統的正常功能，才是我們得到真正健康的那把鑰匙。」

如何自我覺察免疫力低下

免疫系統直接影響人的哪些狀態？或者該如何透過身體表徵來自我覺察呢？方教授說：「容易感冒、嘴邊疱疹（一般俗稱的嘴角炎）、嘴巴內破(口腔內膜炎)、甚至是癌症都代表免疫力出了問題。許多突發性癌症常在突發或持續嚴重挫折、壓力刺激後發生」。

維持免疫系統的健全，可以抵抗疾病

第一類 免疫系統下降：

只要感冒一流行，就感冒；就算是感冒剛好，隔一個月又感冒。這都是免疫系統太弱，無法生產有力武器來抵抗入侵的病原菌。當免疫系統功能降低時，癌細胞也容易產生出來。

第二類 免疫系統單一抗體過多：

抗體過多不協調也不是好事，抗體中IgE（免疫球蛋白E）產生過多時，我們易得各種的過敏性疾病。例如：呼吸系統過敏、皮膚過敏。

第三類 自體免疫疾病

一旦免疫系統發生失調，自身免疫系統把自己當作是敵人而發動攻擊，就很容易得到各類的慢性疾病，例如：類風濕性關節炎、肌肉萎縮症、胰島素缺乏等疾病。

免疫學可以協助「園藝治療」研究的檢測方法

　　近年來許多免疫力的研究，開始由醫學上的疾病轉移到一般人上，例如用在運動員的壓力檢測，與因高強度的訓練影響生理表現上，並改以非侵入性的「唾液」檢測方式來量測，得到了許多很有貢獻的實驗結果。而「免疫力」指數並非有特定標準，是因人而異，所以任何的實驗比對都是以自己為比較對象，來看數據的變化。以下提供免疫檢測分析表，提供園藝治療相關研究參考之用。

免疫檢測分析表

序號	檢測方法說明				專家建議 適合對象
	檢測法	檢測方式	特點	檢測用途	
1	唾液檢驗法	唾液	優點： ＊非侵入式 ＊收取容易 缺點： ＊僅可檢驗免疫球蛋白A、乳鐵蛋白、澱粉分解酶、可體松	＊免疫力 ＊壓力檢測	＊小朋友 ＊運動員 ＊高齡者 ＊園藝治療對象 身心障礙者、身心醫學科患者、早期療癒…等。
2	血液檢驗法	抽血	優點： ＊可以檢驗全面的免疫球蛋白G、A、M、E、可體松 ＊可以檢驗免疫細胞的數量與功能 缺點： ＊侵入式 ＊收取不易	＊免疫力 ＊壓力檢測 ＊器官移植抑制免疫追蹤 ＊治療效果	醫學上用於個別病患，如器官移植、愛滋病患者…等。

常見免疫細胞名詞解釋

名　　　詞	說　　　明
「可體松」（cortisol）	＊無論唾液或血液中皆可檢驗出。 ＊為「壓力蛋白」，可看出目前的壓力、賀爾蒙狀態。 ＊「可體松」指數越高表示壓力越高。
乳鐵蛋白	＊帶走鐵讓細菌無法得到鐵而生存。
免疫球蛋白G	＊人體自動系統中製造量最高，是體內最多的免疫球蛋白。 ＊辨認特定抗原後，啟動免疫系統並使病原菌被消滅。
免疫球蛋白A	＊少量存在體內的免疫球蛋白。 ＊存在口中的免疫球蛋白A是負責掌管上呼吸道的防禦系統。
免疫球蛋白M	＊體內第二多的免疫球蛋白。 ＊辨認特定抗原後，啟動免疫系統並使病原菌被消滅。
免疫球蛋白E	＊少量存在體內的免疫球蛋白。
免疫球蛋白D	＊非常少量存在體內的免疫球蛋白且功能不明。
α-澱粉酶	＊負責分解細菌的細胞壁。

 ## 「唾液檢測」&「血液檢測」可見免疫力狀態

　　人體先天的免疫系統所產生的許多種抗菌蛋白，以及後天性的免疫系統中，免疫細胞活化後，所產生的細胞激素，主要都分佈在人體的血液及唾液中。因此為了了解免疫系統的功能以及荷爾蒙的變化時，常常檢測血液或唾液中的含量。

　　農業時代受傷時，年長者會說：「用口水塗一塗」；又為何動物受傷時，會用口水舔呢？其實是有根據的，方教授說：「因為唾液中有許多種抗菌蛋白，具有殺菌的效果，存在含量多少與每個人的免疫能力強度成正比。」

　　不同的免疫球蛋白類型，由於它們分佈位置不同，也分別負責對抗以不同型態及路徑侵略人體的病毒；若用軍隊來比喻，就像是陸、海、空軍各自掌握不同形式的領土安全防護工作。

針對「壓力」與「免疫力」關係的相關研究

在許多人質疑「園藝治療的效益」如何被檢測出來時,其實已經有許多研究,開始藉由不同儀器及實驗來輔佐量表檢測的不足,例如瞳位追蹤、腦波儀、唾液檢驗等不同的檢驗工具,可以更明確且真確的提供身體狀態的資訊,將有助於園藝治療師在活動設計規劃時,一個有力的參考數據,對於園藝治療領域有極大的貢獻。

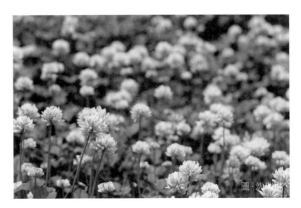

圖·沈○○

用自然療癒力⊕提高免疫力

研究案例一

研 究 者: 方世華 運動免疫學實驗室

研究主題: European Journal of Applied Physiology 2010

研究對象: 運動員在比賽前接受高強度訓練過程及比賽季期間,黏膜免疫及壓力荷爾蒙的變化與相關性。

研究時間: 2009年

研究方式: 在籃球選手進入訓練期及比賽季不同階段收取唾液以追蹤檢測。

檢測內容: 免疫球蛋白A、可體松(cortisol)、乳鐵蛋白變化。

研究結果: 比賽前高強度訓練期及比賽季期間選手唾液中免疫球蛋白A、乳鐵蛋白分泌量明顯下降。可體松(cortisol)分泌量明顯上升。經過皮爾森相關分析後,證明「壓力」與「免疫力」的反向相互關係。

研究者的發現

籃球選手在賽前訓練期,因應比賽的需要,賽前會做高強度的訓練,選手處於心理及身體的高壓狀態;進入比賽季時,為了維持選手的上場體力通常不再進行強度訓練,然而在比賽季中,由於勝敗得失心及榮譽感因素,心理的壓力大過身體的壓力,因此在籃球選手的訓練期及比賽歷程,唾液中的免疫力指標下降,壓力荷爾蒙提高。

研 究 案 例 二

研究者：方世華　運動免疫學實驗室

研究發表：British Journal of Sports Medicine 2010

研究主題：運動員在比賽前接受高強度訓練過程及比賽季期間，出現上呼吸道感染症狀與黏膜免疫及壓力荷爾蒙的相關性

研究對象：跆拳道選手（男性）

研究時間：2009年

研究方式：在跆拳道選手訓練期、比賽前、比賽結束不同階段收取唾液以追蹤檢測。

檢測內容：上呼吸道感染症狀評估、免疫球蛋白A、可體松（cortisol）、乳鐵蛋白變化

研究結果：選手在高強度訓練計畫後，免疫球蛋白A逐漸降低至比賽前，雖然在比賽後逐漸回復，但選手們出現上呼吸道感染症狀者的人數，在比賽前一天到比賽結束都明顯增加。

研究者的發現

　　跆拳道選手在賽前訓練期，因應比賽的需要，賽前會做高強度的訓練，選手處於心理及身體的高壓狀態。在分析每階段唾液檢測後發現，比賽前隨訓練強度越高，壓力提高，免疫力逐漸下降，比賽前呈現免疫球蛋白A最低狀態，比賽前、後出現上呼吸道感染症的人數也顯著增加；但免疫力相關指數隨著比賽結束逐漸提升。再次證明「壓力」與「免疫力」的相互作用關係。

研 究 案 例 三

研 究 者：E.J. Susman實驗室

研究發表：Psychoneuroendocrinology(2010)35,557-569

研究主題：青春期的孩子心理、神經系統及內分泌相關的研究

研究對象：處於青春期8-13歲的男孩及女孩（樣本數N＝135）

研究時間：2008～2009年間

研究方式：收取唾液&家長填寫調查量表

檢測內容：可體松（cortisol）

研究結果：青春期中的孩子可體松（cortisol）上升、免疫力下降

研究者的發現

　　研究結果發現，青春期發育中的孩子內心是承受「壓力」的，這壓力可能來自生理變化、課業、家庭、同儕關係等多方面。若尋找出讓青春期孩子的可體松（cortisol）下降的方法或活動，將可能降低正值這個成長階段的孩子，情緒穩定並減少反社會行為的發生，甚至可能提高學習效能與意願。

壓力降低免疫力，成為健康殺手

透過免疫學的相關研究結果發現，當不同的對象承受「壓力」時，內分泌系統可體松（cortisol）會提高，「免疫系統」就會立刻感知到，免疫力即呈現下降趨勢，身體處在防禦力低下的狀態，除了提高引發疾病的可能，同時也可能間接影響情緒、社會關係、行為、學習能力、成就表現。減低壓力、正常的作息及飲食有助於免疫力提升；接近自然或參與園藝活動若可以達到舒壓的效益，或許該將園藝治療也視為預防醫學中一個可能的做法。

另外，透過免疫學相關研究的方法做為參考依據，針對無法明確表達或情緒障礙等個案，可以藉助免疫學的研究方式檢視施以活動後，對個案的效益及免疫表現，作為下次活動設計的參考依據。

🌿 幫壓力找出口，幫自己找健康

如何在承受壓力的當下「自覺」、「釋放」並「找到出口」，達到身體面、心理面的緩解與平衡，以達到「全人型的健康」的目標，這是身為現代人該學習的自我療癒課題。或許可以嘗試透過各類運動、各型態的活動參與、接近自然、休息（打坐禪定）、放空，甚至是宗教力量都是舒壓方法的可能選項。如果說「儲蓄」是一種美德，那「儲蓄生命正面的能量」就是一種功德；因為只有身心靈都健康，才可能為自己、家人、朋友帶來幸福，才可能貢獻社會，成就理想與未來。

因此，尋找一個適合自己的舒壓方式或活動，進行戶外或居家自我療癒。「園藝療法」提供多元的活動型態，用人最原始而基本的能力「五官六感」來感知任何的可能體驗。它透過參與，不拘形式、無門檻限制，讓愉悅的情緒體驗來沖淡負面的壓力來源，在有形或無形中療癒身心靈，同時自然的提高免疫功能。

方世華教授給大家的一段話：「目前園藝治療多數用在病患、身心障礙者、高齡者等已有許多良好的成效，是相當值得肯定並推動的活動療法；現今社會上大多數的人長期處於高壓力狀態下而不自覺，這對免疫力提升是種阻礙，壓力也成為健康「無形的殺手」，身為免疫學研究者，提醒大家在努力求學或是工作時，除了吃得健康、睡得健康，更要照顧到自己的免疫系統；建議尚無明顯病症的一般人，要適度的調整生活、工作與休憩活動的比例，讓自己的免疫力維持最佳狀態。」

園藝活動建議

任何人，無論男、女、老、少都可以依自己的偏好、興趣、專長，規劃工作以外的閒暇時間（家庭主婦，則是家事以外），無論是獨自或家庭成員共同參與的形式都是釋放壓力、提升免疫力的自我療癒方法。

（對於園藝治療的療癒活動教案可參考本書第四章）

園藝治療
如何應用在教育學

　　「教育」不只是正規教育中書本的知識傳遞，它包含了品德教育、環境教育、生命教育等。教育的場域也不再侷限在教室內，開始走出教室，進入校園、公園、社區、大自然中，進入多元的學習場域，讓我們的孩子用不同的知覺體驗來認識世界、探索知識。跳脫過去教育的框架，培養學習動機和發覺學習樂趣，是新世代的教育家的共同願景，因為培養孩子的多元智慧，讓強項智慧帶動其他智慧的成長，才是學校教育給學子們最佳的自我啟蒙探索。而園藝治療又該如何與學校教育作連結，或是教育該如何融入園藝治療的知識呢？

　　美國哈佛大學豪爾·迦納博士 (Dr. Howard Gardner) 1983年提出多元智慧理論，廣獲全球教育人士的共鳴，迦納博士說：「人有七種智慧，每人強項各有不同。」多元智慧包含：語言智慧、數理邏輯智慧、空間智慧、肢體動覺智慧、音樂智慧、人際智慧、內省智慧。每一種智慧都有其獨特的發展順序，音樂智慧的天賦是最早出現的。大部分的人只能在某個特定領域顯現創意，多數人只能在一兩種智慧上超凡出眾。

　　1995年迦納博士將原本的七種智慧擴展，加上第八項智慧，就是「自然博物智慧」，這項智慧是指透過觀察自然界中的各種型態，辨認且分類物體，並洞悉自然或人造的系統。學有專精的自然博物者包括農夫、植物學家、獵人、生態學家、庭園造景設計師。迦納博士更補充說明，此項智慧的本質包括觀察、反映、連結、釐清、統整以及溝通連絡自然界和人造世界的知覺，這項智慧可以豐富我們在各學科上的學習。這項「自然博物智慧」與園藝治療的基本理念是相通，並且在園藝療法多元的活動型態中，讓我們透過自然博物智慧開拓其它七項智慧的發展。

與學者對談

逢甲大學公共政策所助理教授兼教育資源中心執行長 鄧鈞文教授

現職：
逢甲大學公共政策所助理教授
教學資源中心執行長
台灣綠色養生學會　監事
台灣綠色養生學會　園藝治療認證課程講師
學經歷：
國立政治大學教育研究所博士
教育部教育研究委員會副編審
逢甲大學師資培育中心主任
專長：教育政策、教育行銷、課程與教學

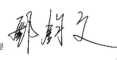

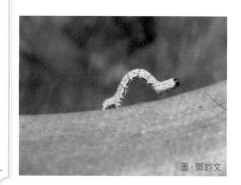

圖·鄧鈞文

園藝治療④如何應用在教育學

「園藝療法」活動參與中，自然啟動八種「多元智慧」

園藝活動中許多都是需要團隊合作，交流分享園藝相關知識與經驗，有助發展「語言智慧」；配合季節與植物生命週期循環，思考大自然定律及栽培植物總量管理中建構「數理邏輯智慧」；在自然觀察體會中，覺察自己所處位置的環境空間感知，及植物界地被、草花、灌木、喬木的自然生物空間層次中看見「空間智慧」；透過園藝活動參與，啟動不同部位的身體覺知，啟動「動覺智慧」；透過聆聽自然界中各種聲音合譜組成的和諧樂章，領悟自然律動的「音樂智慧」；園藝活動中分工合作及溝通互動，在其中增長「人際智慧」；在園藝活動中，看見植物生命歷程，參與者經過融入→體驗→覺察→共鳴（省思）→分享的歷程，產生共鳴感動的覺知則是「內省智慧」。

在自然中啟動「自然博物智慧」

鄧教授說：「園藝療法可以從自然博物智慧中啟動，在參與園藝活動，親近自然接觸植物的過程中，逐漸發展八項多元智慧。」「身為一個教育者，我非常鼓勵也贊成將園藝療法的理念融入教育之中，以充實教學內涵，豐富教學模式，藉此協助學生們探索並發覺自己的強項智慧，進而培養適合各自特質及興趣的專長，這樣以適性發展為取向的教學設計，正是以學生為中心教學理念的最佳實踐，有助全人教育的推動」

透過親近自然來認識自然，與自然和諧共處，養成學生「尊重自然」態度，此種有關情意方面的學習成效，絕非單靠口號、標語與書面文字即可培養。藉由觀察大自然的規律（春耕、夏耘、秋收、冬藏）、體驗大自然的循環與週期、葉脈紋理、對生、互生、地被植物、草花、喬木、灌木、蔓性植物，各式各樣的觀察教材都在自然之中，與其在教室看植物相片背誦文字，不如來到大自然教室親身體驗，也在自然中發覺，每棵植物或自然素材都是獨一無二，各具姿態及特色，從中體驗「天生我才必有用」，讓在智育學習沒有得到發揮的孩子，得到來自大自然的鼓勵，發掘自我特質與專長，建立自信。

鄧鈞文教授提出三個方向，建議若將園藝療法理念融入教育上，如何借力使力發展多元智慧。

1.教學生何謂多元智慧？
2.利用多元智慧進行教學。
3.利用教學來增進多元智慧。

讓學生可以「理性學習、感性生活、靈性成長」。對於校園中行為偏差的學生，用園藝活動替代體罰與勞動服務，讓他們過剩的體力得以宣洩，也藉此找到自己的強項智慧，建立自我肯定的信心。或是將園藝療法活動概念納入學生社團，在智育的學習外，提供學生多元學習的可能。

親臨香港綠色學校獎的「聖公會基顯小學」，
發現生命教育的能量

　　今年因為利用參與研討會的機會去到香港，看見香港教育界，將園藝治療實際推動在教育上的兩個案例。一個是獲得第七屆香港綠色學校獎的「聖公會基顯小學」，以環保教育為基礎，推動「關愛地球‧珍惜資源」的校園活動計畫，利用每星期五一節課的時間，讓學童參與校園的園藝活動。除了學校的園藝活動外，在十一月進行種植教學的課程，之後讓孩童將盆栽帶回家，在家觀察照顧，並與家人共同參與植物的成長觀察，隔年一月再帶回學校分享栽培心得與成果展示。

1.將用心栽種的盆栽義賣，並將善款捐作公益之用。

2.推動「一人一花」種植活動，全校參與環保活動，提高環保意識。

3.天台綠化計畫

4.「多吃蔬菜好健康」計畫，小果園有機蔬菜種植

5.小小草藥園

6.「育苗行動」綠化校園，創造一個愉快學習的綠色空間。

7.全球水果日

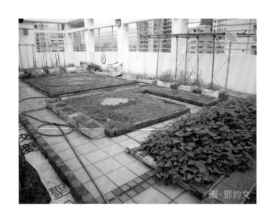
圖‧鄧鈞文

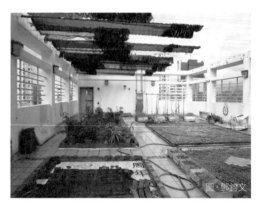
圖‧鄧鈞文

　　這一系列的活動規劃設計，目的就是「讓學生懂得選擇健康食物，實踐環保生活。」並且將園藝活動與品德教育作連結，以「延展關愛文化，締造一個人人熱愛生命，愛己愛人的校園」為主軸，推動「健康承諾日」、「禮貌之星」，「公益少年團花卉義賣」將義賣所得捐作公益。母親節幫孩子準備香甜愛心小蘋果，送給媽媽感謝親恩等。這麼多形式的園藝活動，教會孩子的不只是基本知識，還包含了生命教育、環境保育教育、品德教育、生態教育等，在活動中潛移默化孩子的價值觀，為正規教育推展奠定良好根基。因為教育不是只為了培養「會唸書的小孩」，是培養「愛學習的小孩」。

🍃看見香港培養生命、豐富生命的「崇真書院」

「崇真書院」,是一所創校六十年的中高齡學校,雖然學校歷經遷校,但「培養生命、豐富生命」一直是該校的教育目標。2003年成為首批獲得世界衛生組織頒發「健康學校」金獎的殊榮。他們有一座「崇真伊甸園」,是經過全校的努力成功申請了「優質教育基金」,以極低租金向政府租用校舍旁的一塊空地。

2009年9月起學校多了這座後花園,也是提供學生們與教職員休憩、戶外教室、學習土地管理、耕作、保育、持續發展、宗教及藝術學習的園地。這座伊甸園分成七個景點。

▶▶ 教學資源中心

這個中心可以容納包含家長、老師、學生約20人同時進行學習,是一座完善的室內活動教室。推動「家校合作」,藉由中心空間辦理家長會、家長座談、親子活動等,也是有機生活教育資源經驗分享、交流空間。

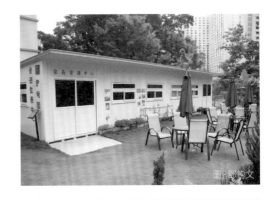

圖‧鄧鈞文

▶▶ 有機耕種園地

以農業、生物或機械方法來取代化學肥料與農藥所進行的農耕活動。

為了保育土壤及農場環境,田畦加網、立稻草人、掛上彩旗及家長親手做的CD串,都是為了免除蟲害的侵襲。所栽種的蔬菜除了提供家政課實習之用外,更讓學生參與親自採收的樂趣,親自體驗有機耕種與綠色生活的關係。

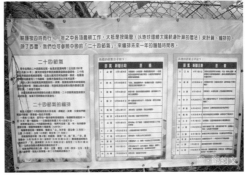

圖‧鄧鈞文

此外還有一個跨年級班級的團隊「健康家族有機耕種小組」,專門負責管理園區日常運作、秩序、種植及收割等,並且是最佳的導覽員。

並製作一個一年四季,栽種及採收農作物的農務曆海報,供學生們進行農作物栽培設計的學習參考。

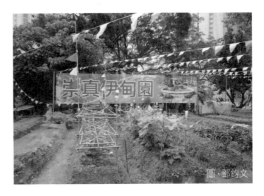

圖‧鄧鈞文

▶▶ 果園及蝴蝶園

果園中種植了許多不同的果樹，芒果、龍眼、楊桃、番石榴、石榴、檸檬、柚子、木瓜、雞蛋果等，這些水果不但可以觀賞，也可生食，還是中藥的食材。蝴蝶園中栽種了不同種類的寄生植物、蜜源植物，已經成功的留住數十種蝴蝶在校園中停留並產卵。

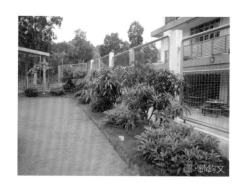

▶▶ 水耕種園

以無土種植的科學，利用一個完全循環的水耕系統，養分都是透過水管經過植物根部。水耕法實際解決了雜草的成長與除草劑的使用，也減少了蚊蟲滋生的問題，但種植所需的成長時間較土耕法長。

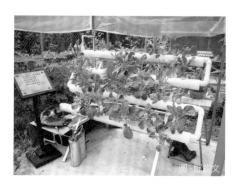

▶▶ 中草藥園

中藥草區分為「戶外種植」、「溫室種植」兩部份，目前栽種約60多種的品系，為香港稀有的中藥草區。以藥性分為：清熱解讀、清熱利濕、活血止血、潤肺化痰、止咳定喘、麻醉止血、鎮靜安神、補益類、清肝明目等植物。

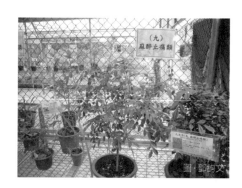

▶▶ 生態水池

綜合科學合作，建構一座生態系統，啟動生產者→消費者→分解者。「生產者」可以自行孕育陽光來製造食物，例如池中的荷花、微生物。「消費者」無法直接藉由陽光製造食物，而是依賴其它生物提供，例如池中的動物。「分解者」，一樣是無法直接藉由陽光製造食物，但分解所有生物的殘骸來取得營養，也讓複雜的物質還原成簡單的元素或化合物，例如細菌。

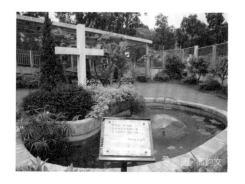

▶▶ 香草園

園中培植有機的天然香草,除提供植物觀察、欣賞外,學生也學習到香草的相關知識。並結合家政課,來香草園區採摘新鮮香草,到家政教室學習烹煮香草入菜入料的健康美食,讓學生享受使用香草的樂趣。

🌿美國的「零時體育計畫」

「零時體育計畫」,也是一個鼓勵學生「動起來」的方式,不論是透過趣味園藝主題的鼓勵學生身體活動,還是運動所帶來的全身筋骨運動,都是有助覺察自我身體感知,及創造腦內的多巴胺、正腎上腺素、血清素,對於提升正向情緒、緩和壓力、學習力都有正向的效益。這美國推動革命性的「零時體育計畫」「零時」是指第一節課尚未開始前的時段。在芝加哥的內帕維中央高級中學體育老師尼爾・鄧肯(Neil Duncan),其目的在於確認晨間運動對提升孩子的閱讀和其他學科能力是否有幫助,而這些高一生的零時計畫運動訓練量高於體育課,他們必須維持自己最大心跳的八～九成,鄧肯說「先讓他們進入高度覺醒的狀態,再把他們送進教室」,結果發現,學生的情緒改善及閱讀能力都有很大的進步。這其實不是在教運動,而是教體適能。

🌿台灣也在推動環境教育

其實台灣也有許多推動環境教育的實際成功案例,以不同形式帶領學生進入環境教育的學習場域,例如台中的國光國小,推動觀察校內的鳥類、夜鷺棲息與自然生態。大甲國小的「鴨間稻米」,讓學生瞭解米的文化,讓社區文化與自然課程結合,耕作中老阿嬤會帶著過去農務期間的點心來慰勞小孩,真實上演古早的農村文化,讓新世代的孩子與阿公阿嬤過往年代,做最真實的連結與文化傳承。

屏東新埤國中位處貧窮學區,學生嚴重流失,學生縮減僅剩130多人。2009年蔡中立校長到任,在艱困環境中看見六甲校園內茂盛的肉桂,發想讓垃圾變黃金,從中提煉精油。校長認為:「提煉精油是學習,做為學生參加科學展覽的素材,在過程中讓學生懂得珍惜自然資源,販賣所得也回饋用在學生身上。」

兩公斤肉桂葉提煉出的精油還不足1CC,這可以讓學生體會到「滴滴皆辛苦」,進而更懂得惜物。此外,也要求學生寫下操作心得,貼在教室牆上。一方面是經驗分享使別人不犯同樣錯誤;一方面提升學生語文能力。在活動中發覺科學的樂趣與實用,體會讀書不再只是為了應付考試,更重要的是,讓學生瞭解如何善用自己的特質,構築自己的特色,進而建立自信,這也是學習資源較為薄弱地區的小朋友最最需要的。

園藝活動體驗，不只是農業教育

鄧教授：「若以學校教育的立場來看園藝療癒活動，可以透過園藝活動推動生命教育、環境教育、自然教育、農業教育等，也可以分別結合社會、國語、音樂、數學等不同科目的教學，更可以活用「園藝」進行跨科目的統整學習。」

鄧教授也感慨的說：「現在都市叢林中長大的孩子，已經很少有機會在自然中與植物、生物共遊，因此透過園藝療癒的活動，來補足孩子們的自然體驗，是相當適合學校推動的教學方式。」鄧老師以教育的角度來看園藝：「我認為學生光是透過親身體驗孕育植物的活動，就可以得到多元智慧的啟發，應該將園藝活動從過去僅侷限為農業教育的狹隘視野中解放出來，強化運用層面，擴大與各科目教學結合，讓我們的孩子都能得到適性學習與發展的機會。」

「教育」與「園藝治療」活動的連結

鄧鈞文教授提出實施「園藝治療九部曲」，提供將「教育結合園藝治療」或是「將園藝治療融入教育」一套教案的教戰手則。

1.循序漸進：

推動整體園藝計畫活動，需先計畫工作量、活動實施的時間、體力消耗度等，這些都必須是循序漸進的，過量的活動負擔不但無法引發學習動機，反而成為學習阻礙，學生無法在活動中知覺快樂感知。

2.結合課程主題：

讓課程主題與活動連結，才能達到體驗學習的效果。而一般的教師通常未受過園藝相關的專業訓練，因此無法正確的傳遞園藝相關知識，必要時可以尋求專業協助。另外，透過家長協助或結合社區力量，也可以提升課程的深度與滿意度。

3.尊重個別差異：

園藝相關活動非常多元，不論室內或戶外、體力勞動或精細手工都具有相當大的差異性，因此園藝活動中，可能有人擅長，有人不擅長；有人喜歡，有人不喜歡。讓擅長者、喜歡者發揮所長；不擅長者、不喜歡者觀察學習，尊重個別差異，無須強制所有人都要參與、學會每個活動環節。

4.因應學生不同的發展階段、能力來設計課程：

隨著身體發展階段不同，學生有不同的體力及能力的限制，應針對學生的能力發展，設計適合的園藝活動。不要施以超過體能的活動，無需揠苗助長，以避免因為能力不足而發生危險或降低學習興趣。

5.團隊合作：

活動設計也可以是提供主題及目標，讓學生分組（可以跨年級、班級）進行活動企畫，在工作分配中各自發揮所能，也可能發現許多園藝專業非學生本身所能，需進行資料蒐集及尋求資源協助，藉此學習團隊合作，培養解決問題的能力。

6.主題式教學：

也可以配合季節、節氣、或跨族群的文化活動來進行園藝活動，例如：不同季節的生物及植物觀察體驗、端午節包粽子（甚至細分南部粽、北部粽、湖州粽）、客家元宵節的新丁粄活動等，在趣味活動中學習文化內涵，體驗文化活動，達到文化傳承的意義。

7.結合課外活動：

可以利用課外活動的時間，參與校園的園藝活動，或規劃講座型態的園藝知識學習，這樣就不會影響原定的課程進度，也可透過園藝活動學習新知。或是成立「園藝」相關社團，讓學生透過課外活動，探索性向及興趣。

8.發掘強項智慧：

透過園藝活動發覺自己的潛能及擅長智慧，發現「學習」的樂趣，得到自我肯定，進而帶動其它智慧發展。許多在教室無法展現強項智慧的孩子，來到教室外常常可以找到能夠盡情揮灑的舞台，重獲學習的信心與樂趣，強化到校學習的動機，願意快快樂樂來上學。

9.結合在地文化並傳承文化：

結合各區域不同的文化特質設計園藝活動，讓學生從參與中發掘在地文化，發展在地文化，讓許多即將被遺忘的在地文化可以延續發展，在全球化的同時，並重在地文化的價值。如大甲國小的鴨間稻米耕作方式及大雅地區的小麥節。

chapter 4

園藝療法如何用呢？
50個園藝治療活動
設計案例大公開

園藝治療在設計上該注意什麼?

有哪些教案可供參考呢?

150　啟動五官六感的體驗

有時過度執著於園藝相關領域的技巧、美學展現，反而是活動失敗的主因，「好」的活動設計是「因人需要而異」；沒有所謂「最好的活動設計」，只有「最適合的活動設計」。

尤其使用在治療上，活動一定要「量身打造」，避免設計超過患者、障礙者或高齡者個人體力、肢體活動、認知能力所及的活動，反而因為活動而讓個案產生不安及挫折感。

因為活動難度太高，志工或治療師的協助操作比例過高，導致作品都是志工完成的，這樣就失去了園藝活動的真正意義與效益。

無論是季節、氣候變化的四季風景、日出、日正當中、黃昏、夜景，植物的樹型的姿態、葉形、花、果實，或是昆蟲啃過葉片的痕跡，水流的型態，天空白雲藍天的移動，還是不同文化的表徵、雕塑藝術等，通通都是我們可以在自然界、生活中隨手可得的觀賞樂趣，得靠自己細心尋找……

視覺

不同氣味可能代表著不同的情感、不同的記憶及個別不同解讀感受，你是否也和我一樣，當你嗅到花香時，立即尋找植物的位子，覺察它的存在……

嗅覺

味覺體驗是採收後最常見的活動，也是老少咸宜的合作活動，帶來的滿足感是整個活動的最高點，無論是採收生食、下午茶、點心、入菜入料、醃製等食品加工製作，都是園藝領域中「園產品加工」的部份……

味覺

在田間活動或相關採收活動時，除了栽種者看到花、果實時的喜悅，也享受成果採收的成就感，另外，呼朋引伴來一起分享採摘蔬果花卉的樂趣，也是滿足喜悅感是親子關係的親密接觸，更是社交關係的互動與提升的來源……

田間活動

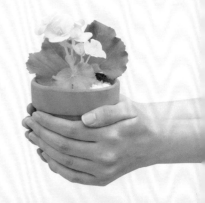

園藝治療活動 的設計要領

以個案的狀況與其需求為中心,並確認治療目標,不同疾病的個案該有客製化的活動設計。可以先將治療個案,依治療需求目標不同來分類,逐一分類分析後可做為供活動設計的參考依據。若為與專業醫師合作的園藝治療活動,可以直接與主治醫師進行個案目標討論,以期達到適合個案及活動正面效益之設計。

🌸 園藝治療規劃設計前的分析要點

1 **生理功能,如:**身體功能評估、復健方向、運動與手眼協調、動作技巧體力、肌耐力等。

2 **知覺與認知功能,如:**感官的刺激訓練、注意力、記憶力、持續度、理解力、視覺空間能力、抽象思考能力、問題解決能力、想像力、創造力等。

3 **情緒調適,如:**情緒抒發、提供接納且不批判的環境,感受安全感、感受放鬆自在感、提供關懷與照顧的對象,感受自我價值感與自信、感受生命力、提供希望感等。

4 **人際關係,如:**以自然植物或活動做媒介,獲得達到與他人互動、合作、分享、溝通等,不同面向效益。

園藝治療活動對象很廣,一般人的舒壓、學齡前的孩童的團體適應、學齡孩童學習障礙、情緒障礙、反社會行為的青少年、良好互動關係促進、身心障礙者、不同科別的病患(就算是同科別的病患,也有個別差異),隨著使用者不同、目標不同、環境不同,有可能使用同一種活動主題,但活動細節與活動操作方式的調整都是可能的。因此活動可以多元型態、多元空間場域舉辦,但不一定要一直追求花俏、多變,重點在於「適合與否」。

人是整體性的,因此需將身心狀態整合並透過觀察,「個別的總和並不等於整體」。有個切入點來做活動設計與療效觀察的核心,再加上個案主觀與治療師客觀的評估,能夠有助於協助個案,透過活動得到正面的效益。(欲針對復健醫學科、高齡者、身心醫學科、免疫學、教育學方面的個別討論,請參考本書第三章)

❀ 園藝活動的設計

1. 確認參與活動的對象之相關資訊。
 （例如：年齡、語言、身體體能狀況、教育背景、專長、若為醫院病患需先與主治醫師溝通其個別需注意事項）
2. 依參與者的個別狀況判定，為個別活動或團體活動。（小團體、大團體人數）
3. 規劃活動主題並搭配活動氣候季節、時序節令、時間、地點。
4. 避開不適合的時間與搭配。（如飯後需要午休、飯前可能會有飢餓感）
5. 適合的地點也是活動成功的關鍵。需考量參與者身體機能狀態對於陽光、溫度等條件的適應度，具有感染可能疑慮的參與者，更應慎選活動及地點，必要時所使用的器皿、植物、土壤等都需是經過消毒確認。
6. 活動費用掌控：過高的活動經費將會造成個人或單位的負擔，也可能因此減少活動的次數或意願，也無法普及化推動。
7. 園藝活動的時間長度：依活動不同所需時間也略有差異一般以40～120分鐘為佳。若是使用者為病患時以40～90分鐘為宜，過長的時間可能造成參與者的體力負擔，專注力也會下降。（確切的時間長度依對象而異）
8. 活動工作人員的人數：要考量活動內容，以及使用者對於課程的可及能力來決定園藝治療助理人數。一般可及能力與所需助理人數成反比計算。若使用者為病患時以1：1～2（病患：助理）。
9. 賦予每一個活動生命的意涵或故事性。讓參與者可以認識自然界的美好、珍惜生命。
10. 保留活動結束前的心得分享時間。分享自然與自己或人生經驗的啟發，讓參與者彼此產生共鳴。

❀ 活動流程10個步驟

1 利用活動前（準備）時間，園藝治療師先與使用者個別一一互動，降低陌生感，助理或志工也先與服務對象自然互動活動。（並發放紙本講義）

2 活動開始：確認參與者習慣的語系（國語、台語、客話…）。

3 主持人自我介紹、介紹園藝治療助理或志工。

4 本次活動主題及時間、達成目標（成品）說明。

5 園藝治療活動的效益簡述。（讓使用者調整心情，並準備迎接接下來的活動，有助於參與者融入其中）

6 本次活動課程說明及示範。

7 完成示範後，再次複誦說明操作流程。（幫助回憶）

8 使用者操作活動。（由助理協助參與者，主持治療師則保持全場確認與時間掌控）

9 活動完成。（若是本次活動屬於需要延續照顧，再次清楚說明照顧或操作事宜）

10 參與的使用者活動後，心得分享。活動結束。

可能失敗的活動設計

　　有時過度執著於園藝相關領域的技巧、美學展現，反而是活動失敗的主因，「好」的活動設計是「因人需要而異」；沒有所謂「最好的活動設計」，只有「最適合的活動設計」。尤其使用在治療上，活動一定要「量身打造」，避免設計超過患者、障礙者或高齡者個人體力、肢體活動、認知能力所及的活動，反而因為活動而讓個案產生不安及挫折感。若因為活動難度太高，志工或治療師的協助操作比例過高，導致作品都是志工完成的，這樣一樣是失去園藝活動的真正意義與效益。

園藝治療活動志工的角色扮演

◎ 園藝治療師、治療助理、志工自我檢驗

☐ 1.活動主持治療師、園藝治療助理（志工），皆須確認自身對於活動的熟悉度。

☐ 2.確認所給予參與者的專業知識是否正確？

☐ 3.若為植物栽種相關活動時，需清楚說明植物的成長週期，與生長條件需求（光線、溫度、水分、施肥…），並給予明確的數字或量杯概念。

☐ 4.講義文字要方便閱讀的大小（搭配參與者設計）、流程說明要清楚、保留空白處方便活動記錄、必要時以圖象代替文字。

☐ 5.請隨時保持笑容，你的緊張或嚴肅表情會讓參與者感到不適或壓力。

☐ 6.保持良好的情緒狀態，請在活動前確認自己的情緒狀態，真的狀態不佳時不要勉強自己上場。

🌸 園藝治療師、治療助理、志工自我檢驗

一場活動下來，從一開始的參與對象調查、活動溝通、活動設計、活動設計相關確認、活動材料準備、活動操作直到活動結束，都攸關活動的成效，因此有許多細節都需注意與再確認。有時不經意的用詞、語調、說話的速度…等，都可能成了無心的不適當態度。

- [ ] 1.語調：急促的、命令式、聲音細小聽不清楚、音響設備有回音等狀況都是不佳的狀態。
- [ ] 2.要避免急促的活動進行頻率。
- [ ] 3.遇到重點處可以重複2～3次。
- [ ] 4.不詢問或探究私領域話題。
- [ ] 5.避免負面的用詞，粗俗的語彙，以正向鼓勵為引導。
- [ ] 6.掌握合宜的肢體互動。（忽然或過度熱情的舉動，有時會造成參與者的不適感）
- [ ] 7.活動主持的園藝治療師，對於園藝治療助理（志工）錯誤的言詞或流程，適時給予立即的更正與協助，但不可當眾評論或糾正。（會後會議中溝通與指
- [ ] 導）
- 8.避免以訓練專業人員的方式與標準來要求使用者，讓使用者也可以發揮想
- [ ] 像。（除非有安全顧慮或對植物生命有威脅的事）
- 9.避免直接使用艱深的專有名詞。使用時可以加以說明，將其轉換成生活中的
- [ ] 形容詞或淺顯易懂的語彙。
- [ ] 10.一定要確認所給予的資訊或專業知識是否正確。
- [ ] 11.不進行使用者間作品或成品的比較。
- 12.要配戴名牌或制服圍裙，方便參與者辨識。

盡可能避開的詞彙	可以替代的詞彙
死掉	生命週期結束
差	低下、弱
不好	可能比較沒那麼理想、 好像比較沒那麼適合
不可以這樣	我們試試其它的可能
我教你	我們一起來
你看起來不高興	會不會很累還是不舒服
還不錯	很好，我們繼續加油
你趕快做，來不及了	時間過的好快喔！需要我幫忙嗎？ 可以讓我也一起試試看嗎？

在醫療院所或社會福利單位園藝活動的志工基本作業流程

1 當園藝活動確定後，須進行相關流程準備。並提前至病房向病患、家人或看護說明活動的內容，事前悉知活動及認同，將活動相關訊息紙本留下提供參考及提醒之用。並於活動前一天提醒病患、家人或看護。

2 活動前10～15分鐘（依各場地與病房所需路程調整）至病房接病患時，需穿著制服並主動出示工作證，作自我介紹，告知活動事由及地點。

3 若病患的家人、看護一同前來，鼓勵「家屬」、「看護」可以陪同病患參與活動，可以增加患者的安全感，並有助彼此良性互動並建立共同協助關係與話題交流。

4 協助病患就定位，並穿戴工作圍裙及手套等。

5 協助病患備妥園藝工具及所需活動材料確認。

6 多多鼓勵病患，讓他們能快樂的自行完成活動。讓身心靈在活動中自然療癒，並鼓勵「好手幫壞手」，達到復健的效益。避免病患有挫折感或體力負擔，視個案狀況志工可給予必要的協助。

7 協助注意病患的精神及健康狀況，如發現異狀請儘速通知醫護專業人員。並且事前針對參與活動者個別病情需先瞭解，以便第一時間的應變。

8 心得分享時間，鼓勵並引導病患多多分享。若病患無發言意願也不須強求。

9 活動結束時，協助清理場地並將用具妥善歸位。

10 活動後續，協助關懷病患所植花草之照顧方式是否正確，並即時給予協助，降低栽培失敗的可能。

其他：依個別地點、單位、對象不同的準備及事項。

志工的自修知識

培養及加強對病名、病徵等的認識與護理、復健知識，有利於活動中正確且有效的協助病患。

❀ 在醫療院所或社會福利單位 園藝活動的志工留心事項

☐ 1. 推送輪椅時或活動進行中，請注意動作之輕巧及交談聲音之音量，和緩的說話速度會讓病患感到安定。

☐ 2. 活動中盡量避免與其他工作人員或志工閒聊，避免忽略病患的陪伴工作。

☐ 3. 給予病患正確的知識傳遞，因此活動進行中，不確定的作業程序，應立即求助園藝治療講師，避免給予病患錯誤或模稜兩可的知識。

☐ 4. 活動中不催促病患進度、不宜做作成果比較，避免引發病患不安。

☐ 5. 以「引導」替代「直接建議」，從旁協助病患「融入」並親身「體驗」，才能產生「共鳴」與「回饋」。針對有危險性的部分予以協助，並適時給予正向鼓勵跟必要之協助。

☐ 6. 活動中以「我們一起來學習」的態度，優於「指導」的態度。

☐ 7. 不探究病患或家屬詢問私人問題，針對患者的病名、障礙等謹守保密責任。

☐ 8. 參與園藝治療活動的高齡者或障礙者的病名、病程、病徵等需要事前進行瞭解。並事前悉知個別需要特別留意的點。

☐ 9. 時時表現關心及同理心。

☐ 10. 志工應以園藝治療講師教導的方式協助病患，不宜自作主張，避免病患資訊混亂產生不安與猶豫甚至慌恐。若有不同建議應於活動結束後的討論會議中提出討論。

參與者和植物是主角

　　別忘了園藝治療的真諦喔！無論是活動或主持人、助理、志工，我們都是配角，參與者與植物（天然材料、自然環境）產生感知，進而心靈對話才是真正療癒的力量喔！

五官六感的體驗活動課程

「園藝治療」說穿了，就是希望喚醒五官六感的知覺感受，敲敲沈睡中的知覺，用心、用眼精、用耳朵、用鼻子、用嘴巴、用身體，真實而自然的覺察環境，你會發現許多過去不曾或許久遺忘的美好感知。

任何一個活動或體驗，都可能含一個以上的感官知覺。本章以「五官六感體驗」的教案方式來分層介紹，是取強項的感官知覺為代表分類方式。

園藝治療的活動連結

感覺器官分布在我們身體的每一個角落，緊緊牽繫著我們的神經，並將訊息傳遞到大腦，讓大腦做出反應跟學習。

給予更多且不同的感官知覺輸入是重要的，透過視、聽、嗅、味、觸、活動等不同的學習管道輸入，傳達到大腦，再做出適當的反應。

園藝治療活動教室場域可以是室內也可能是室外，隨不同季節在戶外、花園、公園、野外活動，在自然情境裡啟動全面的知覺感知機制。

觀察活動可以是純觀察，也可依照需求目的以是團體分組趣味活動設計，亦或是室外結合室內的活動設計，活動的型態可以多元規劃。

趣味活動教案設計

例如在室內用圖卡介紹幾種花序的種類後，分組合作至園區中尋找相對應的花，採集回來室內透過分享比對的方式，對於訓練細微觀察的能力有幫助，用在教學上有助學習與加強記憶等，許多的正向效益。

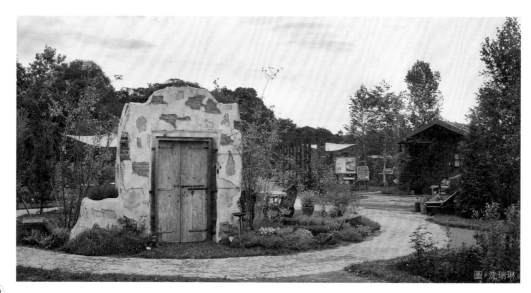

圖‧沈瑞琳

視 覺

用視覺感知環境而產生美好的體驗,是一般最常使用也是第一個感官知覺。視覺感官就像是相機、錄影機,搜尋並傳送至大腦記錄下每一景一幕。透過視覺來觀察不同的環境的變化,那怕只是細微的變化,對視覺刺激而言都會是正向的感官刺激,也可能因為美景當前讓人感受真實的存在感,珍惜當下的一切美好。

> **園藝治療的活動連結**　無論是季節、氣候變化的四季風景、日出、日正當中、黃昏、夜景,植物的樹型的姿態、葉形、花、果實,或是昆蟲啃過葉片的痕跡,水流的型態,天空白雲藍天的移動,還是不同文化的表徵、雕塑藝術等,通通都是我們可以在自然界、生活中隨手可得的觀賞樂趣,得靠自己細心尋找。

🌹 教案活動一、用相機寫記錄

除了用視覺記錄自然觀察外,也可以用數位相機分別記錄觀察後,接續室內的相片觀察分享。這類「相機記錄法」也用在高齡者、身心障礙者或學齡前兒童(繪圖、拍照),不用文字記錄改以影像紀錄,以回顧分享的方式覺察,來自不同觀察者、不同角度所覺察出的不同生命感動。「相機寫記錄」也可以作為「在家觀察」活動的成長日記。尤其是高齡者透過旅遊活動型態的園藝治療活動,攜帶相機各自拍攝所見事物,也會增加觀察環境的覺知能力,所記錄下的檔案,可作為日後的記憶訓練教具。

🌹 教案活動二、「框」出我的心

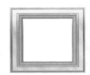

如果,對於活動參與者團體數位相機不夠普遍、對個案而言有操作的難度,或是改變型態的戶外觀察會、諮商輔導等,不論是對象屬性或活動型態都可以使用的方式。可以提供一個觀察主題或心情主題,例如:我對春天的感覺、我的心情寫照、我看見自然的美…,讓個案到一個戶外場域,發給一個空心的框,讓他們自由搜尋符合主題的景,將「框」放上後說出自己的想法,這也是一種不同的戶外觀察會,也是自然中的諮商輔導。

▶▶ 四季風景

園藝治療
的活動連結

　　隨著季節不同，除了白晝的長短、氣溫的變化、天空的藍天與雲層也都不同，而所有的生物與微氣候都悄悄的轉變著，花開～花謝、紅葉～落葉～新芽、果實的成熟等，都是個別獨一無二的景致，就算是同一個季節同一個景點每年都會不同，就是因為那麼多的可能，大自然才會如此的迷人。細心品味每一季的動人景致，發覺大自然的奇妙美好。

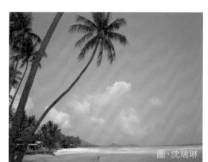
夏季沙灘海岸

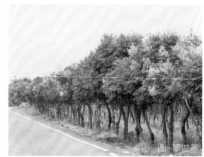
秋天的欒樹

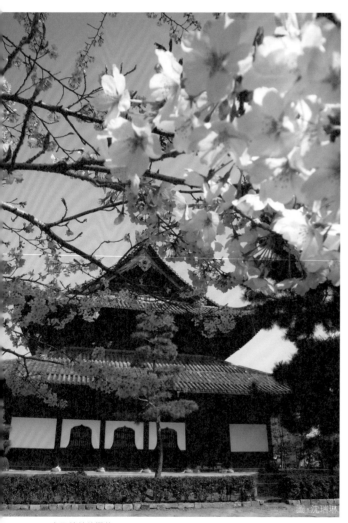

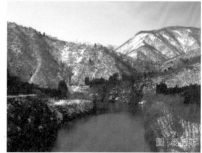
冬天的雪景

春天綻放的櫻花

▶▶ 花、葉、昆蟲的形體紋理

**園藝治療
的活動連結**　　自然環境中，許多植物無論你是知其名還是不知其名，都可以觀察到它的生長型態（例如直立、匍匐、蔓性、垂態等）、花序型態（例如：頭狀花序、繖狀花序、單頂花序、穗狀花序、肉穗花序等）葉片的生長型態（對生、互生）、花型、顏色、葉脈或花瓣的紋理、甚至是太陽光灑落時呈現半透的紋理等，這許許多多的生物多樣型態，都是在植物教室中可以細細覺察的趣味。

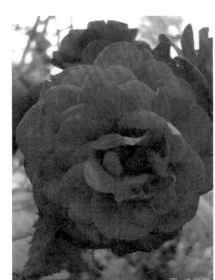

玫瑰　　　　圖·沈瑞琳

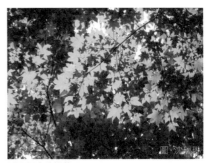

透入陽光的楓葉

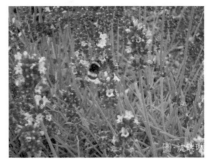

薰衣草及採蜜的蜜蜂

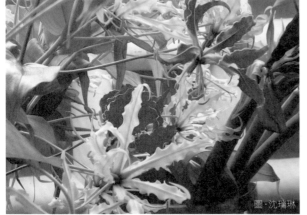

火焰百合

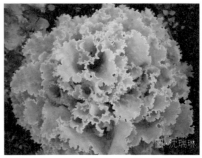

萵苣

▶▶ 趣味藝術

園藝治療
的活動連結

除了大自然的自然覺察，就地取材或廢物利用的趣味創意點子，有時博君一笑也是一種治療～大笑治療，藉此鬆弛一下緊繃的臉部表情，對於顏面神經的復健也是有幫助。因為可愛或感到有趣都會讓人心生歡喜，自然釋放出緊張的壓力注入喜悅的能量。不一定要大笑，會心一笑也是一種歡喜能量喔！

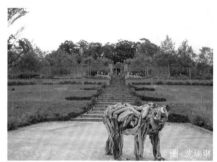

趣味藝術

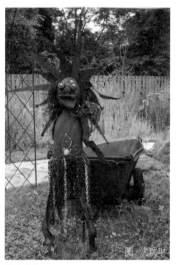

趣味藝術

▶▶ 人造景觀

園藝治療
的活動連結

無法常處天然美景中，生活周邊的各式人造景觀，例如花海、花田、各國風情的建築及景觀風格，都可能是吸引人融入其中，可以讓人想要進一步探索（fascination），達到脫離日常生活（being away）的情境。這樣的暫時「脫離」也給了切割情緒的力量，亦是一種療癒力。

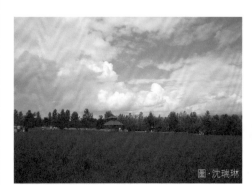

薰衣草＆蔚藍天空拼圖

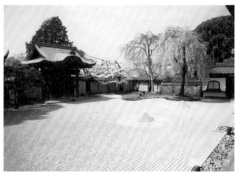

日式枯山水

▶▶ 動態的景觀

園藝治療
的活動連結

　　自然界還有許多的動態觀察，隨著水的流動不同、強度及型態不同，形塑出不同的紋理與聲音，悠游水中的生物、昆蟲動物的行動，還是天空白雲的流動與形變，也常是趣味觀察的焦點，都給人許多的想像與感官的刺激。

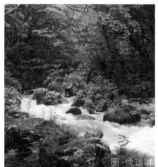
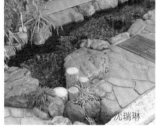
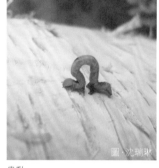

山林水景　　　　　　　　魚的悠遊美姿　　　　　　蟲動

▶▶ 一日的移動景觀

園藝治療
的活動連結

　　清晨、日正當中、夕陽餘暉、夜景都是一天之中最常見的自然景觀變化，比對同樣的角度，隨著太陽移動發生巧妙，甚至截然不同的變化。或是藉由日晷觀察光源的改變。以定點細微觀察來練習環境知覺的覺察力，可以是環境知覺的一個活動選項。

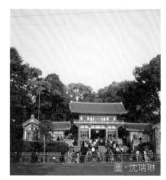
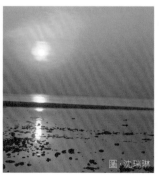
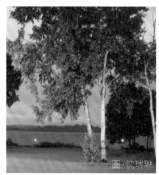

黃昏的神社　　　　　　　夕陽餘暉　　　　　　　　湖岸邊的夜景

觀察植物的成長歷程

> **園藝治療的活動連結** 從植物播種→發芽→成長→開花→結果→採集種子（依植物不同，部份歷程不同）讓觀察者看到生命的感動，觀察生命歷程的蛻變，更是一種繁衍、延續情感與生命循環的學習。
>
> 除了植物觀察的期待外，在揉洗火龍果種子的過程，或是剝除竹柏硬殼這類破壞性的作業流程，也是一個情緒抒發的出口。

作品一：火龍果

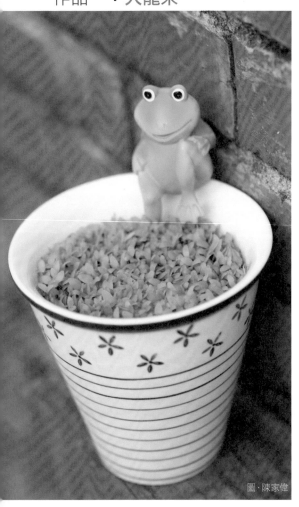

圖‧陳家偉

>> **材料**

花器：瓷盆
材料：泥碳土、不織布

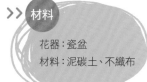
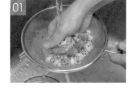
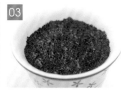
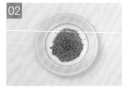
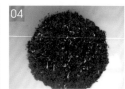

>> **作法**

01. 將火龍果的果肉放在細篩網上，以流動的水清洗後，洗去果肉剩下黑黑似芝麻的種子。

02. 將火龍果的種子自然風乾或直接播種即可。

03. 將盆底排水孔放上網子（或不織布），並加入泥炭土填至8～9分滿。之前洗好的火龍果種子均勻灑入盆中。

04. 噴水保持濕度，擺放在室內光源處即可。每天噴水保持土壤濕潤，約1~2天就會陸續發芽。待種子發芽完成後，採以多肉植物的照顧方式。

> 園藝治療
> 的活動連結

這類季節性明確且每年反覆上演的植物週期，有助於時間知覺、勾起回憶與季節感認知等。9～10月是竹柏果實的成熟期，經過樹下別忘了多留意一下，撿拾地面的種子，只需簡單剝殼及浸泡等手續。

這會讓你憶起小時的孵綠豆記憶，竹柏的成長日記即將展開囉！

作品二：竹柏

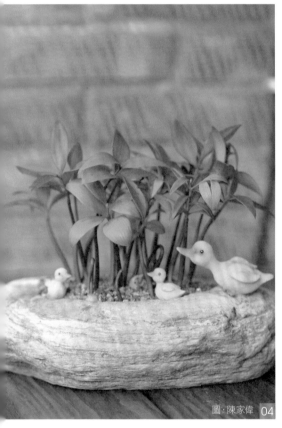

圖：陳家偉 04

也可使用「種子浸泡法」發根後，再播種入盆中。浸泡堅硬的種子並每天換水，水一定要保持乾淨喔！放置在遮陰暗處。浸泡約3～4天後，種子會有點裂開，即可進行步驟三。大約要3～4週才會陸續看到芽及莖，葉片出現約需7～8週，需要耐心等待它緩慢的成長進度喔！

>> 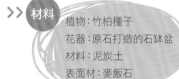 材料

植物：竹柏種子
花器：原石打造的石缽盆
材料：泥炭土
表面材：麥飯石

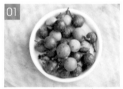 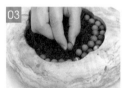

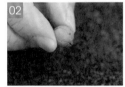

>> 作法

01. 撿拾回來的竹柏種子

02. 剝去竹柏種子外的軟殼。將堅硬的種子清洗乾淨，仔細觀察種子尖尖的芽點。

03. 盆子裝滿約8～9分滿的泥炭土，將尖尖的芽點朝下輕輕埋入，可以排列由外向內同心圓一顆接一顆，排滿整個盆器即可。

04. 在鋪好的竹柏種子上方加入薄薄的土或加入麥飯石、水晶這類碎石固定，並達到裝飾效果，如此每天保持表土濕潤即可。

園藝治療
的活動連結

這類季節性明確且每年反覆上演的植物週期，有助於時間知覺、勾起回憶與季節感認知等。羅漢松大約是端午節前後開始結籽。 成熟時為紅紫色的種托上（夏至左右種子轉紅）。大約中元節左右收籽。中秋可作首波播種。影響植物結子的因素很多，以節氣為主。可以透過活動設計，由戶外活動體驗，撿拾種子後，接續發小苗的生命歷程體驗。又是一個到公園、郊外、或是自家花園種的羅漢松樹下，撿拾種子的樂趣。

作品三：羅漢松

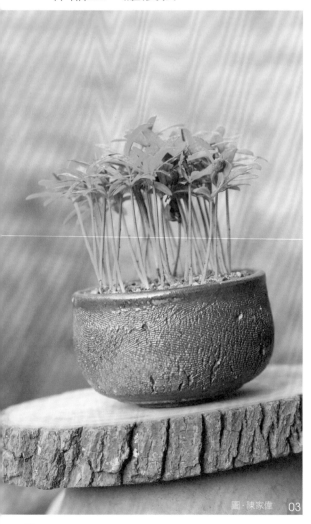

圖‧陳家偉

>> **材料**

植物：羅漢松種子
花器：材燒陶盆
材料：泥炭土
表面材：麥飯石

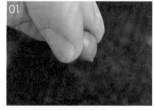
01

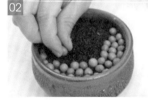
02

>> **作法**

01.撿拾回來的羅漢松種子清洗乾淨，仔細觀察種子尖尖的芽點。

02.將盆裝入8～9分滿的土。種子間芽點朝下，依序排列於盆中。每天澆水保持濕潤，放置陰涼處，約3週左右才會發芽。

03.成長後再鋪上喜歡的麥飯石或其它表面材料。

觀察有機蔬菜的生命歷程

> **園藝治療的活動連結**　只需搭配季節時令，即可自行播種蔬菜，由於多數菜籽發芽力強，幾天就可見發芽，尤其是短期採收的葉菜類，更是超有成就感的。

種類一：萵苣

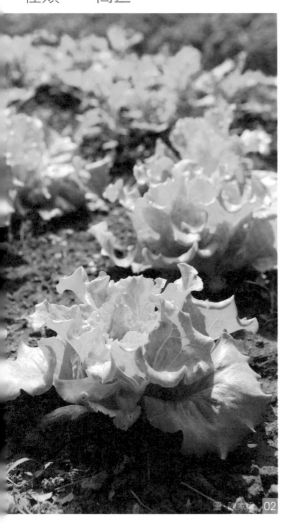

圖‧康家偉 02

葉萵苣又名A菜「妹仔菜」、「鵝菜」，略帶有苦味。品種很多，其中大陸妹（結球萵苣）因它較脆嫩及無苦味，A菜病蟲害少還算好種，A菜密種植會較嫩。

生命歷程～由播種繁殖

>> **材料**　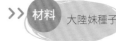大陸妹種子

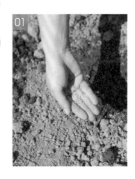
01

>> **作法**

01. 將土整平後，再撒上種子後澆水，每天保持土壤濕潤即可發芽。
02. 成長後的萵苣。

> 不結球萵苣全年皆有（夏季產量較差），結球萵苣以冬春為當令。每天澆水保持濕潤，大約3~4天會發芽。疏苗時可以移植或摘來食用。採收時不必整株拔起，僅摘葉子食用，植株會繼續成長。

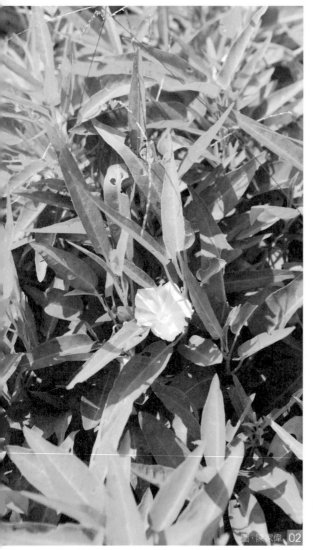

圖·陳家偉 02

種類二：空心菜

　　空心菜台語俗稱為應菜，可以土耕也可以水耕。過去稻田旁的蓄水溝渠中都會順便種一些空心菜，是台灣常見的蔬菜之一，還會開淺藍色狀似牽牛花型的花。因為種子較大可以採穴播或條播方式。

生命歷程～由播種繁殖

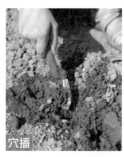

穴播

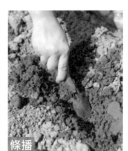

條播

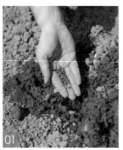

01

每天澆水保持濕潤，大約3～4天會發芽。疏苗時可以移植或直接採收食用。採收時不必整株拔起，保留基部兩節莖葉，植株會繼續成長。另外空心菜也可以採用扦插繁殖的方式。

>> 做法

A.**穴播**：將土整平後，以排列狀挖出一個個淺穴洞。

B.**條播**：將土整平後，挖出一條淺溝。

01.將土整平後，以排列狀挖出一個個淺穴洞，將種子灑入，再覆蓋一層薄薄的土，澆水即可。

02.成長後的空心菜。

聽覺

在自然界或人造景觀中，有許多美妙的聲音，在等待您進一步仔細聆聽感知這美妙的自然音樂，不同的水流強度產生的聲音、瀑布、噴泉、溪流、水缽；或是風動產生樹葉擺動的稀疏聲聲響；還有那蟲鳴鳥叫的生動樂章，可別錯過這美妙的音樂會喔！

瀑布與階段溪流

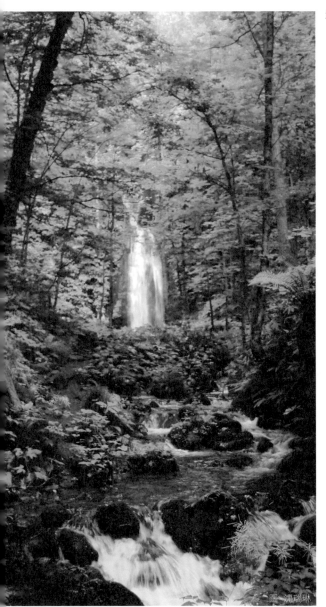

圖·沈瑞琳

園藝治療的活動連結

　　無論是自然界中自然天成的水流，以不同形式表現，呈現出瀑布、階段式流泉、溪流、緩流；或是人工打造的洗手缽、水琴窟、噴泉、水舞等，都因形式及水量的強度不同，發出不同水景的聲響與水流紋理，款待了聽覺也款待了視覺感知。坐下來，試著閉上眼，仔細的用聽覺去感知聲音的景象想像，是一種不同的知覺體驗。或許你會發現，聽到的不只一種型態的水聲，風聲以及風吹過樹葉的聲音、蟲鳴鳥叫聲等，其實是如此這般的清晰。

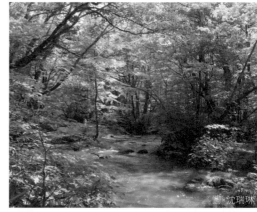
緩緩溪流

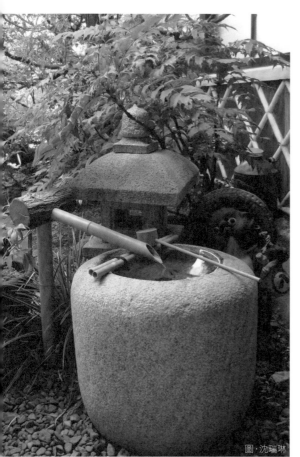
洗水缽

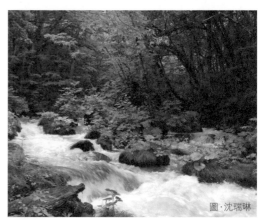
潺潺溪流

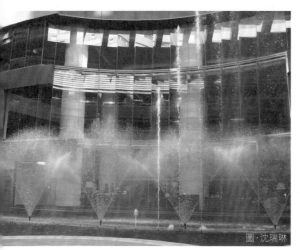
噴泉

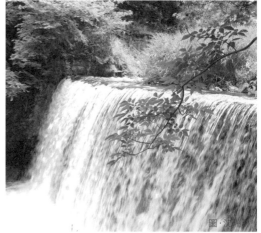
瀑布

▶▶ 風動

> 園藝治療
> 的活動連結
>
> 　　常常一陣風來，即見原本紳士般屹立不搖的植物群，開始枝葉婆娑搖曳生姿了起來，搖身變成了舞台上的舞孃般，還伴隨著自然的節奏樂聲搖擺。
> 　　或許你也和我一樣常在聽到風的聲音時，就趕緊觀察身邊植物的變動，在北海道看到一片的蒲公英時，我坐在那裡等待，等待風來時，它們像海浪般的舞動及輕聲的微風響，深深又大口的吸了吸，這微風送來的新氣息，這好像也不只是啟動聽覺囉！

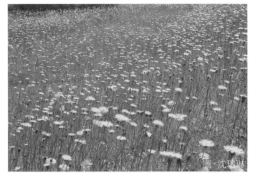

隨風擺動的蒲公英

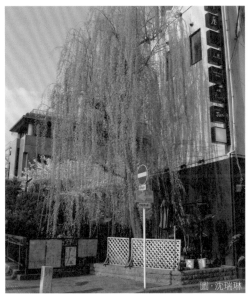

搖曳的垂柳

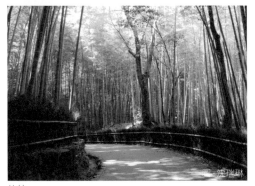

竹林

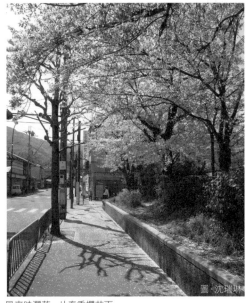

風來時灑落一片春季櫻花雨

▶▶ 蟲鳴鳥叫

園藝治療
的活動連結

蟲鳴鳥叫聲是大自然中最和諧的生命樂章，也似乎像是季節時令的報馬仔；在這不需要指揮家，更無須經過嚴格訓練，就可以如此這般隨時上台完美演奏。

這些季節時令的報馬仔隱身自然之中，隨季節上演，就像是聽到蟬聲、青蛙聲知道夏天來臨、聽到公雞叫知道是清晨時分、農村中鵝的叫聲，或是聽到小狗叫即可知道有物體靠近。

原音重現的自然樂章是療癒系音樂中，早早就開始熱賣的音樂。步入自然之中，真實收錄在記憶中的聽覺感知，你可以閉目聆聽，也可以或臥或躺在草地上，將自己交給自然，用耳用心收錄這些聲音，補充新鮮的能量，也釋放壓力的負能量。

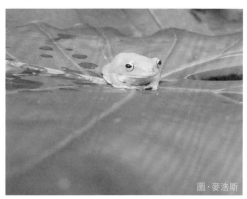

圖·麥浩斯

青蛙

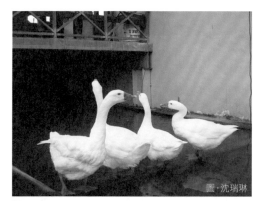

圖·沈瑞琳

鵝

▶▶ 動物的聲音或行動產生的聲音

園藝治療
的活動連結

昆蟲動物行動的聲音，你觀察過幾種？鳥舞動翅膀的聲音、兔子跳躍時摩擦葉子發出的聲音、蜜蜂飛舞的聲音、蜻蜓的聲音，這許多由昆蟲動物所發出的聲音，似乎也告知我們它的存在，聽覺提醒了視覺，可以開始搜尋周邊的動態與物體。

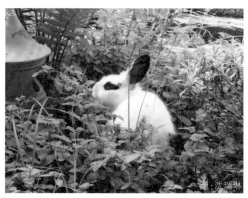

圖·沈瑞琳

兔子

嗅覺↓體驗活動課程

 嗅覺

不同氣味可能代表著不同的情感、不同的記憶及個別不同解讀感受，你是否也和我一樣，當你嗅到花香時，立即尋找植物的位子，覺察它的存在。

夏天經過公園最常聞到玉蘭花香，台灣一年四季都可以聞到桂花香，金桔開花別忘了要湊過去聞一聞花香，不開花也有香氣的香草植物也是嗅覺感知的長年植物。

 園藝治療的活動連結

室內進行聞香活動：若活動設計必須在室內，或可移動空間沒有香氣植物可以體驗時，改以修剪枝葉或花（視聞香的部位）。

認識香草植物的香氣活動，可以是個人也可以分組合作，隨參與者族群規劃不同的趣味識別活動，可以幫助記憶外，也增添學習樂趣。

活動設計 1 動態式室內型聞香活動

 1 認識香草植物的香氣及名稱

2 讓參與者個別聞香體驗

3 記下香氣及名稱

 4 闢出一區放上盆栽，讓參與者（可個人可團體）到盆栽前寫出（或小聲說出）植物名稱，正確即給予拼圖一片，錯誤者需接下一個植物，一圈後才可以再到同個植物區，再次答題

 5 完成拼圖者可以搶按鈴。

備註：活動的複雜程度可以對象、空間及活動時間不同進行局部修改。或是單純聞香體驗並結合泡茶或其它食品製作也可。

動態室內外型聞香活動

活動採室內說明後

1.**室外**：種有香花植物的花園。

2.**室內**：修剪枝葉或花（視聞香的部位）。

1 先進行分組（每組成員志工與參與者），在室內認識香草植物的香氣及名稱

2 讓每組個別聞香體驗

3 記下香氣及名稱後，發放花園平面圖（或在樹上做標記）

4 進入花園中依照花園平面圖或標記——寫下植物名稱

5 完成組別可以回來報到

6 依照排序給予小禮物，人人有獎。

備註：活動的複雜程度可以對象、空間及活動時間不同進行局部修改。

▶▶體驗主題香氣植物 聞香趣體驗

香草植物類中常見的，例如：薰衣草類、迷迭香類、薄荷類、百里香類、巴格誕類、澳洲茶樹等。香花植物類：桂花、玉蘭花、夜來香、茉莉花、金桔（最好是花期，非花期時使用果實）等。

各類香氣的體驗有不同的技巧，可別通通直接破壞葉子，損其葉片的完整性。接下來一一秀（嗅）給你看喔！

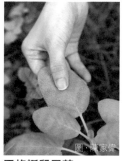

巴格誕鼠尾草
用手指輕輕左右摸動，香氣留於手指，即可嗅嗅看囉！

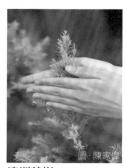

澳洲茶樹
用單手的手指或雙手摩擦葉部，香氣留於手指，即可嗅嗅看囉！

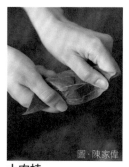

土肉桂
得搓揉葉子才能聞香氣，搓揉後的葉子就帶回家燉料理加味喔！

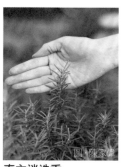

直立迷迭香
將手拱成英文字的C，由下而上觸碰過葉叢即可嗅嗅看囉。

嗅覺↓體驗活動課程

▶▶ 香草組合一盆OK

廚房花園的特點，就是可以體驗入菜入料的完整體驗。雖然無法立即擁有一座廚房庭園，但也不希望讓自己等待太久，用盆栽組合的方式一樣可以滿足體驗喔！來個「一盆OK」的香草植物組合趣吧！選擇自己常用的品種組在一起，協助接觸香草初期不會搞混品系，也方便採摘。

園藝治療的活動連結　　透過認識香氣植物及栽培體驗後，享受採收的樂趣與技巧學習，再品嚐茶品是一個結合行動式活動與嗅覺、味覺體驗的活動設計。或許可以選擇在咖啡廳情境的空間體驗整體性的感受，會勝過教室品茗的體驗滿意度。

01 女性調理快樂茶

女生教戰守則第一章：多愛自己一點，偶爾來個自然的奢華是一定要的喔！鼠尾草能舒緩經期或更年期不順，薰衣草的清新香氣可幫助放鬆緊張情緒，將這幾種香草摘下，沖泡熱茶，緩緩喝下順口又溫暖，與中藥的中將湯有著異曲同工之妙呢！

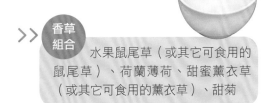

>> **香草組合**　水果鼠尾草（或其它可食用的鼠尾草）、荷蘭薄荷、甜蜜薰衣草（或其它可食用的薰衣草）、甜菊

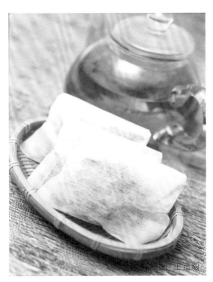

圖‧王正毅

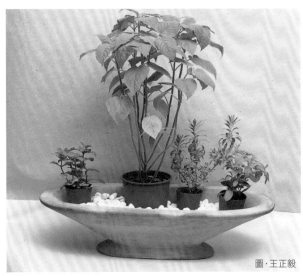

圖‧王正毅

02 自然配方最窈窕

泛著清甜檸檬香，這是老少男女皆喜好的茶品組合。這幾款香草可刺激腸胃蠕動、去除多餘油脂，自然甜味爽口無熱量，是大餐後不可或缺的飯後茶飲，或者多花點心思，將香草茶製作成蒟蒻點心，更是可口健康的新選擇。

>> **香草組合** 檸檬香茅、檸檬香蜂草、檸檬馬鞭草、甜菊、荷蘭薄荷

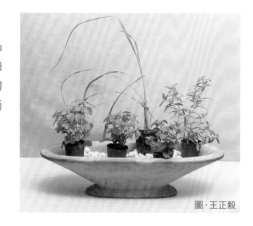

圖·王正毅

03 午茶輕食最適配

歡樂下午茶時光，可是茶品、輕食點心兩相好喔！可以摘玫瑰天竺葵或巴格誕鼠尾草的葉子製作起士捲餅，在陽光灑落的窗邊，沏一杯薰衣草、荷蘭薄荷、甜菊新鮮茶品，原來簡單的幸福感真的唾手可得。

>> **香草組合** 玫瑰天竺葵、巴格誕鼠尾草、薰衣草、荷蘭薄荷、甜菊

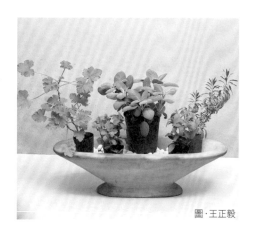

圖·王正毅

04 舒壓安眠療癒系

現代人生活緊張、壓力大，成了健康最大的阻礙，還在為工作、家庭、生活鎖事煩心嗎？讓自己先歇一歇、放慢一下腳步，走到陽台來嗅嗅香草補元氣，來杯天然的香草茶，薰衣草給予神經的安定，玫瑰天竺葵幫忙抒緩壓力，荷蘭薄荷幫你醒醒腦，身心靈都健康才是王道喔！

>> **香草組合** 玫瑰天竺葵、甜蜜薰衣草、荷蘭薄荷、甜菊

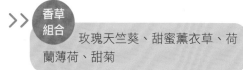

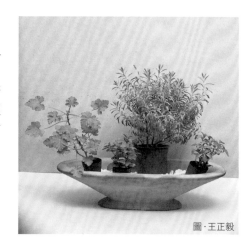

圖·王正毅

▶▶ 香草萬用膏

　　台灣夏季到戶外最害怕的就是蚊蟲咬傷了，如果您想用自然的方式退去癢痛感，自己動手做香草萬用膏。不同的香草精油都具有不同特性，可依需求選用各式精油來製作萬用精油膏，但皆需加入薄荷精油以緩解疼痛或蚊蟲叮咬的癢痛感。

園藝治療的活動連結　　這樣的活動除了嗅覺刺激外，也是一種訓練肢體管控力活動。也由於需要觀察凡士林的溶解狀態，對於環境知覺及觀察力也是一種練習。是實用的設計作品，但因為有加溫所以需要考量安全使用。活動流程不長、複雜度也不高，但因為需要對量的精準掌控，所以手眼協調必須良好。另外的特點是以完成可保存或餽贈之用的作品型活動。是義賣式園遊會的商品選項，在瓶蓋上貼上標籤就滿點了。

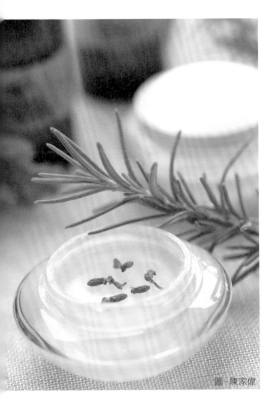

圖·陳家偉

　　蜜蠟主要是讓膏的固狀硬度提高，微量加入即可。夏季因環境高溫攜帶時易溶解，可以酌量增加。

>> 材料

植物：玫瑰天竺葵精油2~3滴、薄荷精油1滴
花器：12g透明飛碟盒
材料：凡士林10g、蜜蠟1g
工具：電磁爐、鋼杯、湯匙

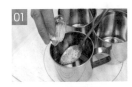
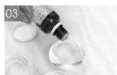
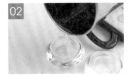
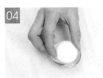

>> 作法

01. 將凡士林放入鋼杯中溶解至液態後，加入少許蜜蠟一併溶解。
02. 凡士林及蜜蠟溶至液態時到入瓶中，約九分滿。
03. 滴入玫瑰天竺葵精油、薄荷精油後（動作要迅速，否則精油會因為高溫而容易揮發於空氣中）。
04. 蓋起蓋子，以畫圈的方式在桌上輕輕旋轉約十圈（讓精油均勻）。
05. 靜置降溫後即可。

▶▶ 雕塑心型迷迭香

　　Table garden桌上小花園是多年以來我努力推動的上班族聰明選擇,如果在工作職場只有屏風、電腦和列表機,連灑落一點陽光都是奢求,那你更不能放棄這個聰明選擇。

　　雖然迷迭香無法長時間在室內成長,採取兩盆小盆栽2~3天更替室內外的策略,體積輕巧運搬容易,花一點小心思,就可以在室內隨時嗅到清新芳香囉!

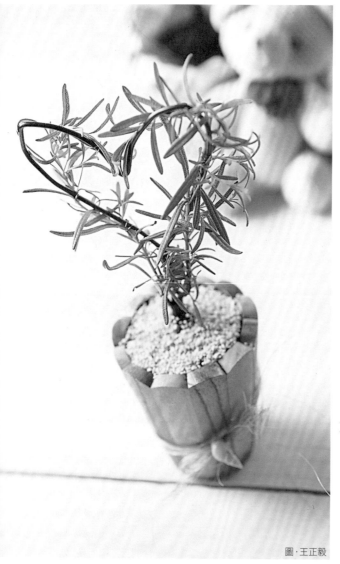

圖·王正毅

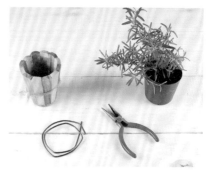

>> **材料** 3吋盆迷迭香、鋁線、細銅線、高腳木盆、瓊麻、小貝殼、貝殼沙

>> **作法**

01. 先將迷迭香移植至高腳木盆。
02. 另將鋁線折成心型後,插入盆中。
03. 將迷迭香的分支以細銅線固定於心型鋁線上。
04. 修去多餘的分支,日後隨著迷迭香慢慢成長,定期修剪即可。

嗅覺↓體驗活動課程

**園藝治療
的活動連結**

　　這類活動屬於細部的手指操作刺激，與設計的腦部運動為主，當然也是嗅覺的刺激。使用容易塑型的鋁線操作「綠雕」的技巧，讓個案感覺「掌控感」，是一種情緒上的鼓勵，尤其是選擇新生枝態柔軟期的迷迭香，來形塑「綠雕」作品，也意涵著人生是可以經過形塑再加上自身的努力，你可以活出屬於自己自信的人生，端看自己的努力。

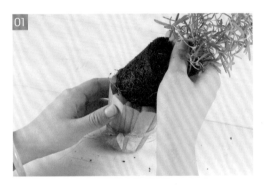

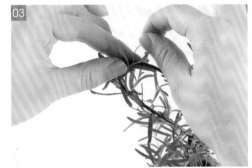

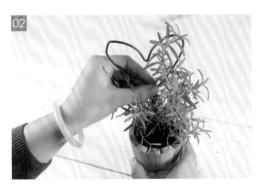

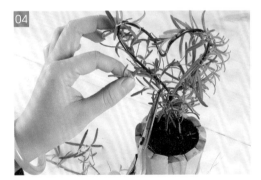

▶▶ 迷迭香香氛圈

　　您還在用車上、浴廁、室內芳香劑嗎？推薦一個自己動手的天然芳香劑，健康美觀又實用。自製鮮草芬芳的除味花圈，自然香氣令人通體舒暢。生活可以簡單優雅又健康喔！

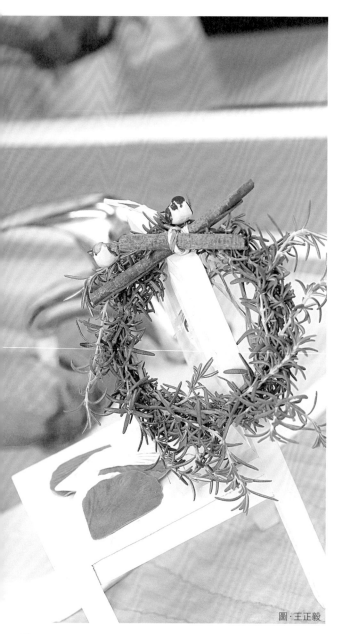

圖‧王正毅

>> 材料

藍小孩迷迭香數段、拉菲草、裝飾小鳥、裸線20號鐵絲2根、細銅線、綠膠帶、肉桂棒

>> 作法

01. 將兩根鐵絲重疊折成圓形。

02. 在重疊處稍微纏繞，再纏上綠色膠帶止滑。

03. 先將泡過水的藍小孩迷迭香分成長、中、短。

04. 迷迭香一束束包裹鐵圈後用細銅線固定綁好。

05. 肉桂棒也先以鐵絲固定成形。

06. 最後收尾處用綁好成束的肉桂棒裝飾，露出鐵絲的部分則以拉菲草綑綁，並保留適當長度做掛繩，最後加入小鳥增加趣味即成。

> **園藝治療
> 的活動連結**　這類活動在活動中因為不斷的接觸並固定迷迭香,所以隨時散發出迷迭香的香氣,屬於高頻率的嗅覺的刺激;另外,因為需要細部的手指操作與設計,對於刺激手指、手腕及腦部運動都有益。
>
> 　同樣的技巧可以沿用到聖誕節的聖誕圈製作,材料以稻草、藤類或柏類有香氣的素材為主,但人造素材的松條是不佳的選擇。

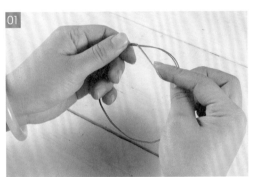

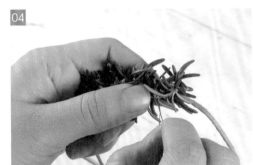

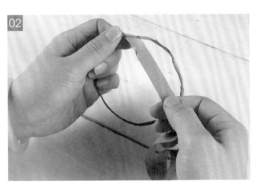

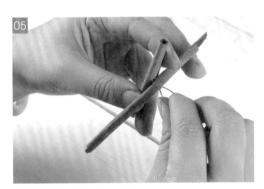

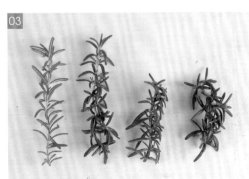

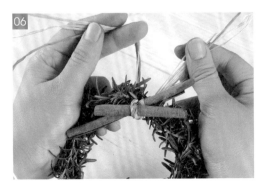

味 覺

味覺體驗是廚房庭園及採收後最常見的活動，也是老少咸宜的合作活動，帶來的滿足感是整個活動的最高點，無論是採收生食、下午茶、點心、入菜入料、醃製等食品加工製作，都是園藝領域中「園產品加工」的部份。所以園藝治療包含的領域可是既廣又深的喔！

園藝治療的活動連結

在花園管理或盆栽植物栽培的歷程中，除了澆水、施肥外，「修剪」也是成長計畫中不可缺的階段，在植物適期與成長型態的考量下，修剪是必要又重要的事，但多數都因為「捨不得剪」而耽誤了植物的成長發芽的黃金期，待枝幹老化生長勢退化，再生發芽的能力也變差，才進行修剪植物已經無法綻放新枝綠葉了。

修剪下的健康枝芽，除了可以「扦插繁殖」，還可以「入菜入料」使用。代表了「生命的傳承」及「天生我才必有用」的意涵。

所以「有捨有得」才是管理植物成長的要領，過度的溺愛可是無法成就健康的樹苗喔！就是這樣的管理原理，可轉化到園藝治療的親子教育及生命歷程的陪伴。

品味一口辛勤栽培呵護的香草植物，感恩回饋的一抹清香，似乎向你道聲「感恩」。

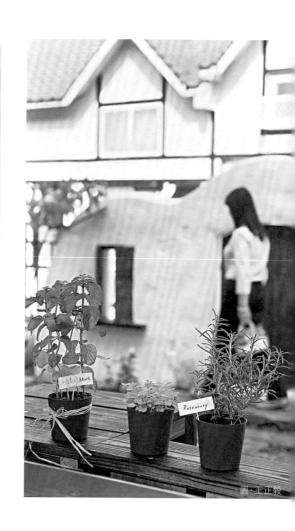

圖·王正毅

▶▶ 香草茶

想要喝茶喝得沒負擔，新鮮淡雅的香草茶可是首選！搭配香草的功效與口感，一壺壺複方茶任君選擇。

志工的自修知識

新鮮的香草茶中含植物鹼，會降血壓，所以當血壓低或空腹時，建議將第一泡先沖掉後再飲用。

配方1

檸檬香蜂草茶

配方：新鮮檸檬香蜂草、甜菊、荷蘭薄荷

功效：提神、心情愉悅

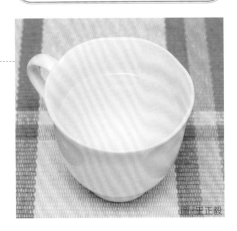

圖‧王正毅

配方2

飯後消脂茶

配方：新鮮檸檬馬鞭草、檸檬香茅、甜菊、荷蘭薄荷

功效：刺激腸胃蠕動、去除餐食油脂，拒當小「腹」人。

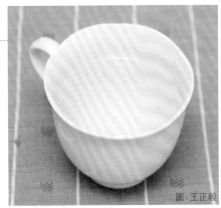

圖‧王正毅

配方3

免疫力增進茶

配方：新鮮馬鬱蘭、檸檬百里香、甜菊、荷蘭薄荷

功效：預防感冒、提高免疫力，國外在小孩發燒時，常將此方用來泡澡退燒用，但泡澡時不必加入甜菊及荷蘭薄荷。

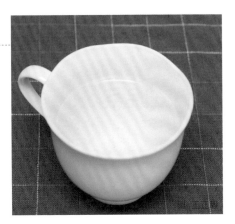

配方4

腸胃保健茶

配方：檸檬香茅、甜菊、荷蘭薄荷

功效：檸檬香茅可以刺激腸胃蠕動，是慵懶的腸胃剋星。每日飲用檸檬香茅茶，除了幫助排便，也有安眠效果喔！一般的香茅製成安眠枕也是不錯的選擇。

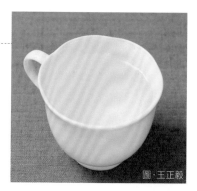

圖·王正毅

配方5

快樂配方茶

配方：新鮮檸檬馬鞭草、檸檬香蜂草、甜菊、荷蘭薄荷。

功效：檸檬馬鞭草除了消脂、增進記憶力外，加上檸檬香蜂草在歐洲可是改善「藍色憂鬱」的有名配方呢！

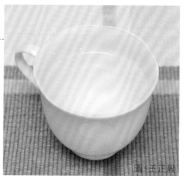

圖·王正毅

配方6

經期保養茶

配方：新鮮薰衣草、鼠尾草、甜菊、荷蘭薄荷。

功效：薰衣草可安定神經、鼠尾草可以改善婦科的不適狀況，如經痛、或舒緩更年期不適。

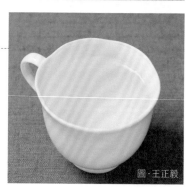

圖·王正毅

配方7

舒壓安眠茶

配方：新鮮薰衣草、檸檬香茅、玫瑰天竺葵、甜菊、荷蘭薄荷。

功效：薰衣草鎮靜神經、玫瑰天竺葵抒解壓力，讓一天的緊張神經得以鬆綁，幫助一夜好眠，迎接新的一天。

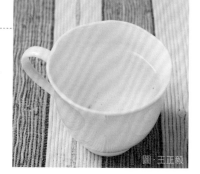

圖·王正毅

味覺●體驗活動課程

▶▶ 南瓜手工麵條

菜園中盛產的南瓜，得變出多種型態與吃法，否則面對一大顆的南瓜還真是束手無策。

園藝治療的活動連結　在活動中壓碎南瓜與揉麵的過程，是體力也是情緒的出口；也給了情緒障礙、壓力、過動兒或體力過盛的孩子許多體力的發展出口，同時也可享受成就感及美味，體會正確的發揮體力能量，即可成就喜悅並被肯定的事。更是上肢復健的教案，讓個案發覺自己還是有服務別人的能力。

這是一個可以居家親子共玩的料理活動，沒有危險且有趣，也讓孩子體會不同物體結合後，成就一個新成品，像是意喻著團結合作的概念，那怕只是單純的水，都扮演了重要的融合工作。

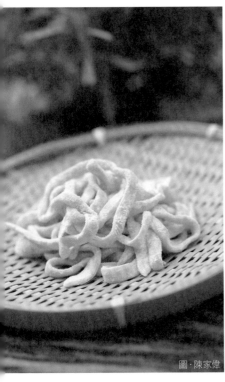

圖‧陳家偉

>> **材料**

入料植物：南瓜
食材：中筋麵粉500g、雞蛋1個、橄欖油少許、鹽少許、飲用水約50～100cc
輔助工具：製麵機

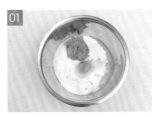 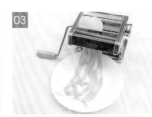 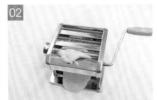 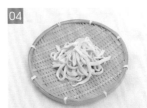

由於桿麵過程會持續出筋，（就是會黏濕感），要再拍上麵粉。如果沒有製麵機，也可以手揉搭配桿麵棍來揉麵，最後用刀切出麵條形狀。

>> **作法**

01.南瓜蒸熟，壓成泥。將中筋麵粉、雞蛋、橄欖油少許、鹽少許、南瓜泥、少許飲用水（水可以分次加）拌入其中。
02.均勻拌出成麵團狀，壓平放入製麵機中，反覆桿麵至Q。
03.將餅皮放入前方切麵處，切成麵條狀即可。
04.成品圖。

▶▶ 檸檬香茅御飯糰

　　三角御飯糰原本是日本早期農務或工作時，攜帶的餐點，現代成了便利商店架上的明星商品。一樣是生產稻米的國家，我們自小的外賣早餐也有飯糰，只是形體不同是橢圓，包的內容更是豐富，有油條、花生粉、肉鬆、蘿蔔乾等等。一個可以當成戶外活動的隨身餐點自己做！

> **園藝治療的活動連結**
>
> 　　這是一個可以親子參與的活動，促進親子關係。另外對於食慾不佳或是挑食的孩子，可以透過活動產生的樂趣，衍生對食物的喜愛。當然也是戶外郊遊時一同歡樂的活動。
>
> 　　熬煮出香茅水的香氣刺激了嗅覺，手作啟動了觸覺感知，美味的口感則是喚醒了味覺。在辦理戶外（野外）的音樂會、觀察會、散步活動規劃時，出發前的御飯糰製作成了暖身操，也提供在外補充體力的點心。

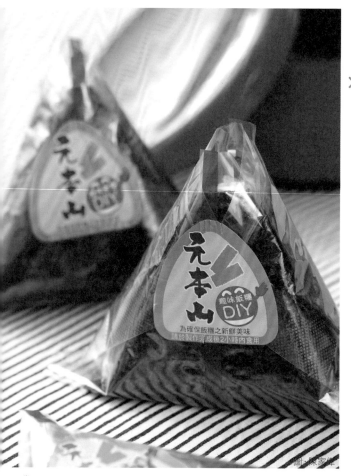

> **>> 材料**
>
> **入料植物**：檸檬香茅
> **食材**：白米一杯、胚芽米1/2杯、御飯糰海苔紙、日本山藥、肉鬆（素食者可用素肉鬆、蘿蔔乾）
> **輔助工具**：御飯糰三角模

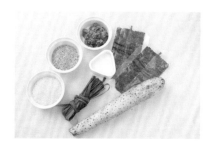

圖‧陳家健

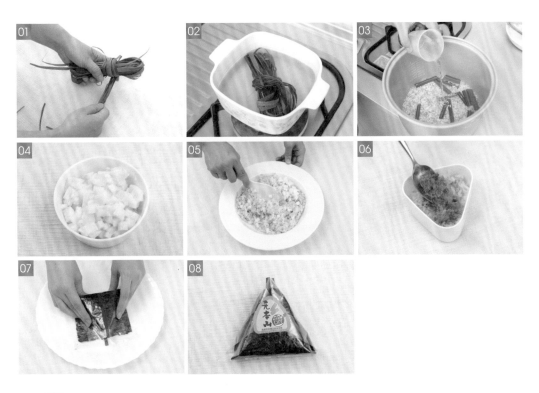

>> 作法

01.將檸檬香茅葉清洗乾淨,綁成束。

02.將水煮至沸騰後丟入香茅束,煮約3～5分鐘香氣四溢,水色略黃,關火。

03.清洗好的米加入新鮮的檸檬香茅段、檸檬香茅水,放入電鍋煮熟。

04.日本山藥切丁備用。

05.將煮好的香茅飯取出檸檬香茅段,加入山藥丁攪拌均勻。

06.將飯裝入御飯糰模中約1/2,加入喜歡的配料後,再加入飯即可壓模。

07.將模中的飯糰,倒至御飯團海苔紙包裝即可。

08.成品圖。

煮好飯後,要先取出檸檬香茅段後翻鬆飯後,要在電鍋中再燜5~10分鐘,讓飯熟透後,才將飯取至盤中與山藥攪拌。

▶▶ 薰衣草手工餅乾

　　下午茶時光，除了茶品、咖啡還有點心餅乾。想像陽光灑落的窗邊或戶外花園中，沏飲一杯手摘香草茶，再搭配薰衣草起士餅乾，幸福指數肯定破表。

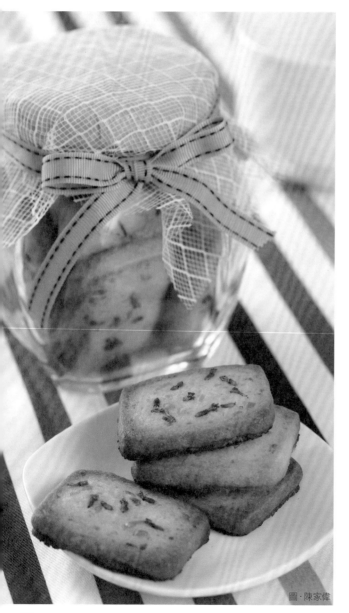

圖·陳家偉

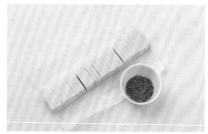

>> 材料

入料植物：薰衣草花（非花季期，薰衣草葉也可）
食材：現成起士口味冷凍餅皮
包裝材料：玻璃瓶、咖啡色不織布、白網、緞帶、橡皮筋
輔助工具：一般廚房用具

>> 作法

01. 起士冷凍餅皮一片片鋪平解凍，並灑上少許薰衣草花
02. 將薰衣草花壓崁入餅中，並將餅整型。
03. 烤箱預熱至200度左右，將餅送進烤箱，烤至著色金黃色即可。取出後放涼後，裝罐。
04. 將玻璃瓶蓋上放上咖啡色不織布、白網用橡皮筋協助固定，綁上緞帶，取下橡皮筋即可。

**園藝治療
的活動連結**　整體活動的流程可以從花園採收開始。如果受限空間條件，僅作室內的操作課程也OK。這類活動適合各類對象來參與，經過說明及示範容易上手，所以是個一同歡樂特性的活動。

　用在操作個案上較無限制，除了進出烤箱的作業時，依個案狀況來衡量，是否需給予動作替代協助，但請讓個案在旁一同觀察烤餅的變化歷程。

　鋪排餅皮→將薰衣草花鋪灑至手工餅皮上（眼手協調的知覺感知、刺激嗅覺知覺）→輕壓入餅（手部運動）→進入烤箱（因高溫危險，出入烤箱工作由志工或成人協助）（環境知覺、觀察力）→成品（味覺體驗、達成感、滿足感、分享）。

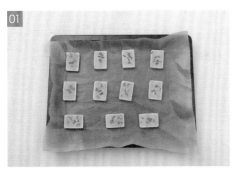

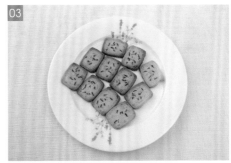

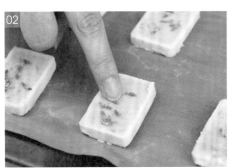

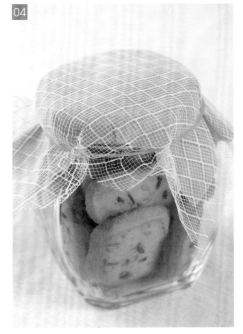

因為烤後餅皮會膨脹，所以要預留每塊餅膨脹空間，上下左右約留餅的1/2大小。

▶▶ 迷迭香奶油抹醬

迷迭香不只是香氣濃郁，植株在庭園中表現出生氣盎然的氣勢，在廚房裡它可是醃製、滷汁、去腥味等多變的好幫手。搖身一變，餐桌上出現一碟自製的香料奶油，既新鮮又風味無窮，平凡麵包嚐起來也格外優雅。

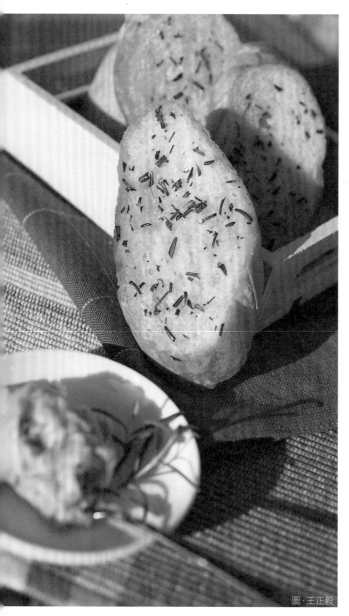

圖・王正毅

>> 材料

新鮮迷迭香葉30g、無水奶油500g～600g（或稱脫水奶油）

>> 作法

01. 將新鮮迷迭香清洗乾淨並瀝乾水分。
02. 取下葉子。（保留上端少許葉子，即可扦插繁殖）
03. 用剪刀剪成小段。
04. 與無水奶油攪拌均勻即可。
05. 欲烤的麵包先在正反面噴一點開水後，再塗上奶油抹醬送進烤箱，麵包不硬反而更香脆。

只要迷迭香不含水分，調好的「迷迭香奶油抹醬」可於冷藏中儲存約一週的時間。＊抹醬也可變化為羅勒口味，只要將材料換成新鮮羅勒葉即可。但做好的「羅勒奶油抹醬」需馬上使用，因為其含水量較高，儲存不易。

**園藝治療
的活動連結**　　　整體活動的流程可以從花園採收開始。如果受限空間條件，僅作
室內的操作課程也OK。這類活動適合各類對象來參與，經過說明及
示範容易上手，所以是個一同歡樂特性的活動。

　　用在操作個案上較無限制，除了進出烤箱的作業時，依個案狀況來衡量，是否需給
予動作替代協助，但個案在旁一同觀察烤餅的變化歷程。

　　至花園中修剪迷迭香（喚醒外在環境的觀察）→清洗香草→風乾後，落下葉子剪成
碎片（手腕運動，及修剪中的香氣溢出，刺激嗅覺知覺）→將葉子倒入無水奶油的容
器中攪拌均勻（手部運動）→將迷迭香奶油塗抹麵包（眼手協調及手部的知覺感知）
→進入烤箱（環境知覺、觀察力）→成品品味時間（味覺體驗、達成感、滿足感、分
享）。

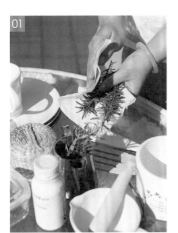

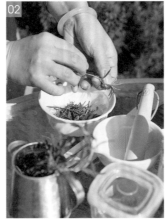

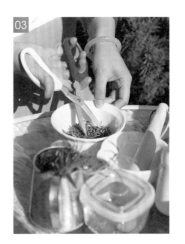

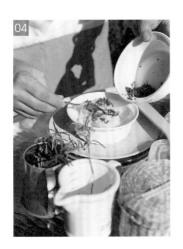

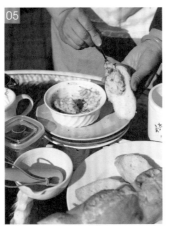

　　在健康的考量下，不建議
使用動物性奶油，但植物性
奶油也有「反式脂肪」的健
康疑慮，因此建議使用脫水
奶油（由牛奶中經過脫水等
處理），放室溫下時即是膏
狀的固體。若是擔心台灣夏
季高溫放入冷藏，得暫放室
溫待其軟化後才進行操作，
無須任何加溫作業。

▶▶ 五香肉桂豆乾

　　台灣的傳統香料之一「八角」，幾乎是家家戶戶廚房中不會缺席的香料之一，再加上肉桂葉的提味，成了聚會或戶外郊遊時方便的零食點心。

　　每年春天日本最重要的「花見」～賞櫻花的活動，總是全國熱情主動參與，連外國觀光客都被吸引春季前往共襄盛舉，也影響了鄰近的我們「春天賞櫻花」的活動企畫。在看熱鬧同時還是得瞭解其內在的意涵。

　　「一年之計在於春」所以在春季時，可見剛剛甦醒的大地生物，是個生命朝氣的季節，透過櫻花的植物季節特性，及冬眠後先開花後發芽的生命意涵，在櫻花樹下賞花並許下今年的年度計畫，代表了內心啟動的一種形式，鼓舞著沉潛的心再次蓄勢待發，珍惜當下的美好，也給予面對人生及未來的勇氣與能量。

　　這類戶外野餐活動，看似歡喜的遊憩行為，背後其實蘊涵深具意義的動機。

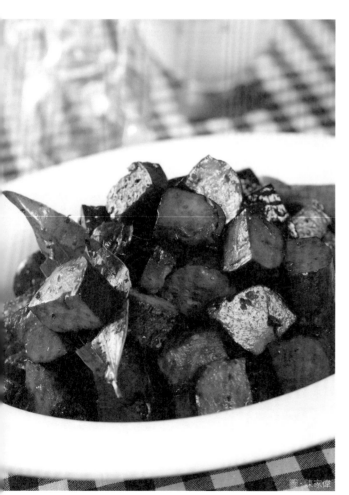

圖·陳家偉

>> 材料

入料植物：八角三個（乾燥）、肉桂（新鮮葉）3～4片
食材：醬油1/2杯、果寡糖1/2杯、橄欖油1/2杯、甘草2～4片、大方塊黑豆乾5塊
輔助工具：一般廚房用具

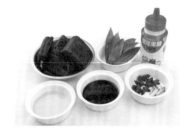

>> 作法

01. 大方塊黑豆乾，切塊備用。
02. 醬油、果糖、橄欖油同時放入鍋中，加熱至提香氣時，加入八角、肉桂、甘草及切塊黑豆乾。
03. 蓋上蓋子中小火持續熬煮，並攪拌。
04. 收汁，打開鍋蓋持續攪拌，收汁即可。
06. 成品放涼後放入冷藏，口味更佳。

味覺🔸體驗活動課程

**園藝治療
的活動連結**　由於料理的過程需要站立及移動，加上上肢的動作頻繁，以及觀察火候大小與食材的變化，因此看似簡單的料理活動，其實有助於於上、下肢的肌耐力練習，以及手腕與手眼協調，並啟動環境知覺感知的覺察力，當然過程中的香氣轉變，刺激嗅覺感知（對於高齡者，也有喚起過去記憶的效益）；調理中食物的顏色轉變，刺激了視覺感知；最後的成品品嚐時，產生達成感、滿足感、成就感。整個活動的歷程階段都是園藝治療的可能。

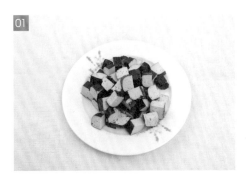

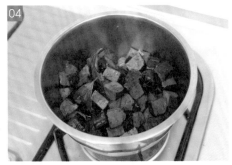

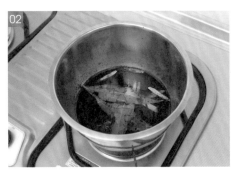

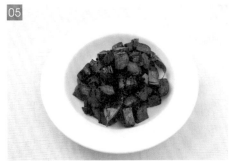

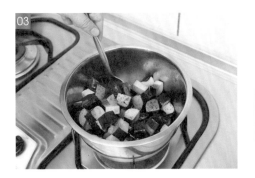

豆乾的大小，影響收汁及入味的時間。另外，豆乾越小成品的硬度越高，可依各人喜好來處理。示範中的豆乾大小，一塊切成16小丁。

▶▶ 古早味的麵茶

　　「麵茶」，還記得這個香氣與滋味嗎？或是你從來不知它是啥？對於七〇年代後的人而言可能是陌生，或許只在雜貨店看過麵茶，所以親手炒出一碗香氣四溢的「麵茶」，看來顯然是件困難甚至遙不可及的事。所以這簡單又復古的好手藝一定不能失傳。

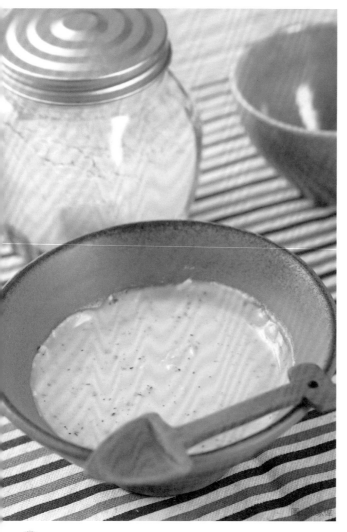

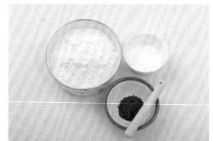

>> 材料

入料植物：芝麻（烤過）1/2杯
食材：中筋麵粉兩杯、白細砂糖少許（依個人喜好）
輔助工具：磨粉碗、細篩網

>> 作法

01.將芝麻用磨粉碗磨至粉狀。
02.乾鍋中小火將中筋麵粉炒至微著色後，加入芝麻粉，拌炒至香氣四溢，並著淺茶色後關火裝盤。
03.將白細砂糖加入麵茶中攪拌即可。
04.待冷卻後裝瓶即可。

味覺⬇體驗活動課程

**園藝治療
的活動連結**　　透過香氣、味覺來喚醒並回憶過往的香氣與滋味。是尋找過去記
　　　　　　憶也是文化傳承的活動，讓年長者與孩童分享這鄉村時代，雨天時
最常聞到的香味，也是農業社會的居家小點心。

　　材料設計中，不使用現成的芝麻粉，是希望透過磨粉的過程，增加活動中手腕部的
運動，及研磨中芝麻散發出香味的刺激，在製做的過程中，為了避免麵粉燒焦，所以
不斷的拌炒動作，給予上肢及手腕足夠的運動量，所以左右手交替動作才是最佳的活
動量。

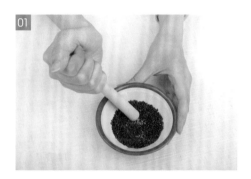

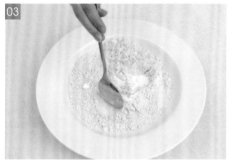

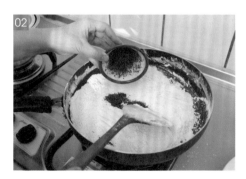

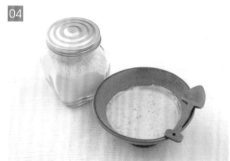

　　過去的麵茶大多是用豬油來拌炒的，追求健康新選擇，改用芝麻來替代豬油的油質，一樣炒
出古早味喔！做好的麵茶可以加入熱水攪拌成稠狀食用，或依個人喜好食用也可。

五官六感的體驗很少單一存在，例如觸覺體驗時，常包含了嗅覺與視覺及身體的知覺進而達到心流體驗，活動後達成成就感與滿足感。

親手製作DIY手工成品，可以成為餽贈的禮品，對於提升人際關係有很直接的效益。進階入門的成品設計，不可以用專業訓練的標準，或是過度精細的動作等，循序漸進的難度設計，會提高個案的參與意願，也會提高個案追求進階的積極動力，進而對自己現況的鼓勵與接納，對於「未來」也增加了信心能量。

▶▶ 室內盆栽組合

一座Table garden滿足室內空間或無陽台花園者一個圓夢的可能，無須太多的手法技巧，一樣可以成就一座個人花園。先找到了主題，再依環境條件搭配適合生長的綠色植物，鋪上風格相同的鋪面材，乾淨俐落的作品就成型了。

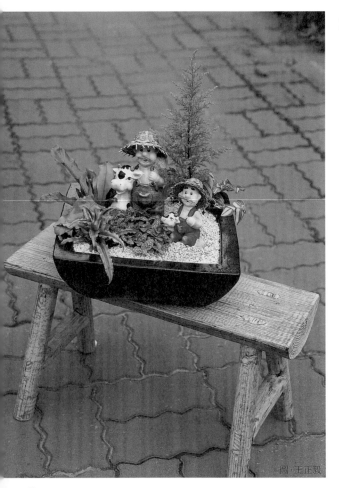

>> 材料

山蘇、白網紋草、隱花鳳梨、白邊鴨趾草、香冠柏3吋盆各一，培養土、不織布、方型黑花器、人偶、珊瑚石、貝殼砂

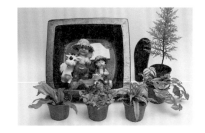

>> 作法

01. 在花器出水口鋪上不織布濾水，並加入培養土。

02. 將主角牛老伯1大1小置入其中。

03. 將未脫盆的盆栽先置入盆中擺放，以調整搭配出適合的位子。

04. 確認配植位置後脫盆植入，並保持土壤高度為盆器深度九分滿處。

05. 種植完成後，並經「鎮壓」確認土壤的飽實度。土壤表面覆以珊瑚石、貝殼砂做收尾。

攝·王正毅

觸覺↓體驗活動課程

園藝治療的活動連結

　　透過記憶中美好的物品或具有紀念意涵的玩偶（飾品）做為盆栽設計的主軸，搭配適合空間條件的室內植物，技巧簡單效果滿點。

　　對於想要懷念或是追憶美好者，可以隨個案帶自己家中喜愛的物品（給予尺寸大小的標準），來一堂「我記憶中的……」以盆栽組合的方式來訴說心情與回憶。

　　對於高齡者、信心重建、尋找記憶、找回自我等的個案，都可以用工作坊的方式來進行，並給予設計作品的發想時間。對於一般舒壓及空間綠化亦可。

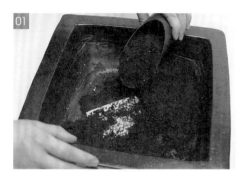

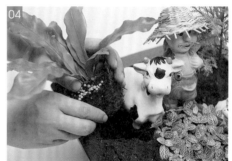

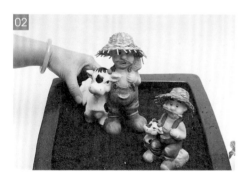

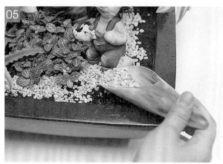

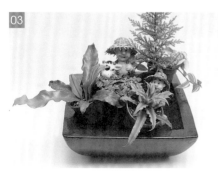

▶▶ 變身趣味繽紛花草椅

　　組合盆栽不一定都要買盆才能做，資源再利用的發想會讓您找到許多靈感的來源。像這把壞掉的椅子，調整一下坐墊底盤位置，就變成好用又富創意的組合花架了，植栽混搭其間，在小空間裡立即增添了花綠的活力氛圍。

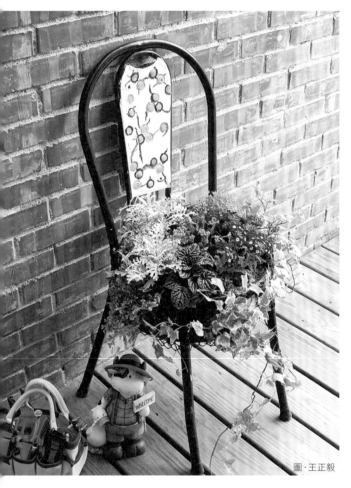

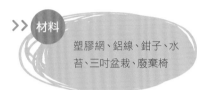

>> 材料

塑膠網、鋁線、鉗子、水苔、三吋盆栽、廢棄椅

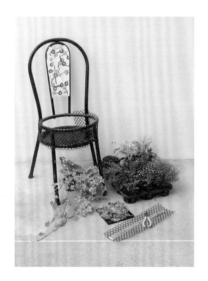

圖・王正毅

>> 作法

01.將塑膠網剪成所需的寬度，圍在椅子圓形的椅墊框架外，並以鐵線固定。

02.將水苔沿著網子邊緣鋪滿。（防止土壤流失）

03.在前緣的外圍處，剪開一段塑膠網，方便置入懸垂性植栽。

04.將常春藤置入剪開的孔隙中。

05.先將喜好植栽，配置入椅子花盆內，安排好想要的組合位置，再脫盆置入。

06.全部的植栽置入後，土表再鋪一層水草收尾覆蓋。

07.整理常春藤的葉子，可以將莖葉安排在希望的高度，以造型藤固定。

08.椅子組合盆栽完成。

園藝治療的活動連結

　　花團錦簇的繽紛花草，成了雀躍而奔放的心情燃點，在春、秋、冬季草花旺季期，好好運用草花來妝點寒冷的氣候氛圍，款待視覺感受並來場繽紛饗宴。

　　透過栽種開花植物的歷程，因為豔麗的花色，給予個案色彩的刺激，也較容易激起栽培的動機，栽種開花植物和可以實用的蔬果一樣具有成就感效益。只是隨個案的喜好不同搭配主題。

　　繽紛花期間，除了賞花的樂趣外，生命延續的加工製作活動，例如壓花、插花等，都是延續性的活動設計。在植物歷程看到生命的輪動，植物綻放美麗的花朵，像是與人分享的美好；將美麗的花朵製成壓花、插花、壁畫，象徵著生命的延續。這樣的活動適合悲傷療癒、生命意涵、尊重生命、發現自我價值、色彩刺激或早期療癒、一般舒壓空間綠化等個案及需求上。

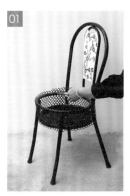
01

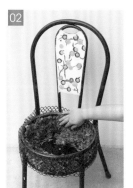
02

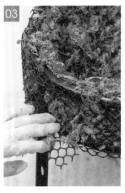
03

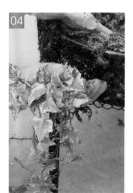
04

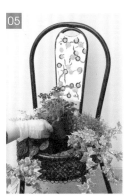
05

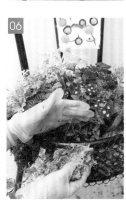
06

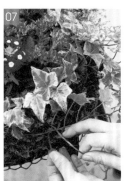
07

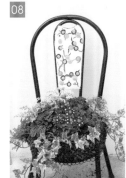
08

▶▶ 花園取材創意桌花

　　你以為「環保花藝」，只是拿廢棄物來應用而已嗎？NO！讓家中物品增加使用次數，也是隨手可做的環保概念喔！

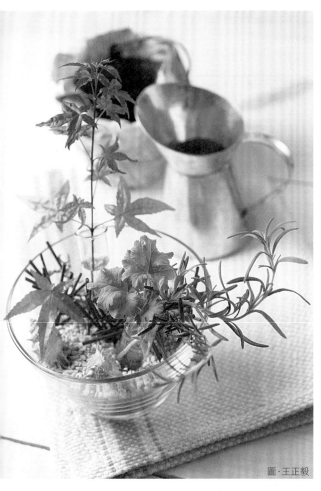

圖・王正毅

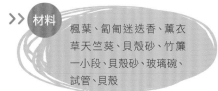

材料　楓葉、匐匍迷迭香、薰衣草天竺葵、貝殼砂、竹簾一小段、貝殼砂、玻璃碗、試管、貝殼

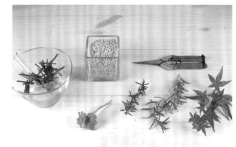

 作法　01.準備玻璃碗及實驗用的試管，當作花器及花泉之用，將貝殼砂倒入碗中略多於5分滿。

　　　　02.試管隨意插入砂中固定。

　　　　03.放入竹簾、貝殼等裝飾品。

　　　　04.置入試管水中的莖得先去光葉子，否則保鮮不易！

　　　　05.試管灌入水後，將花園中修剪下來的花材隨意投入，即是一盆現代感十足的餐桌花囉！

觸覺↓體驗活動課程

園藝治療
的活動連結

　　到花園中剪取當季盛開的花卉，或枝葉茂密的觀葉植物，成為家中、工作空間中的環境美化點綴，提升了生活的品質也增加美學的涵養。無須艱深的花藝理論，隨著植物的陽面姿態順勢插著，俗話說紅花配綠葉，就是一種對比而協調的色彩搭配。

　　過程中，自然而然提升了環境知覺、也加入了判斷的思考力、對於季節變化的感知、綠美化的柔和心境等，對於生命期待、生命關懷、舒壓、自我認同、空間綠化等都有助益。

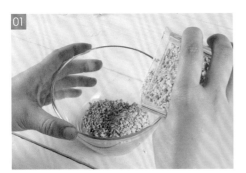

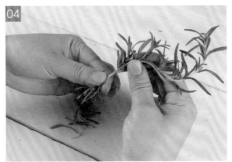

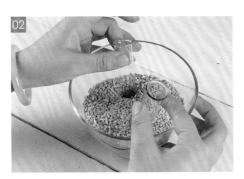

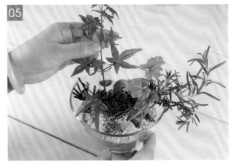

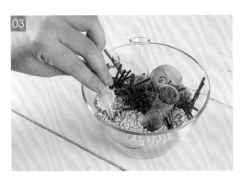

　　由於水是加在試管內，不會弄髒貝殼砂，所以花器、花泉都是可以無限次再利用，隨著季節不同，同樣的盆器也會有不一樣風姿綽約的展現，加上可移動的試管搭配，每次都展現不一樣的層次。

▶▶ 香草花束包裝

花束一定要選昂貴花材嗎？要保持室內芳香就只能噴灑香水嗎？到花園走走你會發現其它很多的可能。

紅綠燈下賣玉蘭花的伯伯阿姨們，就是推動天然汽車芳香劑的先驅者，無論您是因為愛心，還是喜歡玉蘭花的香氣，買了一包用玉蘭花葉子包裹的玉蘭花，都讓滿車芳香精神百倍。

今天出門的「伴手禮」若還沒打理好，就在香草花園裡找一找，這獨特又窩心的香花草花束材。

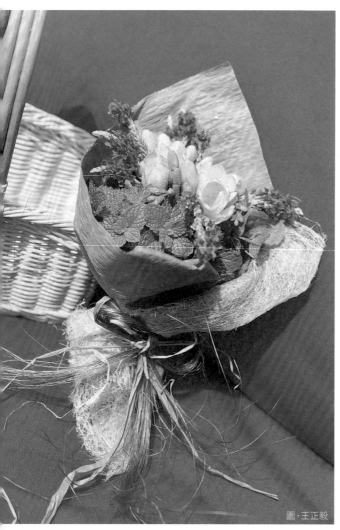

圖‧王正毅

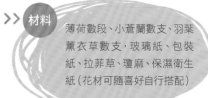

>> **材料**

薄荷數段、小蒼蘭數支、羽葉薰衣草數支，玻璃紙、包裝紙、拉菲草、瓊麻、保濕衛生紙（花材可隨喜好自行搭配）

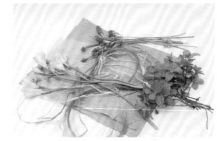

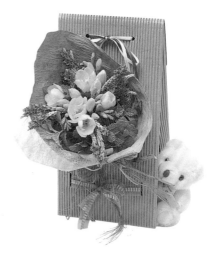

触覺↓體驗活動課程

園藝治療
的活動連結

花園中尋找適合的花材（環境感知、覺察力、判斷力）、保水的泡水處理（學習照顧、呵護、珍惜）、綑綁花束（手腕力的練習）、包裝（多種不同觸覺感知）、成品完成時的成就感，以及過程中香花、香草植物不斷釋出，不同層次的香氣刺激嗅覺。繽紛多元的葉型、花型、顏色等，有助於色彩的視覺刺激。

適合嗅覺感官刺激、色彩刺激、觸感刺激、培養環境感知、發覺個別專長特質、早期療癒的親子活動、重建自我實現的成就感、上下肢運動復健等需求之個案或作為一般舒壓及餽贈之用。

>> **作法**

01. 花束因得維持較久，因此製作時需剪取薄荷較老、莖已呈深色部份。

02. 水分需求較高的薄荷，一剪下就沖水可防止因迅速失水而軟化。

03. 當然還得浸泡水中讓薄荷更能吸飽水分。

04. 將小蒼蘭、薰衣草、薄荷由內往外以螺旋型的綁法組合，成微圓狀的外型，並高低方式配搭，再綁繩固定。

05. 組合好後莖齊切，並拔除綑綁點下方的葉片，以免泡水腐爛、影響鮮度。保濕部分，用玻璃紙，底部置一塊衛生紙幫助維持溼度。

06. 外部再包上兩種「一虛（透）一實」的包裝紙材。

07. 綁上拉菲草及瓊麻即完成。

08. 最後別忘了置中澆點水保濕。

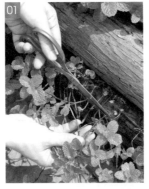
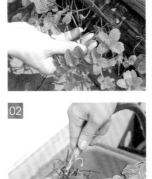
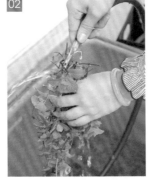
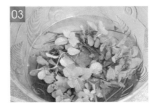
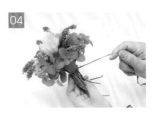
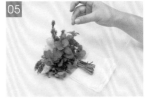
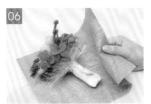
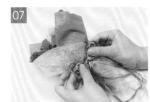
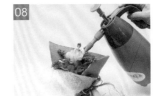

▶▶ 盆栽包裝

　　小品盆栽是市場上最為豐富的盆栽系列，加上對於光源的需求不高，所以成為一般最常購買的盆栽系列。

　　總是為了幫醜醜髒髒的塑膠盆找件衣服（盆器）而煞費苦心嗎？其實用收到的喜餅或禮品的包裝紙，留下來再利用再加一點手工百折，即成一件量身打造的花衣裳。或是選擇牛皮紙的樸實感，來襯托花草的自然風格，若嫌一般單色太單調，選擇帶點花紋的會更添色彩。

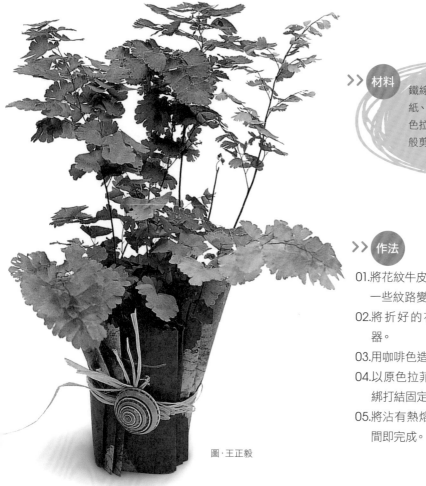

>> **材料**

鐵線蕨3吋盆、花紋牛皮包裝紙、咖啡色造型藤、螺貝、原色拉菲草、膠帶、熱熔膠、一般剪刀

>> **作法**

01.將花紋牛皮包裝紙局部折疊，讓紙多一些紋路變化。

02.將折好的花紋牛皮包裝紙包裹盆器。

03.用咖啡色造型藤捆綁固定

04.以原色拉菲草遮住咖啡色造型藤捆綁打結固定。

05.將沾有熱熔膠的貝殼黏到蝴蝶結中間即完成。

圖‧王正毅

園藝治療
的活動連結

設計型的觸感體驗，都需要大量使用「思考」、「決策」、「執行」的能力，所以先從難度不高的作品開始訓練，逐步的追求進階，對於個案而言不感壓力，卻在活動其中自行復健所能。

包裝的變化，要用生活中常見的物品或事物做比喻，例如作品中的「摺疊」，我會用「百摺裙」或紙摺扇子來形容，我呢有時就穿百摺裙去上課當成實體教材，（男生可以帶實體扇子去），清楚傳遞感知是簡單傳達美學的溝通方式。

01
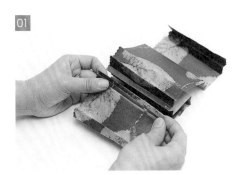

04
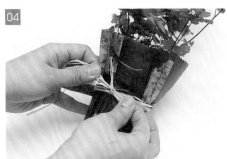

02
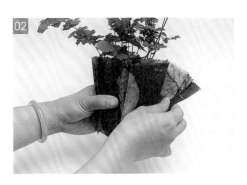

05
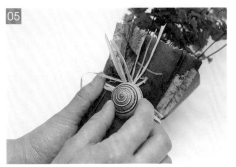

03
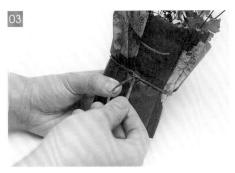

▶▶ 靜思語葉拓

　　在台灣除了富饒的自然資源外，熱情好客的草根性格、多元發展的宗教團體，再加上漢字文化流傳下來的智慧，為我們的台灣創造了這樣一個幸福的小島風情與文化。

　　許多勵志的句子，總是人在挫折困境中的心靈導師。結合在花園中隨意取材葉片或其它素材，經過塗上水彩後的拓印，可以享受不同的驚奇圖騰，作品可大可小，可隨需要搭配，是具有延續記憶與生命的美好意涵。

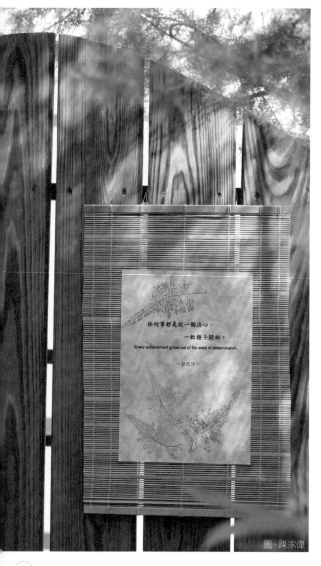

圖・陳家偉

>> **材料**

植物：花園中、公園、校園中的葉材或花材（本案例用蕨類）
主材料：印好靜思語的雲彩紙、竹簾
輔助工具：水彩、水彩筆、相片膠

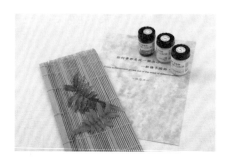

>> **作法**

01.先到花園、校園公園巡禮，撿拾喜愛或紋理明顯的葉子或花材。將葉子進行泡水的補水動作，約5～10分鐘，避免製作中葉片脫水。

02.甩乾水分，塗上顏料。

03.轉印拓印於雲彩紙上，用一張空白的廢紙放在葉上，以「按、推、壓」的方式進行葉拓。

04.將葉子小心且慢慢的取出，即可見到葉拓的成果，接下反覆拓印。

05.待水分乾燥後，貼至竹簾上即可。

> **園藝治療的活動連結** 充滿生命智慧的靜思語，加上了葉拓與顏料的配搭，成了環境中妝點的壁畫，像是無時無刻提醒著、鼓勵著我們，就像是「居家的勇氣補給站」般的溫馨導師。本活動適合各類型的個案。

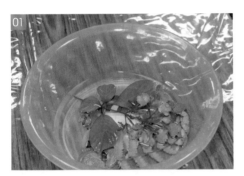

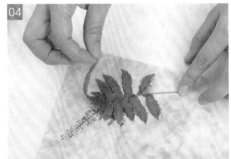

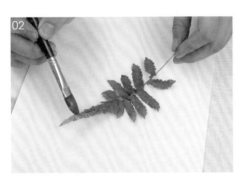

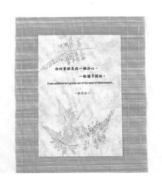

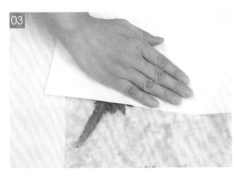

▶▶ 素燒娃娃玩創意

　　若對市售的花器感到一陳不變，想不想花器自己做啊？用各式大小素燒盆，即可隨心所欲地，創造可愛玩偶與花器喔！只要一點點想像與巧思，你的花園玩偶就會與眾不同。或是移植後多出來堆積如山的塑膠盆，也可以如法炮製，做出玩偶娃娃喔！

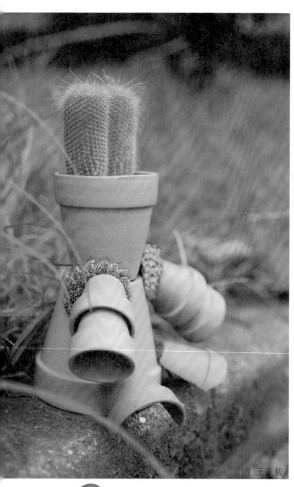

圖・王正毅

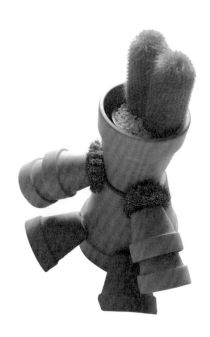

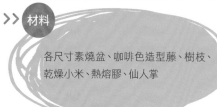

>> 材料

各尺寸素燒盆、咖啡色造型藤、樹枝、乾燥小米、熱熔膠、仙人掌

>> 作法

01.取一段魔帶將樹枝打結，束成梗。

02.穿入小陶盆的排水孔卡緊固定。

03.穿過兩個小陶盆，藉由一高一低的落差做如袖子與手的感覺，左右各做一組。

04.完成頭與手的狀態，如圖示。

05.用熱熔膠黏於另一大陶盆上，完成頭、手、身體的娃娃型體。

06.手與頭接合處用熱熔膠黏小米穗圍繞兩陶盆間作裝飾。

07.放入仙人掌。

08.取小陶盆鋸開成1/2用熱熔槍黏上做腳。

> **園藝治療的活動連結**
>
> 　這類活動較需運用組織結構的腦部思考，並配搭手指的靈活運用，猶如玩積木般的動腦又動手的活動組合。可以依個案的能力與肢體的整體條件之可及性為優先考量，分成單人或分組活動的方式進行活動。
>
> 　活動前需先製作好一個以上的成品在現場，看到可愛逗趣的成品，有激勵個案「欲達成目標的動力」。
>
> 　對於腦部、邏輯訓練、上下肢復健、培養積極動力、創意養成、親子關係提升、一般舒壓及空間綠化的活動等，都是適合的活動選擇。

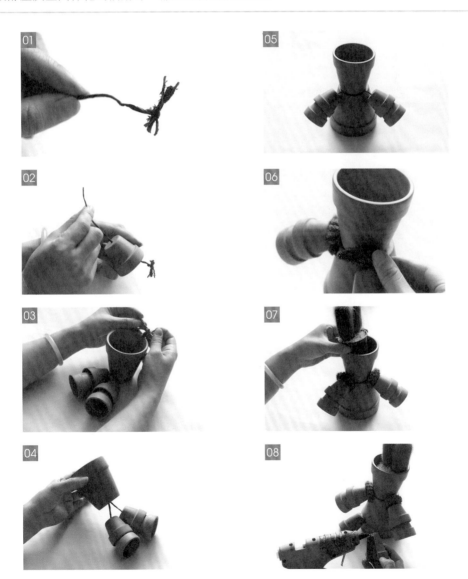

▶▶ 自然風吊盆

　　藍綠色的藍草除了特殊的顏色外，觸感極佳也是特色。因此用麻包裹盆土加上流水木後，無論是搭配高花器下垂，或擺罝櫃架上都是不同風貌。

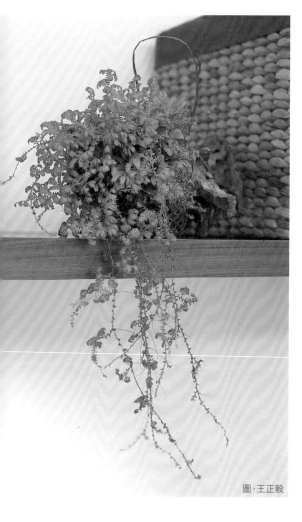

圖·王正毅

不便購得流水木或成本考量時，可單純包裝完成後，放在盤上或懸吊起來欣賞。

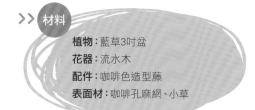

>> **材料**

植物：藍草3吋盆
花器：流水木
配件：咖啡色造型藤
表面材：咖啡孔麻網、小草

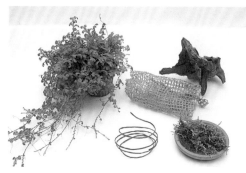

>> **作法**

01.藍草脫盆後，用水草整顆包覆以保持溼度。
02.連同水草整個以咖啡孔麻網包裹。
03.用咖啡色的造型藤捆綁固定，須多預留造型藤的長度。
04.靠住流水木凹槽中，以造型藤固定即可。
05.多預留的造型藤可供吊掛用。

**園藝治療
的活動連結**

　　用水草包裹土球後，再用簍空麻布一起再次包裹，不同的材質，對於手部的觸覺產生柔軟而明顯的刺激感受，再用造型藤纏繞，藉以固定水草與土球的動作中，讓雙手達到合作的協調運動，有助於眼手協調的練習。

　　待眼手協調與雙手可以協調合作時，進階活動可以改以單一水草做的水草球作品。

　　可以用在上肢、手腕部復健、眼手協調練習、早期療癒的五感刺激、一般舒壓及空間綠化。

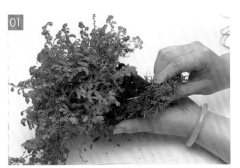

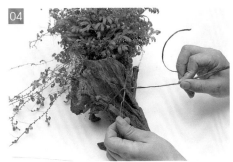

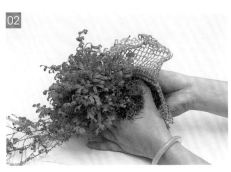

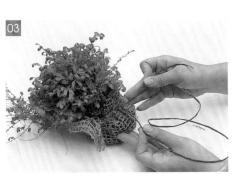

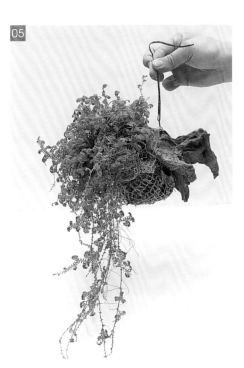

▶▶ 室內角落盆栽組合

　　起身動一動，讓全身筋骨動起來，輕量型的角落空間打造活動，很適合可以上下肢活動度住的個案。

　　如果看膩了擠得滿滿的組合盆栽，那麼也可以試試這種，利用盆器及配件素材，營造的角落風情，幾株花草，就能產生放大花園風格的聚焦效果。

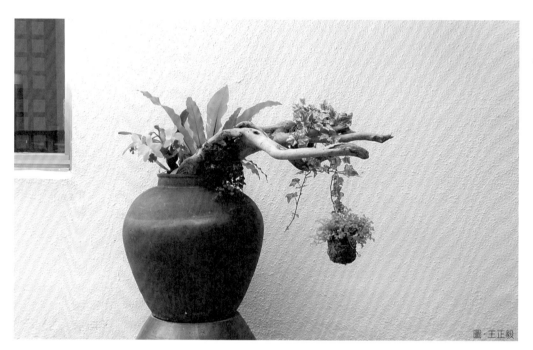

圖・王正毅

>> **材料**

陶甕、漂流木、水苔、三吋
盆栽數盆

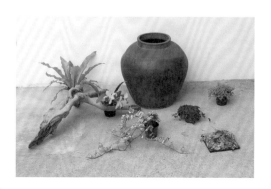

>> **作法**

01. 將薜荔脫盆後，以水苔包覆土壤。
02. 用銅線纏繞固定苔球。並以同樣方式，製作卷柏及常春藤苔球。
03. 將漂流木置入陶甕甕口。
04. 將山蘇與蘭花至放在甕口。
05. 將苔球安置入適合的縫隙中。
06. 最後將卷柏苔球以垂吊方式，吊掛在漂流木上，即完成。

　　使用水苔時，先泡水並搓揉，擰乾後會更膨脹，可節省用量。

園藝治療的活動連結

用阿嬤送給我的醃菜脯老甕來當主角，勾起過去的生活記憶，再施以現代簡約+東洋風流線的設計，無需過度的體力勞動，即可完成角落空間綠意的打造。

這也是來自一種悲傷療癒的思念，健康活力極佳的外婆，在一趟美國行後，發現癌症在很短的三個月後離開了我們，在不可置信、不願面對到不捨、祝福與思念的歷程中，這個外婆生前送我的菜脯老甕，成了我思念她的作品，看到老甕有新妝，我想外婆一定也很開心。

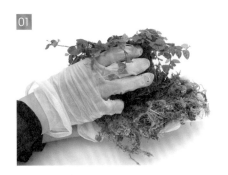

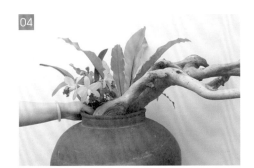

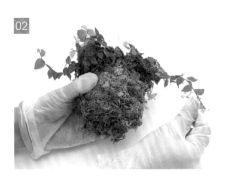

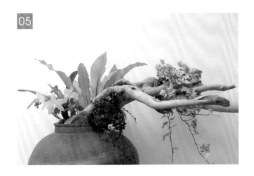

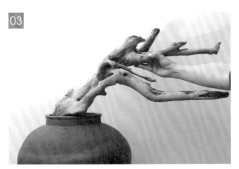

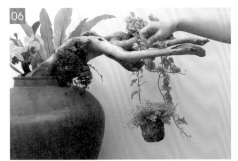

▶▶ 收集秋天的落葉壁飾

　　不同季節，漫步花園中、校園中、社區、山林，撿拾不易腐壞的果實或葉子，如阿勃勒的夾果、月桃果、轉紅的楓葉或樟樹、松果、欒樹果、紅檀木的果實等都是最佳的素材，更是獨一無二的作品喔！

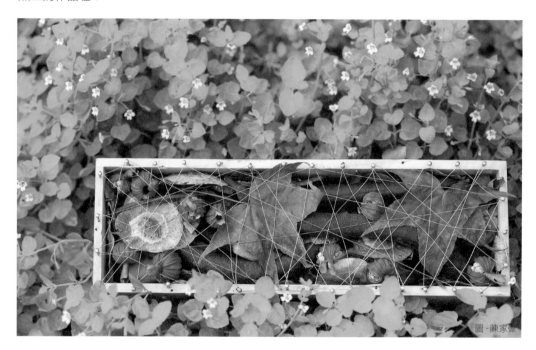

圖・陳家偉

>> **材料**

植物：社區中撿拾的材料，阿勃勒的夾果、月桃果、轉紅的楓葉、樟樹葉、松果、欒樹果、紅檀木的果實

材料：39元商店木框盒、金色小釘、細銅線、背掛丁

工具：尖嘴鉗

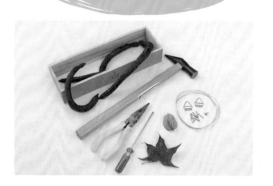

>> **作法**

01.先將木框盒背面鎖上掛丁。

02.在木箱邊緣釘上金色釘子。

03.在撿拾的材料中，選集適合大小、符合自己構思的材料做為作品的材料。

04.堆疊鋪滿後，以細銅線纏繞框邊的釘子。銅線網密度考量，以物品不掉落為基本原則，密度可以個人的設計為準。

05.成品圖。

園藝治療的活動連結

　　從花園中漫步開始，轉移焦點同時也放鬆心情觀察環境，提高環境知覺及觀察力，同時也開始動腦撿拾材料的可能用途，進入作品設計過程中，因為要構思作品的呈現可能，促使腦部不斷的運動，有助腦部運動。對於達成及戶外活動意欲的提升及提高運動量都很有幫助。

　　對於季節感知、環境知覺、活動量提升、上下肢肌耐力的練習、自信心、達成感、組織能力、腦部運動、滿足感、自我感知、情緒表達等都有助益。

　　但對於因為用藥或病因關係，可能有誤食疑慮的個案，要特別關注，或等待狀況改善後，再進行這類活動。

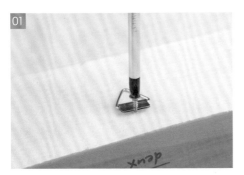

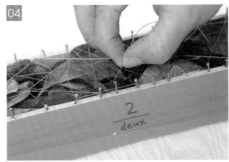

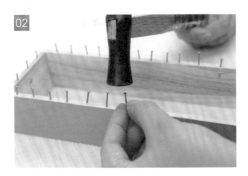

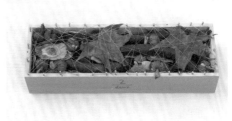

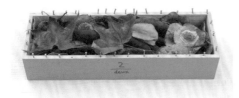

　　木箱邊緣釘上金色釘子距離大小，視所採集的材料尺度而定，考量不會掉落為原則。

▶▶ 彩繪盆器種花趣

　　運用素面的素燒盆的特質，以彩繪、拓印、轉印的方式進行作品改造，除了有趣好玩外，也給予獨一無二的創作機會，也可能是認知練習的一個輔具。由於每個人的創作不同，呈現出截然不同的作品圖樣，經過盆栽栽種後，雖然植物一樣但花器不同，在每天的照顧工作時，個案會尋找自己的盆器植物，可以練習個別感知以及覺察能力。

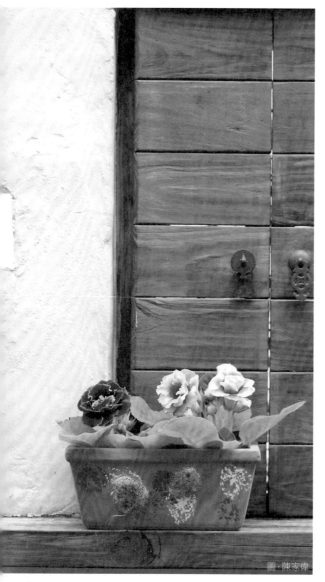

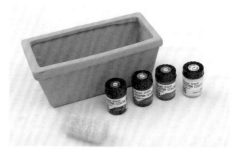

>> **材料**

植物：大岩桐兩盆
花器：長條素燒盆、水彩、
　　　水彩筆、透明噴漆
配件：菜瓜布

>> **作法**

01.選擇喜歡的色彩，將水彩圖繪在菜瓜布上。

02.再將圖好顏料的菜瓜布，壓拓印在長條素燒盆上。

03.將拓印好染有顏料的菜瓜布剪下，繼續圖上喜歡的其它顏色，持續重複的動作。

04.將原本剪下圖有顏料的菜瓜布，黏到盆上增加立體效果。

05.待水彩自然風乾後，噴上透明漆防水，在戶外空間自然風乾。

06.採套盆式，直接不脫盆放入盆栽即可。（脫盆合植亦可）

圖・陳家偉

**園藝治療
的活動連結**

　　設計作品都是為了刺激思考，並挖掘潛在的能力。在實驗中發現只是給圖，任其塗滿顏色，與給圖看著自行描繪圖像在其它物體上，對腦度的運動效果佳，對於延緩或改善失智症有成效。

　　所以進入設計程序的腦部運動，可以增加腦部的活動力，但治療師與志工需在旁，以「引導」的方式協助啟發，才能避免個案陷入焦慮與害怕的情境中，這別讓善意的園藝活動設計，就成了個案的壓力活動。

　　若是較小的學齡前兒童或早期療癒的個案，可以用手掌或腳掌的拓印方式來替代，或者改成親子活動合力進行。

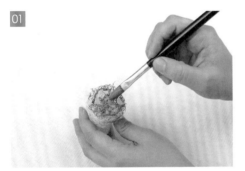

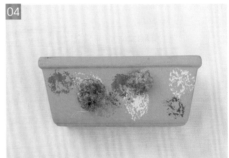

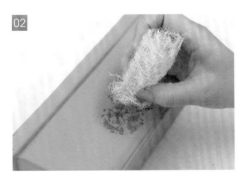

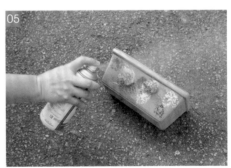

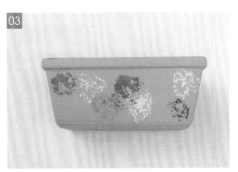

　　「合植」時需選擇屬性相同的植物，植物才能一起成長。屬性不同時勢必犧牲其中一棵植物。

▶▶ 壓花

在花園中、校園中、園區中，尋找素材，無論是盛開的花朵還是葉片、野草都是可能的壓花材料。沒有專業的壓花器，而初入門簡易的用白報紙、報紙或紙箱、石頭或重物就可以在家DIY。（只是這樣水分乾燥比較不完全，所以儲存時間比較短）但壓花前不宜澆水或雨季過後摘採的素材，含水量太高是失敗的原因。

園藝治療的活動連結 將花園中或自己盆器中所栽種的植物，經過壓花的程序，長時間保存下來，是一種延續生命的美好，留下紀念的意義與追思的活動設計。

壓花的活動需要從花園巡禮→壓花製作（成品完成需3~5天的時間）→製作設計作品，所以整個活動需要連貫安排，並在不同季節進行，可以對於季節與植物成長間做完整的連結與觀察。

>> **材料**

植物：台灣一號薰衣草的花、天使薔薇的花、檸檬香蜂草的葉、藍雪花、日日春、百日草
花器：壓花器

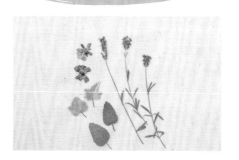

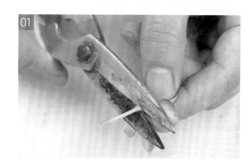

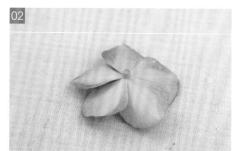

>> **作法**

01.將花材修剪下來，不泡水。

02.將修下來的花材以花朵朝下的方式，一一放入紙板上，上方覆蓋紙板，鎖緊壓花器。

03.約4～5日即可取出，使用或放置其它乾燥盒中備用。

無使用花莖的花材，或塊狀花型壓花時，花朵要朝下，可避免壓花時破壞到花型。對於花萼大的花材，需先剪除花萼或拆解花瓣後再壓。

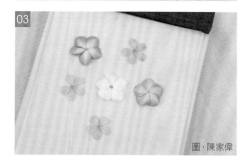

圖·陳家偉

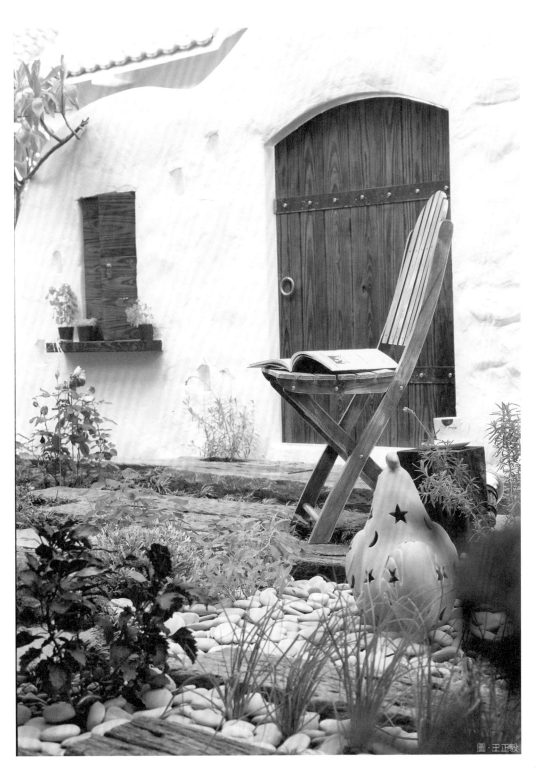

圖‧王正毅

▶▶ 貼畫

　　想要搭配自己空間、風格需要的大小圖或畫，總是尋尋覓覓遍尋不著。自己動手做可以搭配風格，並且量身打造尺寸；還是餽贈時的好幫手。

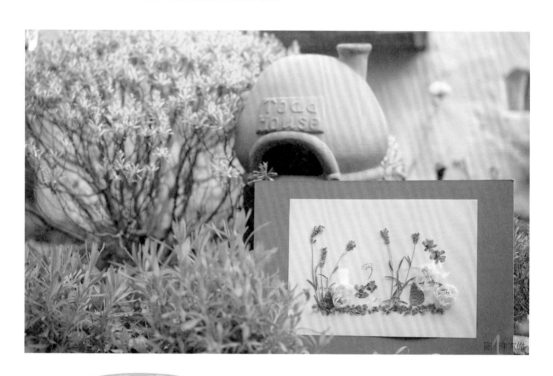

>> **材料**
植物：台灣一號薰衣草的花、天使薔薇的花、檸檬香蜂草、野百合的果實、菜瓜布

花器：雲彩紙或其它色卡紙、印卡紙、水彩、水彩筆、透明玻璃紙、相片膠

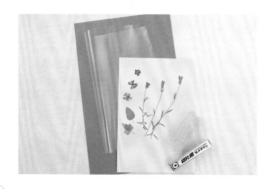

>> **作法**

01. 選喜愛的顏色及水彩筆的大小，在玻璃紙上隨意畫。
02. 將玻璃紙轉印至雲彩紙上，「推壓按」。
03. 「推壓按」後小心將玻璃紙撕開，並晾乾。
04. 將之前收集的材料或壓花的成品等，拿來拼貼。完成大致的構圖位子時，先用相片膠一層一層固定。
05. 將雲彩紙用相片膠固定於硬卡紙上。成品也可送去加框。

**園藝治療
的活動連結**

　　所有的素材都可能收錄在作品的設計之中，無論是花、果實、種子、砂、飾品，只要乾燥狀態都可以使用，像是意喻著「天生我才必有用」。

　　參與戶外活動或旅遊時，帶回的紀念物品也可以是作品中的素材，成為記錄活動中或旅程的感動。這類活動也可以是有戶外連結的配搭。

　　隨意繪色、轉印適合所有個案，但後續的黏貼屬於較精細的動作，甚至必要時得使用夾子，或許會限制一些類別的個案條件，這類算是進階難度型的活動，不適合用在入門型的園藝治療。

　　對於可及能力高的個案屬於一種有創意激發的設計活動，有助於腦部活化、成就感、滿足感。

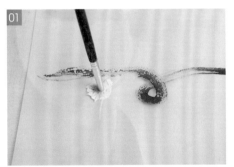

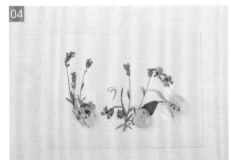

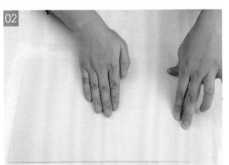

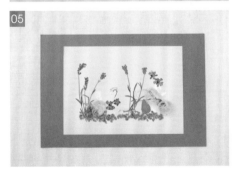

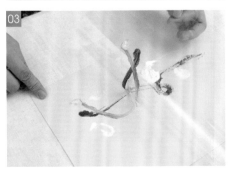

　　使用廣告顏料時，建議不要再加水來調配，除了顏色被稀釋外，轉印時容易暈開（但如果暈開是設計的構思，就另當別論）。還有不要停置太久，顏料乾了就無法轉印。

❀ 身體活動及環境覺察

　　園藝治療活動多元的型態與場地型式的差異，讓不同性別、不同年齡、身體條件不同的人，都可以體驗並參與各類適合自己的個別活動，當然隨著活動的場域與主題不同，體力的付出也有差異。

　　園藝療癒活動可以由教室的盆栽組合、種子盆栽、料理、藝術作品等室內課程，轉移動到戶外的陽台、花園、校園、公園來到菜園裡，許多不同的田間活動具有不同的「運動效益」，既然會稱為「運動效益」就表示活動前必須有「暖身操」，活動後必須進行「收功操」（緩和運動），才是保持身體肌耐力提升的正確運動流程。

　　Taylor（1990）針對運動機能的研究報告中指出「除草一個小時約消費300大卡(kacl)，相當於中速率的速度走路或騎腳踏車」，另外「用割草機割草一小時約消費500大卡，相當於打網球的運動量」

▶▶ 田間活動（整地、做畦）

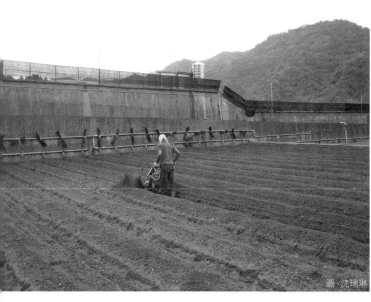
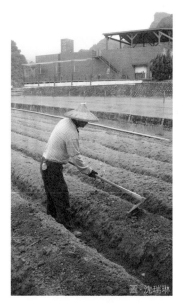

圖·沈瑞琳　　圖·沈瑞琳

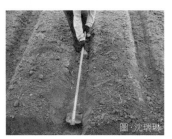
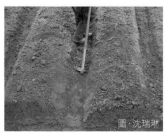
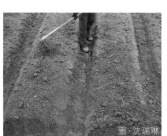

圖·沈瑞琳　　圖·沈瑞琳　　圖·沈瑞琳

▶▶ 生命的繁衍：播種、扦插、疏苗、移植

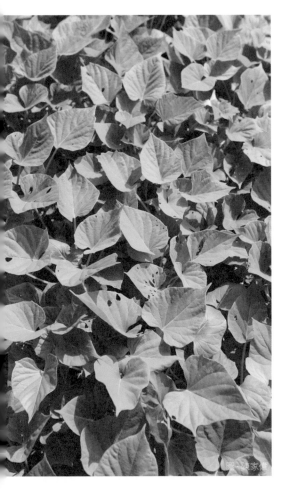

生命歷程～由扦插繁殖

種類一：地瓜葉

　　可以將市場購來的地瓜葉，摘取嫩葉食用，保留兩節及2～3片的葉子，直接扦插，保持濕潤即可成功栽種，一般冬季寒冷期，生長勢不佳。

>> **作法**

01.將地瓜葉可食嫩葉摘食，剩下的的莖拿來扦插，修剪成兩節及2～3片的葉子。
02.將節點埋入土內，保持澆水，即可發根與發新芽。
03.地瓜葉覆土完成。

　　夏季成長快時，兩三天就可以採收一次。

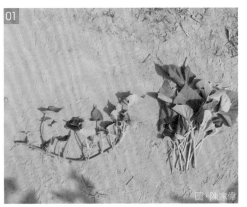

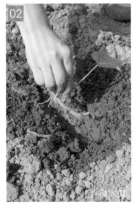

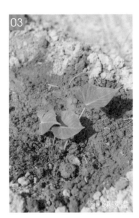

生命歷程～由播種繁殖後的疏苗

種類一：小白菜

>> 做法

01.鬆好土後，整平土面後，將小白菜種子以「撒播」方式，撒入土面並加蓋薄薄的土層後澆水，每天保持濕潤，即可發芽。

02.三週後的小白菜，要進行疏苗。

03.疏苗

04.疏苗後小苗移植（較大苗採收食用）

> 疏苗移植重點：讓每株苗約留6～8公分的間距為成長空間。

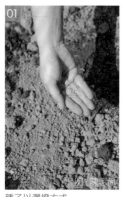
種子以灑撥方式

發芽三週後的小白菜

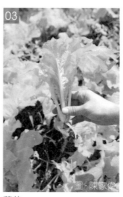
蔬苗

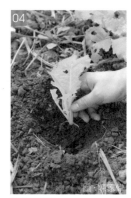
蔬苗後移植

生命歷程～由移植繁殖

種類一：高麗菜 >> 作法

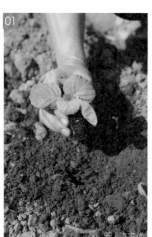

01.鬆好土，整平土面，挖一個與小苗土團大小相近的洞，將苗種入。

02.剛種好的高麗菜苗。

03.結成球的高麗菜苗。

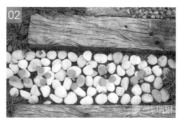

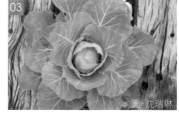

生命歷程～由播種繁殖後的疏苗

種類一：花椰菜

>> **作法**

01.鬆好土，整平土面，挖一個與花椰菜苗土團大小相近的洞，將苗種入。

02.剛種好的花椰菜苗。

03.還沒見到花心，但葉子已經長大了。

04.結花球的花椰菜苗。

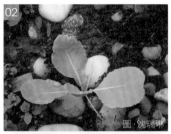 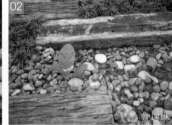 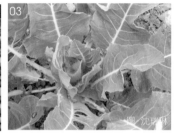

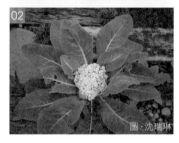

生命歷程～由移植繁殖

種類一：蔥

需要爆香入菜時修剪下來，也可以一叢留下兩個蔥球，讓他繼續成長，也可欣賞蔥花。

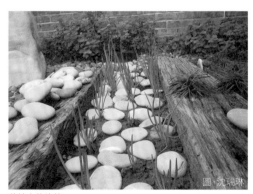 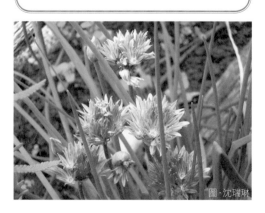

移植小苗的蔥

身體活動及環境覺察↓體驗課程

▶▶ 蔬果採收體驗

> **園藝治療的活動連結**　真實版的開心農場，看見親情、情感與同儕關係
>
> 　　在田間活動或相關採收活動時，除了栽種者看到花、果實時的喜悅，也享受成果採收的成就感，另外，呼朋引伴來一起分享採摘蔬果花卉的樂趣，也是滿足喜悅感及親子關係的親密接觸，更是社交關係的互動與提升的來源。

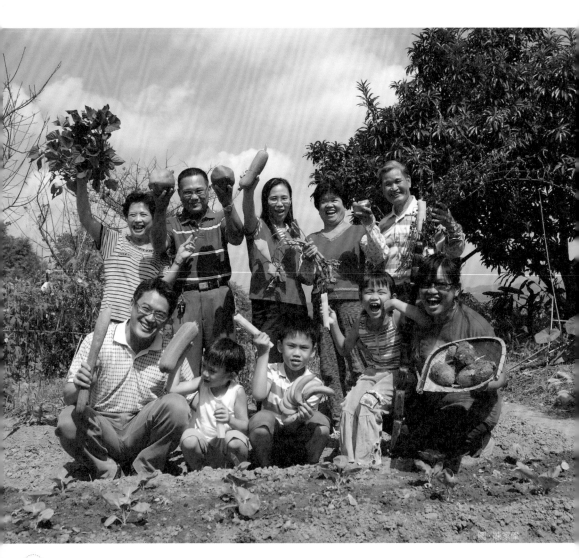

圖／陳家庫

▶▶ 在採收活動中，看見同儕的協同學習

園藝治療的活動連結

土壤中的「牝牛分枝桿菌」是「天然百憂解」

不論是學齡前或學齡孩童皆可在田園中，體驗真實版的自然課程。並在團結合作中學習與同儕的互動的概念及方法。也因為親眼所見的植物生長型態、環境，自然而然中認識生命的力量與韌性。

根據美國最新研究紐約塞奇學院一份研究顯示，土壤所含「牝牛分枝桿菌」(Mycobacterium vaccae)有助緩和情緒低落，同時能幫助孩子更加聰明。研究人員馬休絲稱它為「天然百憂解」。

馬休絲指出：此菌容易被人體吸入，雖然目前尚未有直接證據證明牝牛分枝桿菌可以提升人類學習能力。但她們一致認為家長讓孩童多接觸大自然戶外是有益處。

建議學校可以增加學童接觸戶外環境的機會，讓學童多在戶外接觸土壤，讓細菌發揮對人體應有的功能，可以讓小孩從小接觸花園，也讓孩子從小有機會接觸大自然。

芋 頭

採收觀察重點

一般芋頭三月分株栽種，十月左右採收，隨著天氣轉冷，芋頭的成長速度變得緩慢，起秋風時就可以採收芋頭了。採收旱芋時要先用鋤頭輕翻鬆，後改以小鋤頭慢慢挖掘，才不會損芋頭的完整。

芋頭的汁液含生物鹼，觸碰到會咬手，所以採收時不要觸碰汁液（戴手套）。旱芋耐儲存，採收後可先放置在通風乾燥處，脫去水分後芋味更香。

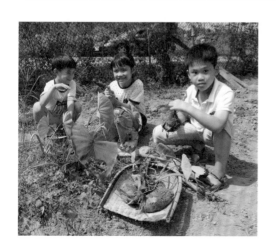
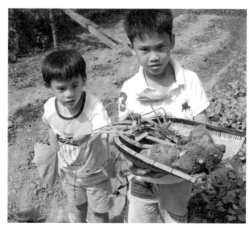

▶▶ 活動中看到祖父母的驕傲

園藝治療
的活動連結
「分享」啟動快樂、滿足與成就感

祖父母總是期待著孫子們可以常在身邊，這一幕含飴弄孫的畫面是年長者的期待，可是孩子回到家就是看電視、玩電腦，因為缺少對話產生了疏離，也常常因為隔代差距產生互動隔閡。

互動關係的提升成為祖父母VS.孫子的第一課，因此透過戶外活動來增進彼此的對話，或是讓長者可以發揮生活智慧與專長，孩子會仔細聆聽且充滿興趣，進而對祖父母是種崇拜的尊敬，讓長者重拾年輕時的自信及被肯定的自尊感。

採收金棗

採收觀察
重點

金棗要「在欉紅」最甜最好吃，選擇黃橙色的風味最佳，金棗可說是現摘現吃的水果代表。一般採收金棗都是等轉紅後才採收，如果擔心被鳥啄食，可以在由綠轉黃後採收。因為給水太多導致落果，掉落的果實沒有壞損還是可以食用的。

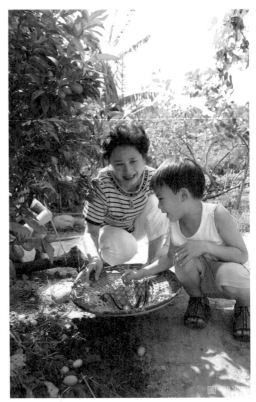

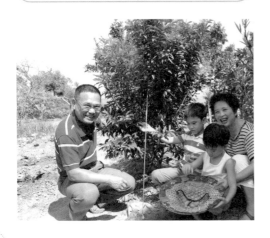

採收紅甘蔗

採收觀察重點　　栽種時要以黑網遮陰擋風，以防曬傷或彎斜，或者選在牆邊擋風遮陽處。採收時連根拔起，再削去基部。要食用時再削皮，否則削皮後的風味會變差。

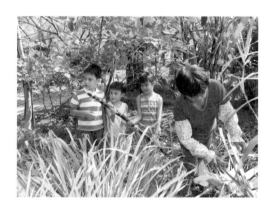
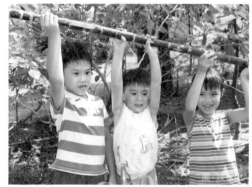

採收地瓜葉

採收觀察重點　　地瓜葉小葉即可採收，待葉變大且老化時，纖維較粗栽種數月後成長緩慢或不佳時，可以取枝重新扦插，產量較高。

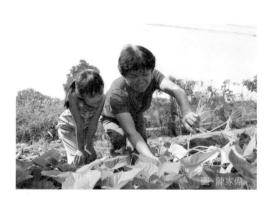
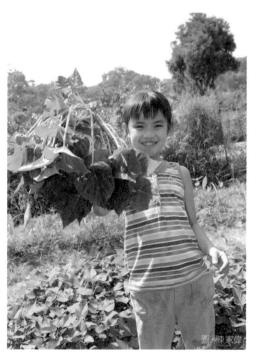

圖／陳家偉

▶▶ 活動中看到親情交流的幸福感

園藝治療
的活動連結

你有多久沒有看見孩子及另一半展顏歡笑的畫面了？

在工商社會迅速發展的年代裡，講求速度、便利、速食、只看結果不看過程的世代中，似乎也活生生的剝奪我們的健康與想要停下腳步喘息一下的可能。

有時不禁憶起兒時的鄉村童年生活點滴，成了一種滿足與甜蜜的回憶。到田裡挖蕃薯、煁窯、爬上芭樂樹吃芭樂、採野莓、玩狗尾草的毛毛蟲遊戲、比賽打水漂、大王椰子樹葉的拖行樂、灌蟋蟀，這許多在鄉村中即可以隨手把玩的樂趣，在記憶中都是滿滿的歡樂及簡單的幸福感。

每天生活在都市叢林中，那，現在的小孩成年、壯年後，要回憶什麼？補習情景、車水馬龍、電視節目、電玩遊戲，是我們剝奪了孩子的童年記憶嗎？或許什麼都補了，就缺「大自然親身體驗課」還不及格，一家人該起身出門補習去囉！這是一堂親子共學的課程。

就算是居家空間有限，我們也要形塑自然綠意空間，成就快樂的宅男宅女。

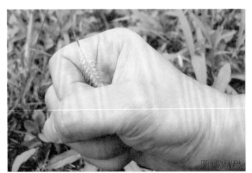

毛毛狗尾草很有趣

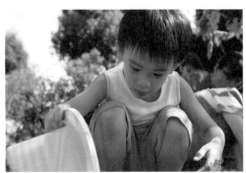

一說玩灌蟋蟀，小孩都興趣盎然

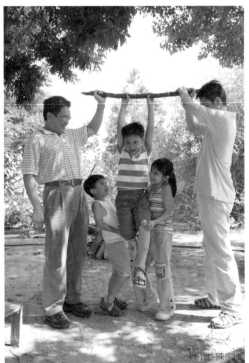

砍下來的甘蔗變成了玩具

木 瓜

採收觀察重點

用單顆旋轉木瓜的方式採收，可以略著黃色摘下後常溫自然後熟，放入冰箱會停止後熟「回青」，也就是台語說的「啞果」。做為涼拌木瓜或煮湯用得採收果還是綠色時。

雌果果實圓型風味較不佳，適合做生食。雄株不結果。最好吃的是兩性株所結的梨型果。

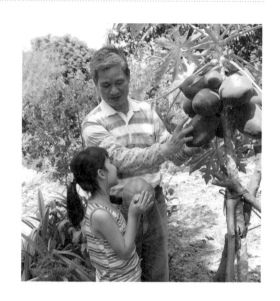

絲 瓜

採收觀察重點

新鮮幼嫩的絲瓜，茸毛密佈、條紋明顯，顏色濃郁看起來霧霧的，採收絲瓜不拘大小。反之色淡光滑者粗老。忘了採收的絲瓜就乾脆繼續留在樹上，就等著當菜瓜布並採收種子之用。自己種絲瓜還有一個好處，嫩瓜藤及雄花都可以食用。

乾熟後的絲瓜，利用敲打或搖晃讓種子掉落，在收集曬乾後可以留做下期栽種的繁殖種子，絲瓜纖維曬乾後即是好用的菜瓜布。如果要當洗身體的菜瓜布，選瘦長型的絲瓜品種或不要太慢採收纖維會較粗。

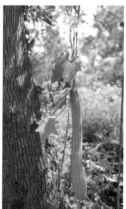 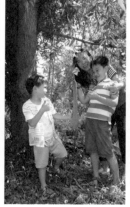 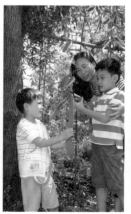 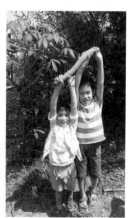

香蕉

採收觀察重點

香蕉最怕風,所以颱風前要做好防颱準備,否則就只好勉強採收。一般採收大約七分熟時。整串蕉叫果房,每一層叫果把,每一隻叫果指。香蕉可以隨成熟的速度一層一層慢慢採收,當香蕉呈現飽滿時即可採收,採收後要平放,避免沾黏汁液。

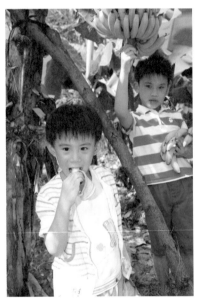

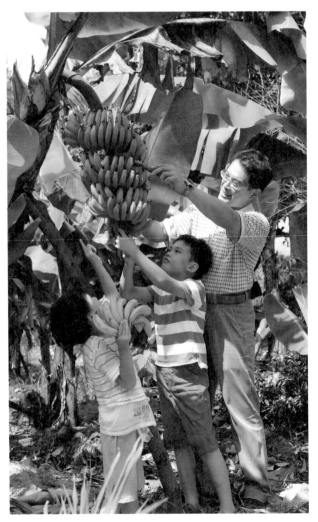

香蕉採收後的「後熟」,可以將香蕉及一顆蘋果一起放入塑膠袋密封2-3(天氣熱時間越短),按壓香蕉的硬度,依個人食用喜好取出食用即可,看顏色不準喔!

身體活動及環境覺察●體驗課程

後 記 ✏️

　　第一次到田間看到真實版開心農場的兩個新竹小孩，一開始被酷熱的太陽曬得哇哇叫，而且還臭著臉一副意興闌珊的樣子，等到參與一樣樣的農物採收後，慢慢見到平日熟悉的蔬菜與水果，漸漸展顏歡笑，水果是五歲的弟弟小亮亮的最愛，所以看到果樹時就特別駐足端詳一下。在採收甘蔗時進入小朋友的參與高潮，搶著要看甘蔗如何採收，看到爺爺在削甘蔗時說出「好厲害喔！」，當大人用甘蔗幫他們三人吊單槓時開心至極，這才發現原來遊戲的快樂，不一定是來自「遊具」的可能而已。

　　後來由熟門熟路的小姐姐帶路灌蟋蟀去，灌丫灌不是灌出蟋蟀，一會跑出菜蟲一會跑出蟾蜍…就這樣三個小孩子就吱吱叫玩熟了也樂開懷。臨別時，還彼此相約「下次還要一起來找阿公阿嬤的田裡玩喔！」筑筑這麼說，聽到這我想開心的不只小孩，還有祖父母，退休後這成了祖父母的開心園地，雖然每天得開車花上二十分鐘的路程才能抵達農地，但卻是兩佬的歡樂時光。小孫女總是因為田裡蚊蟲過多不想來，今天有了玩伴開心到不會催促回家，也喜歡再來農地玩，兩佬欣慰而滿足的笑容溢於言表。我們其他的大人更是豐收，回程時帶著純有機栽培的各類蔬菜水果，帶著健康與滿心的喜悅踏著陽光回家囉！

　　平日最愛畫車子的兩兄弟，在來過田園體驗原野樂趣後，圖紙上也多了水果、白雲、燒材火、絲瓜等。爸爸發現經過田間活動後，小亮亮畫的香蕉已經從單根「果指」，進階到「果把」了。

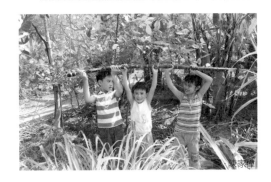
圖·陳家偉

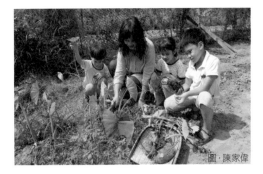
圖·陳家偉

chapter 5

該從哪些植物開始?
100種常見
植物圖鑑活用

一花一世界,但是該從哪一棵植物開始呢?
不同植物是不是有不同應用呢?

常見植物按圖索驥

無論是園藝、景觀、花藝,還是操作園藝治療及盆栽設計時,
要「以植物為本」為出發,尊重植物的個別特性及環境條件的
需求。就是因為植物有生命,沒有先確認將來栽培的環境條
件,就貿然以主觀喜好的進行盆栽組合或栽種計畫,常是植物
成長惡夢的開始,也無法為園藝治療個案帶來生命的觀察及感
知等療癒效益,甚至是挫折感及沮喪的情緒來源。

所以要開始進入綠世界，成為植物的好朋友前，需對植物與環境進一步的認識，無論是居家的園藝、景觀、花藝療癒空間佈置，還是操作園藝治療活動，首先要確認活動開始的季節（攸關播種發芽、移植、扦插適期與否）、擺放地點的日照強弱（攸關植物個別的光線需求，以及開花花期、播種發芽、扦插成功與否）、空氣與溫度（攸關植物個別的溫度需求所牽動的成活、花芽分化、結果實與否條件）等條件，這些都是影響植物成長的關鍵。

247

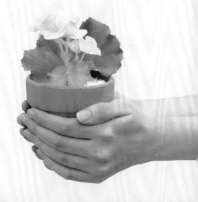

chapter5 園藝基礎入門

農業中的園藝、景觀、花藝除了相關農業生產外,也是美學設計領域的一種,屬於「自然美學」。

一般美學設計首重美學感、人體工學、主題風格等,除了一般美學的基礎外園藝、景觀、花藝設計中,多了一個「生命」的評估條件。因此除了美學的展現外,讓植物生命延續美好、枝芽茂盛、花期配搭、適所栽種後,接下來就是植物們的舞台了,隨著四季風姿綽約綻放舞動。

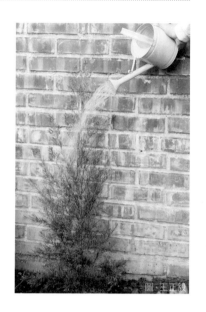
圖:王正毅

以植物為本

所以,無論是園藝、景觀、花藝,還是操作園藝治療及盆栽設計時,要「以植物為本」為出發,尊重植物的個別特性及環境條件的需求。就是因為植物有生命,沒有先確認將來栽培的環境條件,就貿然以主觀喜好的進行盆栽組合或栽種計畫,常是植物成長惡夢的開始,也無法為園藝治療個案帶來生命的觀察及感知等療癒效益,甚至是挫折感及沮喪的情緒來源。

所以要開始進入綠世界,成為植物的好朋友前,需對植物與環境進一步的認識,無論是居家的園藝、景觀、花藝療癒空間佈置,還是操作園藝治療活動,首先要確認活動開始的季節(攸關播種發芽、移植、扦插適期與否)、擺放地點的日照強弱(攸關植物個別的光線需求,以及開花花期、播種發芽、扦插成功與否)、空氣與溫度(攸關植物個別的溫度需求所牽動的成活、花芽分化、結果實與否條件)等條件,這些都是影響植物成長的關鍵,確認好以上相關的因素後,成為輕鬆而優雅的「綠手指」非難事。

園藝治療則是在確認好基本的植物與環境的基本因素後,接下來依個案特性與療癒計畫設計來做植物的搭配組合,才能成功而有效的。

一、了解環境要件

如果對待植物常常是一廂情願,只考慮自己喜不喜歡?想放哪裡?卻忽略了植物是一個「生命個體」,它有適合自己的成長條件與環境,貿然行事的結果會提早結束植物的生命週期,所以如何對待自然與植物,是現代人不分老少男女皆需上的一堂學習課程,除了農業教育的培養,更是環境保護意識、生命教育的基礎。

◉ 日照條件

日照是甚麼?日光燈算嗎?哦!那可不算。植物所需的日照,指的就是天然太陽光照射在植物身上的時間。

一般依植物對日照時間需求的長短,可分為「全日照」、「半日照」、「微日照」或「陰性」植物。農業時期我們會用房子坐落的東、西、南、北向來判斷,但現在高樓林立且棟距不寬,導致太陽光源受到遮蔽,已經無法完全以座向來判定日照長短,那該如何判定我們所屬空間環境光源條件呢?只好用最原始的「觀察法」,大致掌握環境的春、夏、秋、冬中,一日可取得日照時間的長短及日照的時間。而室內環境,則可分為「室內間接光源」(如落地窗旁或窗邊通風處),與無太陽光的室內環境。

▶▶ 全日照

指每天直射植物之日照時數約5小時以上,無遮蔽之庭園、屋頂、露台等,通常南北坐向、且不受其他建物遮蔽的建築,所受到的日照時間較長。
適合植物:迷迭香、仙丹花、金露花、澳洲茶樹、南美豔牡丹、羽狀薰衣草、粉萼鼠尾草、桂花、緬梔、尤加利,及一般季節性草花等。

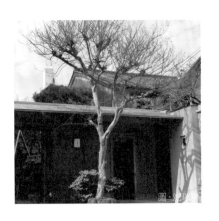

▶▶ 半日照

指每天日照時數約3小時以下,不受到其他建築遮蔽,如東西向的房舍,通常都只有早上或下午有半天的陽光照射。
適合植物:非洲鳳仙花、松葉牡丹、四季海棠、幸運草、福木、香草植物類、金露花、竹柏、薰衣草類、鼠尾草類、百里香類、洋甘菊類、迷迭香類等。

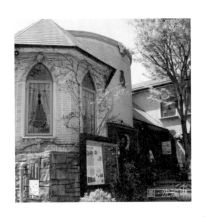

▶▶ 微日照

在大樹下但光線可以灑入基部的空間，或受到建築物遮蔽光照時間較短的室外環境，或是「室內間接光源」；室內但陽光可以直射進來的空間，如落地窗旁或玻璃櫥窗旁之通風環境。在散射光源下也能生長的植物以觀葉植物居多。

適合植物：姑婆芋、蘇鐵蕨、觀賞鳳梨、胡椒木、常春藤、幸運草、黛粉葉、薜荔、含苞數多的蘭花、藍草、兔腳蕨、卷柏、銅錢草、大岩桐、蕨類植物、皺葉椒草、五彩千年木、種子盆栽類、嫣紅蔓、長壽花、薄荷類、非洲菫、鐵十字秋海棠、毬蘭（僅能觀葉無法觀花）、多肉植物、仙人掌類等。

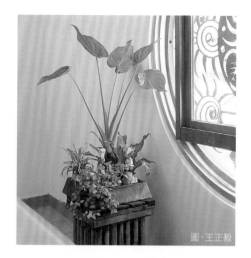

圖·王正毅

▶▶ 陰性

在大樹下遮蔽光源基部的空間、建築物遮蔽的室外環境、室內空間。

適合植物：玉龍草、蕨類植物（對光源需求低的品種）、白網紋草、彈簧草、合果芋、姑婆芋、常春藤、觀賞鳳梨、胡椒木、百合竹、兔腳蕨、西瓜皮椒草、白紋草、鳳尾蕨、美鐵芋、佛手芋等。

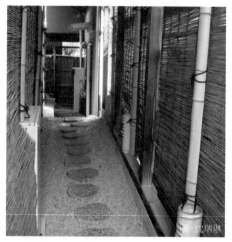

圖·沈瑞琳

▶▶ 室內人造光源

雖然人造光源無法提供植物光合作用的條件，但處於完全無光線處，植物衰退速度更快。所以家中若無自然光源，但又真的很想綠化佈置，還是有機會的，選擇室內耐陰性植物，並且一週中1～3次，將植物移至間接光源處每次約3~4小時，例如騎樓下、樹陰下、建築物遮蔭處，光源佳非直射處，及克服環境條件的困難。

適合植物：網紋草、合果芋、馬拉巴栗、美鐵芋、佛手芋、白鶴芋、粗肋草、薜荔、白萬心、椒草、仙人掌類、部分多肉植物類等。

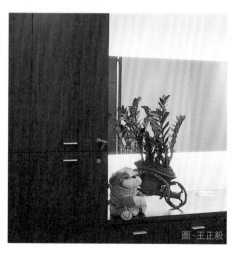

圖·王正毅

🌸 空氣條件

　　植物在進行呼吸作用時釋放二氧化碳、光合作用時吸收二氧化碳，釋放氧氣，皆需要「空氣」這個元素，所以植物成長環境中的空氣條件，也是不容忽視的。所以一個通風良好的環境對植物成長而言也是重要因素之一，我常把植物的感受以人的感知來衡量，其實人們覺得溫度、通風都舒適的環境，植物也會感到舒適。

　　而通風良好，不是指風太大或太強的環境，這對植物成長一樣是有害的，如室外強風環境會讓一般植物成長不良、根群斷裂受損、枝葉破損折傷。若是強風處，需選擇特別耐風及透風性佳的樹種，如木麻黃、棕櫚、椰子類等（但高度不宜過高，一樣會折損）；而電風扇出口、冷氣出風口、廢氣出口等處所也都不宜放置植物。

▶▶ 通風不佳、密閉空間植物 無法成活

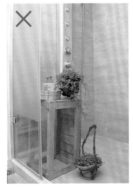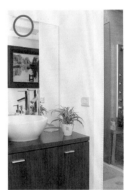

　　如廁所、沒有窗戶的房間等，多屬通風不佳。浴室因有洗澡產生的高溫，植物是無法生長的；若是乾溼分離型洗手間，就可選擇室內的觀葉植物，但由於通風不佳，一週中須1～2次將盆栽移出接受陽光與空氣。

適合植物：合果芋、佛手芋、白鶴芋、網紋草、白紋草、部分多肉植物、仙人掌等。

▶▶ 通風良好

　　對室內植物而言，通風良好處可算是好環境。但通風的定義並不只是指環境而已，植物本身的通風度也很重要，室外植物在生長旺盛期，應進行適度的疏枝修剪，保持樹幹枝葉中的通風良好，有助枝葉成長外，降低病蟲害滋生率。

適合植物：通風良好環境，可快樂生長的室內植物有美人蕨、常春藤、兔子蕨、佛手芋等。

▶▶ 空調環境

　　一般辦公空間、餐廳、飯店等幾乎整天都是空調的情形，屬於密閉但空氣流通，由於空調環境較乾燥，所以首重水分的補充。另外，如果可以定期開窗讓室內、外空氣對流是最好的。除了對植物好，我們人體也需要新鮮空氣！

▶▶ 白天密閉晚上通風

　　如一般房子頂樓或小套房這類白天不在家關閉，晚上才開窗的環境，因高溫悶熱又通風不良，可適應的大概只有耐旱類、耐高溫、對環境空氣條件要求不高的植物了。

適合植物：部分多肉植物、仙人掌、椰子類、棕櫚類等。

🌸溫度條件

　　植物跟人一樣，也大多喜歡常溫的環境。季節交替時，植物也會自行調整來適應環境。依春、夏、秋、冬每季的常溫不同，簡單而言，只要是人們覺得舒適的環境溫度（約20～30℃）就是常溫。

　　當然植物依原生環境不同，有的可耐寒或耐高溫，反之，也有遇寒凍或暑熱即無法存活的。掌握植物適合生長的溫度，我們即可幫助它們越冬或越夏。台灣四季溫差不大，平地也沒有低溫到下雪的情形，所以一般常見的植物中，沒有極耐寒的品種。

▶▶ 避開人造產生的高溫

　　電器用品旁、廚房烹調，還有洗澡間的人造高溫環境，植物可是招架不住的。

▶▶ 盛夏高溫澆水技巧

　　夏天因為太陽的高溫會導致土中溫度提高，土溫高時澆水，水溫也因此提高容易超過植物根群所能忍受的溫度，所以早上10：00以前或太陽下山二小時後，待土溫下降後，才是最佳的澆水時間。

▶▶ 防範寒流低溫的對策

　　冬天遇到低溫寒流時，如果所栽種的戶外植物屬於「不耐寒」的品種，可以將它們移至靠近室內或騎樓下、可擋風雨的地方有助避寒。

　　另外，寒流時日照時間不長，所以澆入土中的水，會因此水溫度降低，因而凍傷根群嚴重會導致植物死亡，冬季或低溫寒流澆水，一定要太陽日正當中，或一日中的高溫時澆。

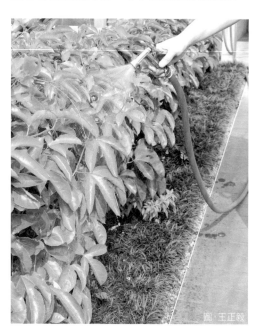
圖·王正毅

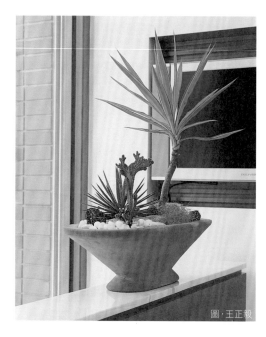
圖·王正毅

二、基礎栽培入門

　　了解環境對植物的影響之後，接下來要學習栽培的基礎知識，包括土壤、盆器、及平日養護等實務。

🌹 土壤

　　土壤直接影響植物的成長。不同的土壤或介質性質各異，先了解植物的需求，才能搭配出最適合其生長的環境。土壤又分為土壤層、排水層介質及土壤改良材。

▶▶ 土壤層

　　因應不同的土壤層各自特質，優點、缺點條件來配搭各種植物不同的需求。所以嚴格來說沒有所謂哪一種最好，只有適不適合植物需求而已。

基本土層結構

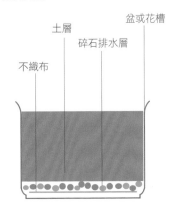

不織布　土層　碎石排水層　盆或花槽

▶▶ 土壤介質

培養土、泥炭土

　　屬輕質化的土壤，且已混入考量排水性的介質及肥料，方便栽種一般植物用。但市售培養土因廠牌不同，配方也有所不同。如果種植環境風大，可能得加入黏性土壤以免土性過輕，讓植栽在尚未定根前易因風大而連根吹倒。做種子盆栽時，建議使用泥炭土，因為進口時經過殺菌處理，可以減少果蠅的危害。

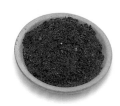

砂

　　可增加土壤排水力，但保水、保肥力就差，千萬要記得在夏季或風大處可要勤於澆水喔！適合仙人掌、多肉植物，或用於日照不足、土壤較潮溼的種植環境。對於需排水良好的植物如香草類，它可是最佳的土壤改良介質，可避免植物爛根問題。

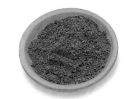

陽明山土（或黏性土壤）

　　它和砂的特性剛好相反，屬保水、保肥佳的介質，所以排水力就差囉！而且陽明山土偏酸性，所以很適合種杜鵑、茶花類等植物，但對許多喜歡土壤屬中性或偏鹼性的植物而言，就不理想了。單價高、目前較不易購得。

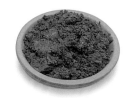

蛇木屑

是屬於排水性好、通氣性佳的介質，多用在蘭花栽培。若混入土壤做為改良介質，則是取其有利排水、通氣性佳的特性。

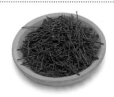

常用介質比較表

介質	培養土、泥碳土	陽明山土（黏性土壤）	砂	蛇木屑
酸鹼度	中性，依廠牌略有差異	偏酸性	鹼性	一
排水力通氣	佳	差	佳	佳
保水力保肥力	佳	佳	差	差
重量	輕	重	輕	輕
適用植物	一般植物、室內植物、發芽。	杜鵑、茶花等喜酸性土壤的植物。	仙人掌、多肉植物等耐旱植物。	多用在蘭花栽培。
其他用途	其他用途若室外環境風大，可加入黏性土壤增加其「團粒構造」的黏性。	做酸鹼中和後，可用於一般戶外植物。	可做一般植物（如香草植物）的土壤改良介質，幫助排水。	可混入土壤用於土壤改良介質之排水力，幫助排水。

▶▶ 排水層介質

你是否遇過多雨導致土壤積水、植物爛根，所以處於雨量充沛的環境一定要加強排水層設計。排水層介質就可協助隔離土層中過多水量，一般用在戶外花台中，或室內花器沒有排水孔且深度較深的花器。另一個好處是可減少土壤量，減輕整體重量。

碎石

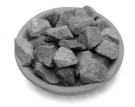

適合於大面積底層排水用，成本較低。

發泡煉石

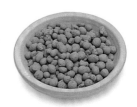

適合於小品作品底層排水用，較輕且容易購得，也常被使用於土壤表層裝飾。

▶▶ 土壤改良材

一般也稱客土或土壤改良材。栽植植物前先認識其所喜好的土壤特性後，再將酸鹼度、排水性、保肥力等皆不同的土壤介質進行比率不同地混合，調出適合欲栽種植物的土壤介質。

有機肥

已經發酵完成的肥料，混入栽培土中可改良貧瘠的土壤，依植物不同比率不同。分為粒狀與粉狀。純有機肥為不含禽獸糞便的成分，適合短期採收及可能生食的香草植物、蔬菜使用。加入禽獸糞便的成分的有機肥，適合在果樹及景觀植物上。

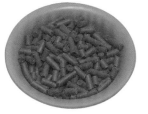

碳化粗糠

偏鹼性，可作土壤酸鹼中和用，混入栽培土中可改良貧瘠的土壤，依植物不同比率不同。而且也有做為基肥的功用。

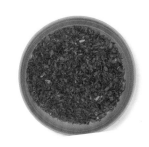

◉ 平常養護必知

植物是活的，平常的照顧勝於一時的喜好，澆水、施肥、蟲害、修剪都是該注重的照護實務。

▶▶ 土微乾再澆水

當土壤已經完全保水時，就是呈飽和狀態，無論再如何加水，土壤是不會再吸收的。所以如果平常澆水，起先會有少許水分流出，但持續再澆時，所澆的水量、速度與排出的水量、速度一樣時，表示已經「充分澆水」，所以下次澆水可以待土微乾後再澆即可。

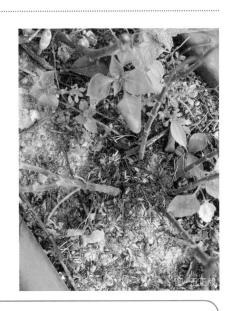

Q 可以用綠茶或咖啡來澆水嗎？

A 植物所需的水分只是一般的水，千萬別給植株澆「綠茶水」、「咖啡水」、「放蛋殼」，對植物成長沒有幫助，並且引來螞蟻及果蠅滋生的困擾。

▶▶ 施給必要的肥料

人要吃飯，植物也要肥料。不同的肥料依不同時期提供，有益植物長得更漂亮。

但若是長期處於通風不良、空調環境，植物不但無法繼續成長，還會逐漸衰退。植物僅能進行呼吸作用消耗自體養分，無法行光合作用來產生養分，所以除了定期移至戶外接受間接陽光外，定期施予追肥便很重要。

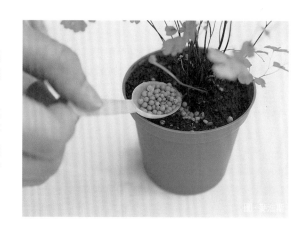

圖·葉治菁

施肥必備知識

肥料種類	分為有機肥與化學肥。
肥料形態	可分為固態、液態、粉狀肥料等三類。
肥料三要素	氮N（葉肥）、磷P（花肥）、鉀K（子實肥）。
基肥	基肥又稱底肥，是在植物未栽種前，在土壤中加入的有機肥料，以增加土壤的肥沃度，簡單來說就是基礎的肥料，僅能使用有機肥。
追肥	追肥是植物移植成功後，或植物定根後，持續提供土壤中植物成長所需的肥分。簡單來說就是植物成長中追加的肥料。一般可分為有機肥料、化學肥料。
有機肥	用有機物經過完全腐熟過程的肥料，一般有骨粉、豆粕等物質，但「純有機肥」是指沒有加「禽獸糞便」的配方。分為粉狀、顆粒狀，依配方不同可挑選適合植物所需的。施有機肥注意先施肥再補土覆蓋，避免引來果蠅或螞蟻、鳥類叼食等困擾。
化學肥	以化學合成方式製成的肥料，化學肥適用於室內植物、非食用性植物或短期催花用。注意施化學肥時，可於最後土表上灑肥。

Q 我有定期施肥，但植物還是衰弱，是什麼原因？

A 因施灑過量或施灑時機、方式不對，肥料也會導致根部受傷，多數植物會因此死亡。須特別注意植物在根部受傷後（如剛移植、大雨根部浸水後），不宜施肥。

園藝基礎入門↓養護

▶▶ 適期修剪很重要

花木需要適期修剪正如人要剪頭髮一樣，要剪多少，多久該剪，也都要依植物不同而調整。

修剪必備知識

摘心	摘去植物末端生長點以刺激側芽成長，讓植株愈來愈茂盛，這樣的動作稱為「摘心」。香草植物是一定要常摘心的代表性植物，「摘心」有助其成長，修下來的枝葉又可食用，很具有經濟效益。
疏枝	疏鬆枝葉密度，如單棵中交叉的逆生枝、徒長枝等，讓樹型保持空間通風，以利光線射入及避免病蟲害的滋生，否則就成了病蟲害的溫床。
強剪	一般修型、整型時的修剪僅是表面修剪。而「強修剪」是一種深度修剪，也就是修剪長度長（依植物種類有異。如香草植物若修去原高度的1/2就算強剪了），一般只適合在「生長勢強」的植物或嚴重病蟲害的植株。否則常因錯誤的強修剪，又因植物本身的再生力弱，會進而導致死亡。

◎ 病蟲害管理

病蟲害管理應該是大家頭痛的問題，病蟲害防治最有效的方法是「及早發現、及早處理」，如果可以用捉的、清洗的、剪除等人工方式處理最佳，總之，不噴灑農藥、施有機肥的有機栽培方式，對大環境是最好的。

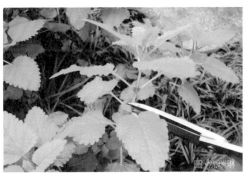

摘心可以促進側芽成長，是香草栽培不可缺的管理作業。

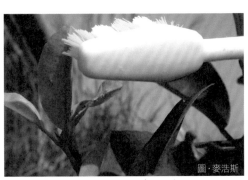

廢棄牙刷也是病蟲害處理的巧幫手。

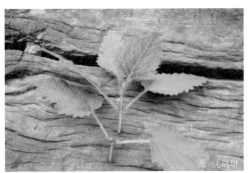

檸檬香草的摘心點示範。

三、增加美感的資材

盆器和裝飾材的搭配，可以讓植物組合更具美感。

▶▶ 盆器

以盆器來說，室內盆器與戶外盆器的選擇是有差別的，最主要是戶外盆必須是「耐日曬雨淋」的材質；而且一定要有排水口。室內花器則不必考量日曬雨淋的問題，也不一定要有排水孔（可改以控制水量的方式）。

依擺放位置的空間條件，如室內或花園的裝潢風格、視覺欣賞的角度與高度，來選擇與環境風格搭配的植物與盆器。例如：古樸原野風格，配木器或素燒盆、未加釉色的陶器質感相襯。若是戶外處理南方松木頭材質的地方配上義大利素燒盆或椰殼類、碳化處理木器都是完美的風格組合。若是高的吧台，考慮視覺的角度，應選擇矮或盤型花器來搭配，以免造成視覺壓迫感。

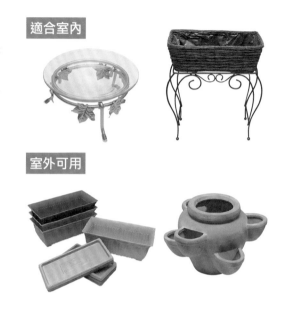

適合室內

室外可用

▶▶ 表面材

當植物、盆器、配件、裝飾品等一一選定，在精心完成作品後，最後的表面材和裝飾材料則是修飾、收尾好幫手。

表面材就像是自然界中的地被植物、鋪面材的感覺，例如草坪、青苔、海岸邊的砂、池邊的石頭、沼澤邊的泥都是大地天然的表面鋪材，除了增加了色彩層次也多了趣味。

體驗「眼、耳、鼻、舌、身、意」的盆栽趣，是個案與園藝治療師可以一起共同分享的體驗，嚐試各種表面材的應用樂趣，有時善用表面材即可設計「縮景」的table garden喔！除了市售的表面材，許多表面材就在我們生活的周遭，正等待您用心去發覺呢！

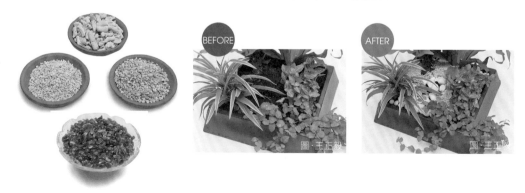

BEFORE　　　AFTER

圖‧王正毅

Chapter5 友善感知室內植物

現代人每天約有80%～90%的時間是在室內度過。長時間置身於密閉性的建築物內,常會出現過敏、頭痛、易感冒、皮膚乾燥發癢、嗜睡、無法專注、易疲勞、對氣味敏感等症狀,稱為「病態建築症候群」(Sick Building Syndrome, SBS)。為避免以上所述症狀,除了降低環境有害物質的產生外,最自然的方式就是在室內擺設植物。經行政院環境保護署,特別應用部分空氣污染防制基金經費並與國立臺灣大學合作研究,彙集國內外植物淨化空氣相關文獻,選定臺灣常見室內植物實際測試列舉具有滯塵與減少室內二氧化碳能力的植物,提供國人居家綠美化及提高室內空氣品質有效參考。

葉片滯塵量排名前十名

葉片滯塵量排名前十名的室內植物為非洲董、鐵十字秋海棠、皺葉椒草、大岩桐、薜荔、嫣紅蔓、麗格秋海棠、長壽花、盆菊、白網紋草。其共同特徵為具有絨毛或凹凸不平表面的葉片,可有效吸附塵埃。

大部分綠色植物於光合作用過程中,經由氣孔吸收二氧化碳並固定為有機酸或醣類貯存,因此減少室內二氧化碳累積量。量測各植物對不同二氧化碳濃度的淨光合作用速率,於環境二氧化碳濃度達1000 ppm 以上仍可進行光合作用,減少二氧化碳濃度。

減少二氧化碳濃度之室內植物

臺灣常見室內植物可減少二氧化碳濃度之種類,分別是非洲董、鐵十字秋海棠、皺葉椒草、大岩桐、薜荔、嫣紅蔓、麗格秋海棠、長壽花、白網紋草、馬拉巴栗、金脈單藥花、波士頓腎蕨、蝦蟆秋海棠、鐵線蕨、彩虹竹蕉、冷水花、觀音蓮、常春藤、白斑垂榕、西瓜皮椒草、千年木、鹿角蕨、聖誕紅、心葉蔓綠絨、袖珍椰子、吊蘭、龜背芋、白鶴芋。

室內植物的一般照顧要領

● 定期以濕潤抹布擦拭葉面可去除灰塵及水垢,使葉面光亮,並增加滯塵效果。

● 不可用乾布或毛刷,因其會使灰塵飛散空氣中。

● 盆栽若使用水盤時,不宜積水否則會導致爛根或招來蚊蟲滋生。

● 室內植物約3～6個月施肥一次,不宜施用有機肥。

● 澆水方式宜採「充分澆水」,澆水至盆中土壤完全含水後,待土壤微乾後再澆水。依各環境濕度條件及植物種類不同,約3～5天澆一次水。

● 給予的水分為單純水質即可,忌咖啡、茶葉、飲料等複雜物質,容易造成根群腐爛或招來螞蟻等蟲害困擾及環境衛生問題。

序號	植物名稱	屬性	繁殖方法	知覺感受
1	彈簧草	多年生草本	分株	● 輕輕的施力於植株具有彈性感，如彈簧般的感受，正如其名。 ● 因此有些家有寵物且擁有花園的飼主，會種這個植物提供寵物玩耍。
2	冰淇淋卷柏	蕨類植物	分株 孢子	● 嫩綠的顏色及圓球如一球冰淇淋，給人感覺涼爽又具親和力。 ● 需常保空氣濕度及微光源需求，葉怕風刮易產生褐色焦黑的葉緣。
3	薜荔	蔓性灌木	分株 扦插	● 墨綠色密集而小的葉，極具生命旺盛力，給人觸感及視覺舒適感受。 ● 對光源需求不高，忌缺水，強風葉片易受損，莖部有氣根可吸附牆壁。
4	常春藤	多年生草本 垂態植物	分株 扦插	● 葉色白黃綠相間給人朝氣十足感，給人輕柔舒壓的感知。 ● 台灣平地唯獨夏季的高溫較難栽培，其它只要低溫濕度環境即可成長良好。
5	兔腳蕨	蕨類植物 喜微光源	孢子 分株	● 以水草包覆根部，固定在樹枝上即可成長，喜低溫濕度環境亦可栽培。 ● 走莖有吸附力可定植成長，給人生命旺盛與克服困難及活力感知。
6	波斯頓蕨 各類蕨類	蕨類植物	孢子 分株	● 茂密而翠綠的色彩給人生命力強健感。 ● 清涼、夏季、森林溪谷意象感受。 ● 是室內空氣濾清的植物之一。喜低溫濕度環境
7	多肉植物類 如：月兔耳 、石蓮類	多肉植物 喜微光源	葉片扦插 分株 依類別 不同	● 控制水分及光源條件是照顧關鍵。 ● 肥肥的葉片就是一種柔軟的感知。 ● 長期放置在室內會導致徒長或成長衰退，每週2～3次的日光浴是必要的。
8	網紋草	多年生草本 喜水的指標性 植物	分株	● 照顧容易，缺水時會呈現葉片坍塌低垂狀，立即給予水分或泡入水中10分鐘，即可立即回復。 ● 可愛感知的低矮植物。
9	合果芋	多年生草本	分株	● 若有誤食可能的個案，不適合使用。 ● 是室內生命力強的植物，適合一般入門栽培。

友善感知⬇室內植物

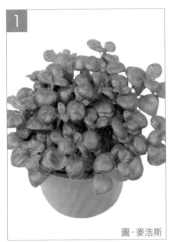

圖・麥浩斯

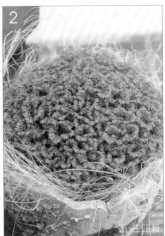

圖・王正毅

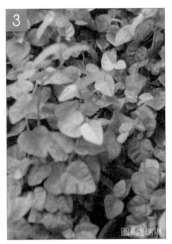

圖・沈瑞琳

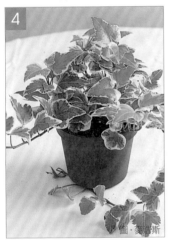

圖・麥浩斯

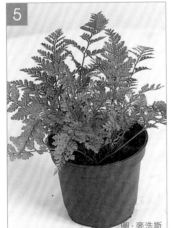

圖・麥浩斯

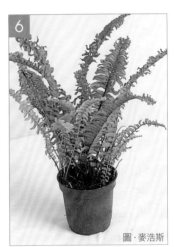

圖・麥浩斯

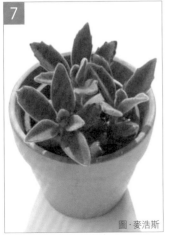

圖・麥浩斯

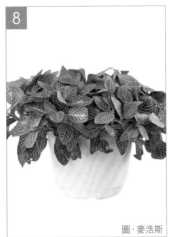

圖・麥浩斯

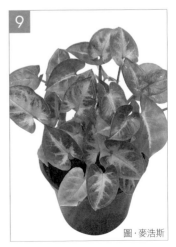

圖・麥浩斯

序號	植物名稱	屬性	繁殖方法	知覺感受
10	皺葉椒草（紅、綠）	多年生草本	扦插葉枝分株	● 兼具空氣濾清與滯塵效用。 ● 表面皺皺但平滑的觸感可以作為觸感刺激。
11	西瓜皮椒草	多年生草本	葉片扦插分株	● 是室內空氣濾清的植物之一。 ● 葉片光滑，但紋理明顯像是西瓜的紋理，可作為辨識記憶訓練之用。
12	長壽花	多年生草本多肉植物	葉片扦插分株	● 室內空氣濾清的植物之一。 ● 屬於多肉植物，由於葉片富含水分，所以需水量少，花色鮮豔而多種。
13	白紋草	多年生草本	分株	● 是室內空氣濾清的植物之一。 ● 細長而柔軟的葉片型態，加上鮮明的紋理，是組合盆栽常用植物之一。
14	鳳尾草	多年生草本	孢子分株	● 室內空氣濾清的植物之一。 ● 屬於蕨類，葉片有綠白相間的紋理，末端細長的尾端如鳳尾狀而得名。
15	嬰兒淚（玲瓏冷水花）	多年生草本	分株扦插	● 下垂型植物，室內或遮陽陰涼室內外皆宜，有微光源環境佳。 ● 葉片圓而細小，蘋果綠的葉色，給人清爽可愛的感覺。
16	口紅花	多年生草本半蔓性植物	扦插分株	● 花如旋轉出的條狀口紅般，適合做為花卉成長觀察之用。 ● 室內或遮陽戶外皆宜，處於有間接光源環境才會開花，花期夏～秋季。
17	玉簾（玉串）	多肉植物垂態植物	分株	● 喜好室內或戶外間接光源環境。 ● 植株外型一串如簾蔓下垂，加上肥厚的葉非常討喜。
18	串錢草	多肉植物垂態植物多年生草本	扦插分株	● 喜好戶外或間接光源環境。 ● 一圈圈圓圓的葉子很可愛，具有吸附氣根，會吸附牆面，也會開小朵白花（只是不具欣賞價值）。

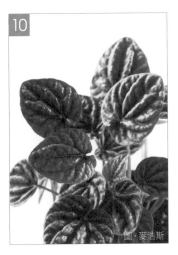

圖・麥浩斯

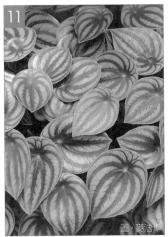

圖・麥浩斯

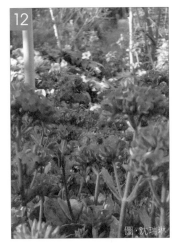

圖・沈瑞琳

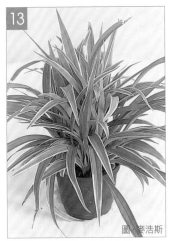

圖・麥浩斯

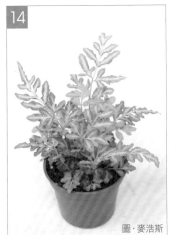

圖・麥浩斯

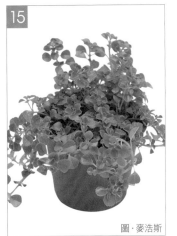

圖・麥浩斯

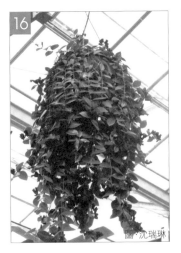

圖・沈瑞琳

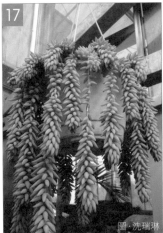

圖・沈瑞琳

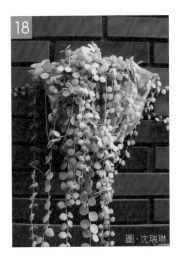

圖・沈瑞琳

序號	植物名稱	屬性	繁殖方法	知覺感受
19	嫣紅蔓	多年生草本	分株	● 室內或遮陽陰涼戶外皆宜，但長期處於無光源的空內環境會褪去葉色。 ● 有紅色系的葉片紋理，增加室內觀葉植物組合時的色彩趣味。
20	山蘇	蕨類植物	分株 孢子	● 嫩葉可食用。栽種容易，喜歡空氣中的高濕度，微光源即可忌強光直射。 ● 清涼、夏季、森林溪谷意向感受。
21	白鶴芋	多年生草本	分株	● 葉片大而光滑油綠，會開白色的花。（狀似湯匙火鶴） ● 可以作為中型盆栽，作為關懷感知（擦拭葉片）、擁抱愛的參考植物。
22	觀賞鳳梨 （隱花鳳梨）	多年生草本	分株	● 外觀像是鳳梨的葉部，但多了紅色系的葉片紋理。長期光線不足會褪去紋理，再接受陽光後即可慢慢恢復。 ● 需水度不高，管理簡單，給人旺旺來的意象。
23	冷水花	多年生草本	分株 扦插	● 喜陰涼環境，適合作為景觀中樹蔭下，屬耐陰植物 ● 是室內空氣濾清的植物之一。
24	觀音蓮	多年生草本	分球	● 辨識度高，葉背呈現暗紅色，葉面也有不同層次的綠色系紋理，適合作為辨識記憶訓練的植物。 ● 秋季進入冬眠期，葉凋枯黃是自然現象。
25	藍草	蕨類植物	分株 扦插	● 適合遮陰潮濕低溫微光源處，忽然移至強光或風強處，會有黃葉現象。 ● 光線越弱藍色越明顯，綿密的葉片觸感，可作為觸覺感知的植物。
26	富貴樹	多年生木本	分株 扦插	● 室內樹種之一，新陳代謝快容易見黃葉，水的需求不高，宜土壤乾燥後再澆水。 ● 樹苗有大有小，是室內大型的樹種，可作為「擁抱」愛的知覺植物。
27	馬拉巴栗	多年生木本	種子 分株 扦插	● 照顧簡易，肥厚的莖部似地瓜型態。常做為空間綠化搭配。 ● 樹苗有大有小，是室內大型的樹種，可作為「擁抱」愛的知覺植物。

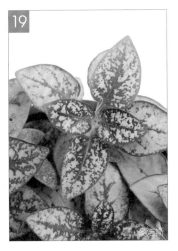

19

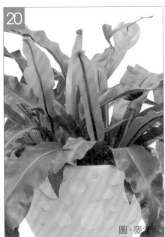

20

圖·麥浩斯

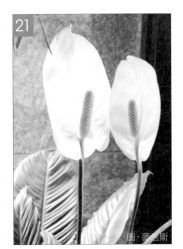

21

圖·麥浩斯

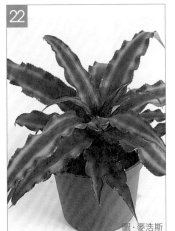

22

圖·麥浩斯

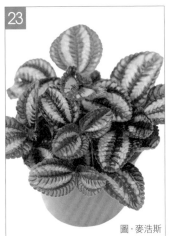

23

圖·麥浩斯

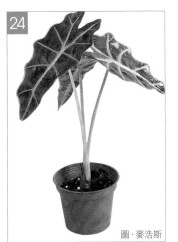

24

圖·麥浩斯

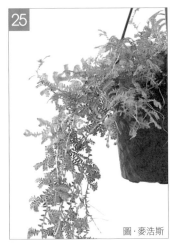

25

圖·麥浩斯

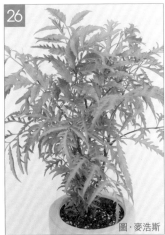

26

圖·麥浩斯

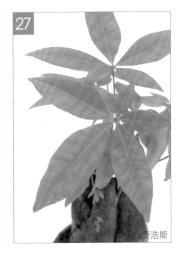

27

麥浩斯

序號	植物名稱	屬性	繁殖方法	知覺感受
28	五彩千年木	多年生木本	扦插	● 葉片如黃椰子般的細葉，末稍有點尖但葉片柔軟，葉片紅色系漸層的紋理討喜，是有趣的觀察植物。 ● 長時間光源不足，會褪去剩下黃與綠色。
29	美人蕨	多年生草本	孢子	● 很有野趣與自然氛圍、森林溪谷的感知，具有清涼感受的植物。 ● 葉子修剪後，葉柄陸續乾燥褐化，樹幹呈現酷似筆筒樹的風情。
30	香冠柏	多年生木本 常綠灌木	扦插	● 具有柏的清香香氣，樹型呈三角錐及金黃的葉色的討喜原因，常做為小型聖誕樹之用。 ● 可放置室內或陰涼處，但每週至少1～2次日照。
31	姑婆芋	多年生草本	塊根 分株	● 山林常見植物，碰觸到汁液會產生皮膚發癢。室內或遮陽戶外皆宜。 ● 無論是樹型、大大的葉片、還是似芋頭的咖啡莖都是很具觀賞價值。
32	黃邊萬年青	多年生草本	扦插 分株	● 萬年青是寺廟中常見的植物，因此給人宗教的安定感。 ● 可以土耕也可水耕。水耕可作為生命延續型的觀察活動。
33	虎尾蘭	多肉植物	扦插 分株	● 全日照皆可～陰性環境生命力及適應力皆強，對於環境條件不佳的空間綠化是個好幫手。 ● 成長緩慢，對於水的需求不高，是耐旱又耐陰的植物。
34	蝴蝶蘭	多年生草本	組織培養	● 一般市售已完成催花，擺放在室內通風、陰涼處，有間接光原處尤佳，每週給水一次 ● 冬季低溫期，夏季高溫期或水份過多會導致落花或花期縮短。
35	石斛蘭	多年生草本 室內	組織培養	● 夏季蘭花，花色豐富，黃、綠、白、粉、桃紅、雙色系列。 ● 每週給水一次，過多會導致落花。
36	文心蘭 （跳舞蘭）	多年生草本 室內	組織培養	● 一般市售已完成催花，擺放在室內通風、陰涼處，有間接光源處尤佳。 ● 市面常見的切花材料。 ● 每週給水一次，過多會導致落花。

友善感知⤵室內植物

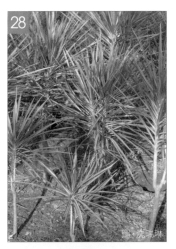

28

圖‧沈瑞琳

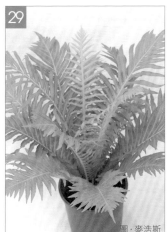

29

圖‧麥浩斯

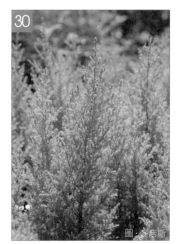

30

圖‧麥浩斯

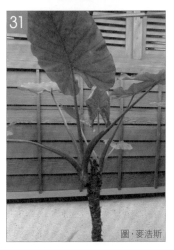

31

圖‧麥浩斯

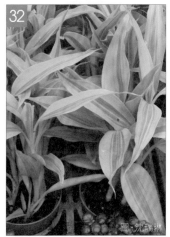

32

圖‧沈瑞琳

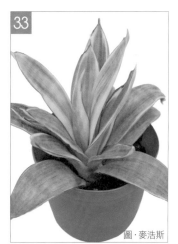

33

圖‧麥浩斯

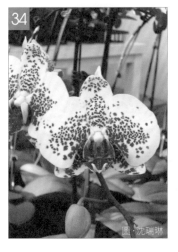

34

圖‧沈瑞琳

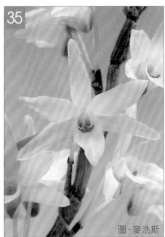

35

圖‧麥浩斯

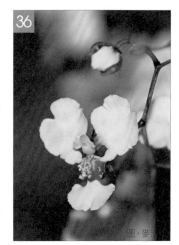

36

圖‧麥浩斯

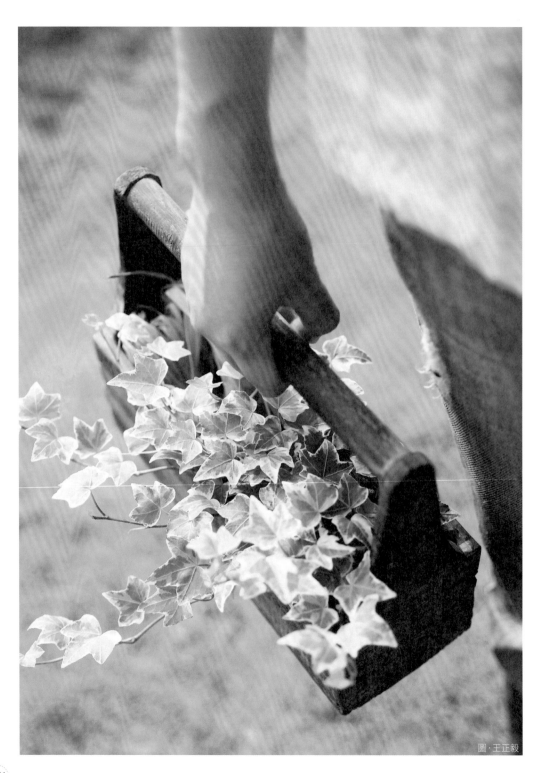

圖‧王正毅

友善感知室外植物（草本）

　　一般草花分為一二年生草花、多年生草花，顧名思義「一二年生草花」就是從播種發芽～成長～花開花謝，其生命週期為一年到兩年時間，「多年生草花」雖是草本植物但屬多年生品系，這類品系植物可能因為無法越夏或無法越冬，而成了一年生的生命週期，因此夏季移至陰涼遮陰處，冬季移至溫室或避風、全日照處皆是越冬的方法。

　　開花植物在花芽分化期需要，光線、溫度、養分等條件配合，因此草花植物依種類不同需栽培於半日照～全日照的環境條件。

　　在進行園藝治療活動前，需將所使用的植物生命週期、栽培環境、植物個別特性等做清楚的解說，讓參與者可以體驗正確且成功的植物栽培歷程。且瞭解生命週期可避免植物結束生命週期時，受到挫折等負面情緒產生，並將花謝後「採收種子」視為一種生命延續的意涵，而非專注於花謝植株死去的現象並坦然面對花開花謝、有生必有死，正向認知這就是生命的週期循環。

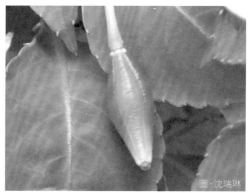

非洲鳳仙花果實

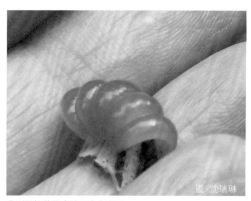

非洲鳳仙花果實按下去會彈開

　　花季前請勿進行植物修剪，會將末梢的花芽點剪除，導致本季無花期可欣賞，可以在花季結束後進行修剪；花季中澆水請勿噴在花表面，會導致水傷而提早花謝；花季期為了延長花期及花量，可以施灑綜合性的肥料。

　　欲採收種子時，在花謝後不修剪花，待其種子成熟後採集種子可做為下季播種之用。

序號	植物名稱	屬性	繁殖方法	知覺感受
1	松葉牡丹	一年或宿根多年生草本	分株 扦插 播種	● 鄉村的回憶，與鄉下俗稱的「豬母奶」是同一家族。 ● 綿密圓潤的葉子，開著桃紅、黃色多色彩小花，主要花季在夏～秋季，光照充足開花佳。
2	春石斛	多年生草本	組織培養 分株	● 夏季綠葉盎然、冬天落葉露出莖節骨感、春天綻放花朵，半日照、濕度環境。 ● 多半種在蛇木板上，瀑布般的垂態給人透心涼的柔美。
3	非洲鳳仙花	多年生草本	分株 扦插 播種	● 體驗採收夾果，種子彈出的趣味。 ● 耐陰也耐陽，唯獨怕夏季颱風期的多雨，容易爛根死亡。屬於生命力極強，花色又多的植物。
4	沙漠玫瑰	常綠 半落葉小灌木	播種 扦插 空中壓條	● 花色多款而豔麗，保持較乾燥的環境，有助於刺激生長，花季以夏季為主。 ● 耐旱較不耐寒，冬天低溫期需移至室內避寒冬。
5	紫色幸運草	多年生宿根	播種 分株	● 宿根型植物，怕風大處葉面會受損。 ● 可以使用砂質壤土、半日照的環境。 ● 徒長後，可將全數黃葉剪除，並施以肥料重新成長。
6	馬格麗特	多年生半灌木	播種 扦插	● 扦插繁殖為主，春、秋季為適期。 ● 粉、白、黃色，分為單瓣和重瓣花。 ● 平地夏季要移至通風陰涼處才能越夏，否則還是會結束生命週期。
7	金毛菊	一年生草花	播種	● 綿密的葉子加上金黃色的小花。 ● 在花園中是出色又可愛的草花。
8	麥桿菊（鐵菊）	一二年生草花	播種	● 色彩豔麗多元，播種以秋、冬、早春為主，花期約十二月～隔年五月。 ● 乾燥花或壁飾作品的好素材，屬於播種～成長觀察～加工製造延續性的園藝治療活動。
9	粉滿天星	一年生草花	播種	● 綿密的葉片及細小的粉色星點花，給人需要呵護的感受。 ● 光源充足的成長環境，花期則長，反之會提早結束生命週期。

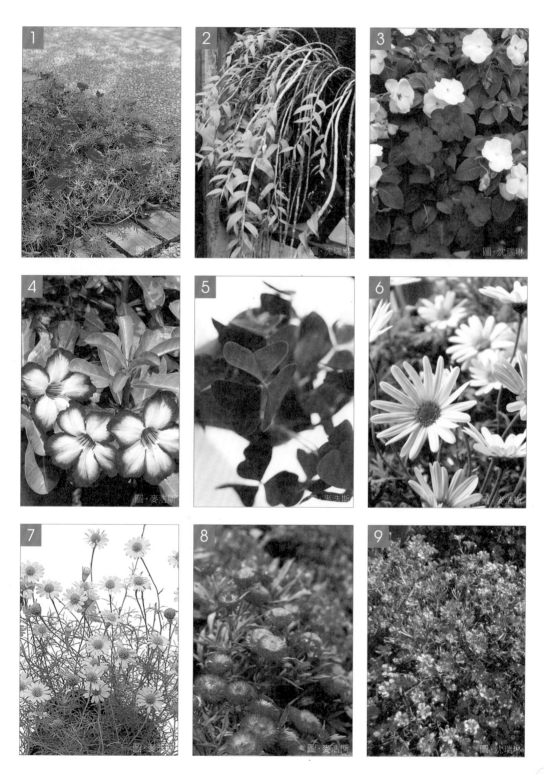

圖·沈瑞琳

圖·沈瑞琳

圖·麥浩斯

圖·麥浩斯

圖·麥浩斯

圖·麥浩斯

圖·麥浩斯

圖·沈瑞琳

序號	植物名稱	屬性	繁殖方法	知覺感受
10	矮牽牛花	一年生草花	播種	● 花色鮮豔有助於視覺感知的刺激。 ● 播種以秋、冬、早春為上，種子好光不可覆土。花期冬季～春末，喜歡日照充足排水良好的環境。
11	翠蘆莉	多年生草花	播種 扦插 分株	● 這幾年的人氣草花，粉花、紫花、白花單朵花期短，全株持續開花期長。有一般品種與矮化品種兩類。 ● 耐旱、耐強光直射、耐高溫，通風良好的環境，可以降低病蟲害的發生率。
12	四季海棠	多年生草花	播種 扦插	● 除非大量育苗使用播種繁殖，一般使用扦插繁殖法。全年開花，全日照～半日照。 ● 花色多、花季長，但忌多水量的照顧方式。 ● 澆水時不可由上而下，容易折損枝葉及花朵。
13	薑荷花	多年生草本	種球繁殖	● 花色粉色，花期約在6月～10月中上旬。 ● 夏季切花種類。喜高溫環境，冬季低溫進入休眠期。
14	荷花、蓮花 （圖片為睡蓮）	水生植物	分株繁殖	● 花期6月～9月 ● 建議加入詩詞朗誦的植物教材之一
15	藍雪花	多年生灌木 半蔓性	扦插	● 春末～秋冬季均見開花。 ● 需在半日照～全日照環境開花效果佳，過份遮陰易徒長，忌強風處。 ● 細緻的花朵除了觀賞價值高外，還可作為壓花的材料。
16	風船葛 （泡泡草）	一二年生 蔓性草本	播種	● 播種春～夏季為適期，種子需先浸水5～7小時後再播種。 ● 黑圓的種子上，像是立可白塗上的心型圖形很具趣味感，也是壁飾、貼畫的好素材。
17	迷你百日草	一年生草花	播種	● 台灣高溫環境，全年皆可播種、及可開花。以春、夏季播種最佳。 ● 顏色多元（紫、粉、黃、橙、白等）
18	康乃馨	一年生草花	播種	● 代表母親的花，所以見到康乃馨即有一種母愛的溫暖。 ● 在每年的五月第二週週日的母親節，可以藉助花園中的康乃馨，辦理感恩會及思念會。

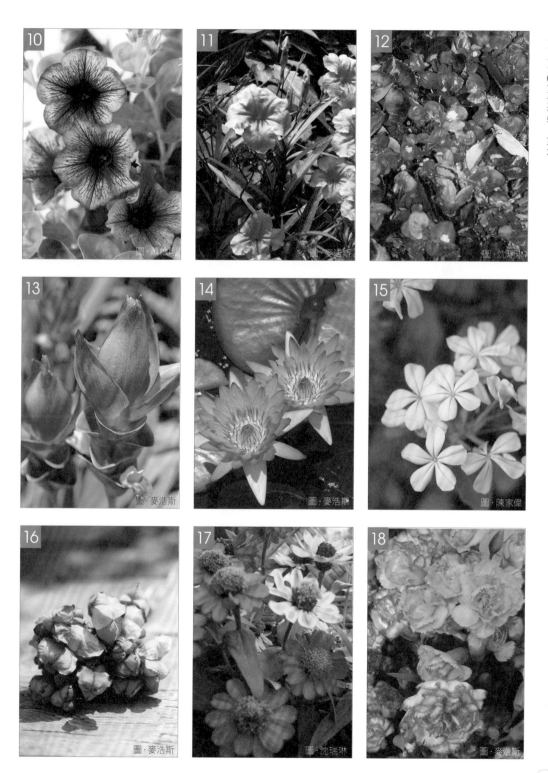

友善感知⬇室外植物　草本

chapter5 友善感知室外植物（木本）

　　木本物類依可成長高度分為喬木及灌木兩類，其中又依落葉與否分為常綠及落葉。也由於木本為多年生植物所以生命週期長，可以跨年代的栽培，因此可長時間的陪伴以及作為回憶，或季節變化的觀察等，相較於草本植物快速成長特性有所不同，也因緩慢的成長速度所以觀察時間較長，需要耐心等待，但只要適性環境栽種難度不高。

　　木本類開花、結果植物在花芽分化期需要，光線、溫度、養分等條件配合，依種類不同栽培於半日照～陰性的環境。「修剪」是刺激枝芽成長、病蟲害防治以及形塑美觀樹型的必要作業。但花季前請勿進行植物修剪，會將末梢的花芽點剪除，導致本季無花可欣賞，當然也會減低結果類植物的產量。因此修剪需在花季結束後進行；花季中澆水請勿噴在花表面，會導致水傷而提早花謝；花季期為了延長花期及花量，可以施灑綜合性的肥料。欲採收種子時，在花謝後不修剪花，待其種子成熟後採集種子可做為繁殖播種之用。

　　木本類植物用於園藝治療活動時，除了了解植物生命週期、栽培環境、植物個別特性等，在定期修剪作業後雕塑出期待樹型，是需要時間等待與悉心照護，這各歷程讓參與者可以體驗正確且成功的栽培植物歷程，並且學習等待與對於未來的期待感；對於處於青春期、中輟生或更生人以及反社會行為者，有正面鼓舞與提供內心自省的機會（形塑自己的人生如同植物的修剪計劃，需要按部就班循序漸進，人生是值得期待的）。而「採收種子」繁殖新苗視為一種生命延續的意涵。

序號	植物名稱	屬性	繁殖方法	知覺感受
1	櫻花	多年生木本落葉喬木	分株扦插播種	● 春季感代表性的植物，秋季落葉，春季開花後發芽。 ● 全日照～半日照，早晚溫差大的環境。
2	梅樹	多年生木本落葉喬木	扦插空中壓條	● 季節感及採果實體驗與醃製活動，可以延續活動趣味，但須透過修剪矮化樹型。

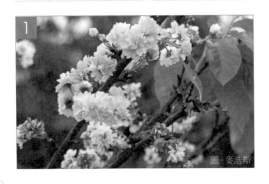

圖・麥浩斯

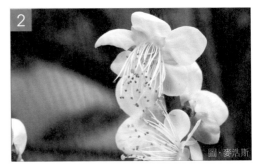

圖・麥浩斯

友善感知⇩室外植物　木本

序號	植物名稱	屬性	繁殖方法	知覺感受
3	芙蓉	多年生木本 常綠灌木	扦插 播種	● 傳統民俗植物，可以避邪、招福氣。 ● 適合在半日～全日照環境，開花要摘除，否則植株生長會轉弱。
4	豨薟草 俗稱：茉草	多年生木本	扦插 播種	● 傳統民俗植物，可以避邪。 ● 適合在半日～全日照環境，通風不良或光線不足易發白粉病，直接剪除受感染的葉片即可。
5	尤加利樹	常綠灌木 喬木	扦插	● 白綠葉色，濃濃的尤加利味。 ● 半日照～全日照的環境。
6	軟枝黃蟬	蔓性木本	扦插	● 蔓性可當棚架植物或牆壁綠籬效果。 ● 夏初～冬初開黃色花，花期極長。 ● 半日照～全日照環境。

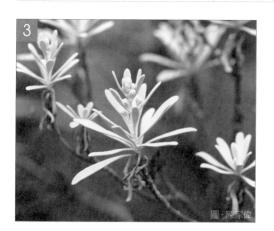

圖·陳家偉

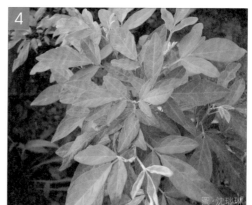

圖·沈瑞琳

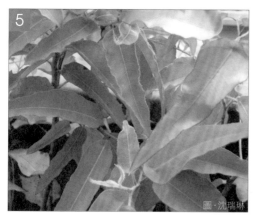

圖·沈瑞琳

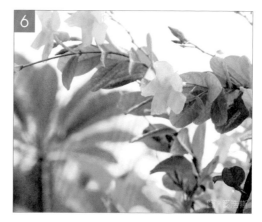

序號	植物名稱	屬性	繁殖方法	知覺感受
7	飄香藤	蔓性木本	扦插	● 蔓性可當棚架植物或牆壁綠籬效果。 ● 花期春～秋，以夏季開花最盛，花色為桃紅色，冬季花量少。
8	龍柏	多年生木本 常綠喬木	播種 扦插 空中壓條	● 主要以扦插、空中壓條為繁殖方法，秋末～早春為適期。 ● 聖誕樹的錐形外型、沈穩的墨綠色，穩重又帶有童話的感覺。
9	烏皮九芎	多年生木本 落葉性喬木	扦插 空中壓條	● 落葉性植物，半日照～全日照環境。 ● 光滑的樹幹、自然的雜木樹型，花又具有欣賞價值，一直是人氣樹種。（夏季開花）
10	紫薇	多年生木本 常綠喬木	扦插 空中壓條 播種	● 夏末秋初開花，秋末冬初即會陸續結果。 ● 有助於環境感知觀察、自然體驗、季節感知、觸覺及作品製作。

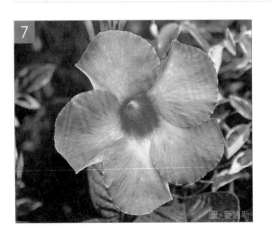

圖·麥浩斯

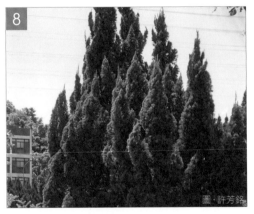

圖·許芳銘

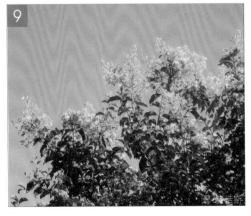

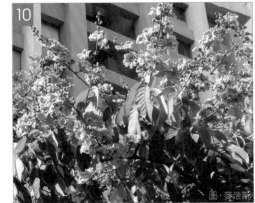

圖·麥浩斯

序號	植物名稱	屬性	繁殖方法	知覺感受
11	炮仗花	蔓性木本	扦插 空中壓條	● 蔓性植物，秋～春季開花約台灣過年期間，花序似一串金黃橘色的鞭炮，非常喜氣。 ● 照顧簡易、季節感強加上茂盛的的枝葉，遮蔽或遮陽效果佳。
12	朱簾 （一簾幽夢）	蔓性木本	扦插	● 氣根如簾一般可當簾蔓用，葉片非常茂密，氣根顏色會由鮮紅轉咖啡色，很適合當棚架植物。 ● 濕氣高環境成長更為迅速。
13	南天竹	多年生木本 落葉灌木	播種 扦插	● 秋冬葉片因低溫轉紅具觀賞價值，也是誘鳥樹種之一，適合半日照環境。 ● 單植或作為綠籬效果也可，一般配置在日式庭園的水缽旁。
14	緬梔 （雞蛋花）	多年生木本 落葉大喬木	扦插 種子	● 巴里島度假風的樹種，花色有黃白花、紅花品系，可作為漂浮花材或花環運用。 ● 適合在半日～全日照環境，忌強風處。

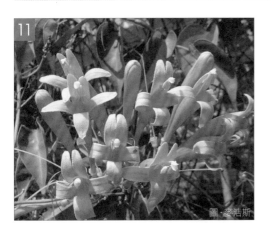

圖·麥浩斯

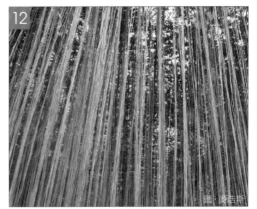

圖·麥浩斯

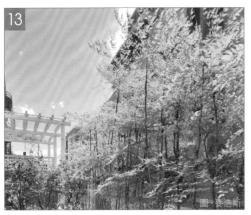

圖·麥浩斯

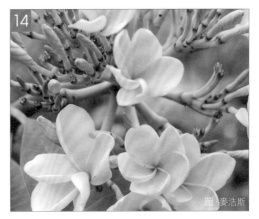

圖·麥浩斯

序號	植物名稱	屬性	繁殖方法	知覺感受
15	筆筒樹	蕨類植物	孢子	● 半日照或間接光源通風環境，長期處於室內空間會導致生長勢變弱。 ● 環境濕度對於成長也很重要。 ● 是具有野趣、山林的代表植物之一。
16	紅花風鈴木	多年生木本落葉喬木	空中壓條	● 春末夏初開花，非常豔麗，也很有季節感的主樹。（先開花再長葉） ● 屬落葉性植物，全日照～半日照環境，全日照環境花期長。
17	黃花風鈴木	多年生木本落葉喬木	空中壓條	● 春初開花，非常豔麗，也很有季節感的主樹。（先開花再長葉） ● 屬落葉性植物，全日照～半日照環境，全日照環境花期長。
18	白水木	多年生木本常綠灌木或喬木	播種扦插	● 葉片佈滿白色絹毛綠中帶白，晚上燈光下呈現銀白色。 ● 喜全日照樹型優美、果實如珠串，抗風、耐旱、耐鹽適合濱海庭園景觀美化。

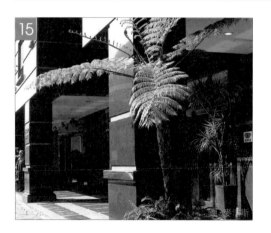
圖・麥覺斯

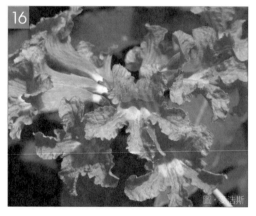
圖・麥覺斯

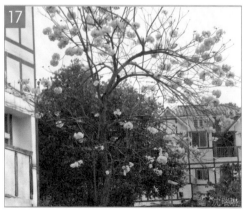
圖・沈瑞琳

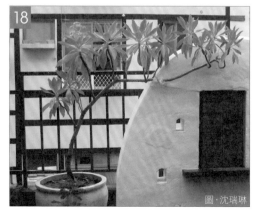
圖・沈瑞琳

序號	植物名稱	屬性	繁殖方法	知覺感受
19	扶桑 （朱槿）	多年生木本 常綠灌木	扦插	● 粉團扶桑全年開花不絕。可作為綠籬植物效果佳。 ● 扦插繁殖以春天～夏天為佳。喜全日照～半日照的環境。
20	芭樂	喬木	空中壓條	● 土芭樂具有降血糖的功效，很適合糖尿病人食用。 ● 盛產時將芭樂切片，曬乾或烘乾後可以儲存，日後煮芭樂茶來喝。
21	木瓜	多年生草本	播種	● 全年產果，尤其夏季最盛。 ● 果實綠時可以燉湯或涼拌。熟呈黃色時可以直接實用還可以打木瓜牛奶。
22	檸檬	多年生木本 常綠灌木	播種 空中壓條	● 半日照～全日照的環境，花季後補充有機肥。要常修剪枝葉保持通風良好，否則有白粉病及蚜蟲危害之虞。 ● 果實也可以自製檸檬片的蜜餞。

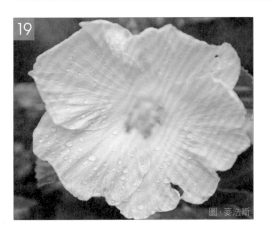

圖·麥浩斯

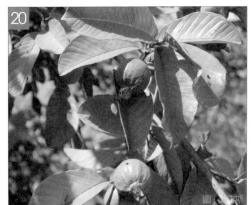

圖·麥浩斯

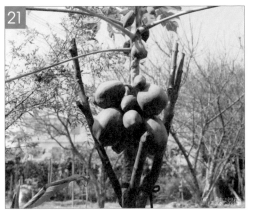

圖·麥浩斯

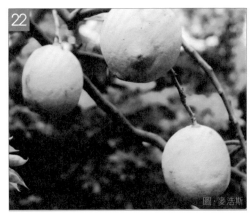

圖·麥浩斯

序號	植物名稱	屬性	繁殖方法	知覺感受
23	金桔	多年生木本 常綠灌木	播種 空中壓條	● 適合環境與病蟲害照顧方法與檸檬相同。 ● 全年開花產果，果實可做為菜餚調味之用或金桔檸檬茶、水果茶等調味。
24	百香果	多年生木本 蔓性	扦插	● 景觀上可作為綠籬效果。 ● 葉片一開始是橢圓，慢慢長大後變三裂掌狀。花很像臉譜，是適合觀察體驗紀錄與享用果實的樹種。
25	芒果	多年生木本 常綠喬木	播種 嫁接法	● 全日照，枝葉茂密濃綠，遮陰效果佳，全年常綠。 ● 夏季產果，可以進行做芒果菁的活動。

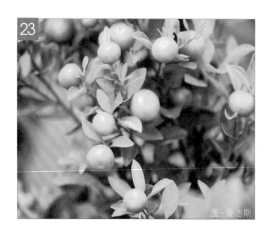
23
圖‧麥浩斯

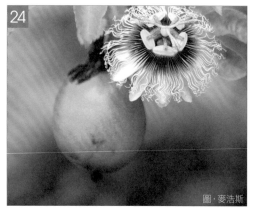
24
圖‧麥浩斯

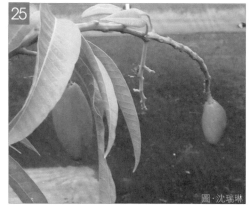
25
圖‧沈瑞琳

嗅覺及五感香草植物

　　廚房花園的植物中，對於嗅覺及味覺感知體驗有很大的助益，尤其是用在園藝治療的活動及五感刺激上。

　　具有香氣可以作為入菜入料或觀賞使用的草本植物稱之為Herb，台灣稱為香草植物。其中分為純觀賞、可食用且具觀賞價值高、可食用觀賞價值不高等。

　　作為兼具景觀效果的廚房花園時，如果將可食用但觀賞價值不高的香草，巧妙的分區或是邊緣化配置，一樣可以打造出層次感佳、優雅的香草花園或陽台花園喔！

　　認識春夏秋冬適合栽種的香草後（一般香草在中秋節過後都很適合開始栽種），在適期栽種香草，可以降低失敗的挫折感。對於部份多年生草本香草，因台灣平地夏季高溫，所以無法越夏，因此在台灣列為一年生的草本植物如金蓮花，如果在酷熱夏季可以將其移至遮陽陰涼環境，也可能順利度過夏天成為多年生香草，因此要先瞭解它的生命週期屬性很重要。

　　台灣平地一般較無須擔憂香草越冬困難問題，只是生長比較停滯不會死亡，例如香茅類、澳洲茶樹等。

　　若沒有綠地空間可以栽植香草，使用盆器進行香草組合盆栽除了綠化，還非常具經濟效益！隨手修剪即可新鮮泡茶、泡澡、入菜入料……讓生活更愜意了。

> 入菜入料、泡茶、醃製、餐盤裝飾等食用用途之香草，需選擇「可食用品種」並為「有機栽培」者方能食用。

🌹 香草植物的照顧技巧有四

1.土壤及水份：土壤需選擇排水性佳的砂質壤土，以免爛根之虞。澆水的原則也以土壤「微乾後再澆水」的方式。

2.日照：多屬半日照～全日照的環境，所以室內空間是無法成長的。台灣的夏季則是高溫及颱風多雨，對於戶外粗放香草的傷害極大，因此進行遮陽及防雨即可協助越夏。

3.肥料：香草植物可依成長優勢分為春夏季、秋冬季的香草，但保持植株的健康度，可以協助香草植物順利越夏或越冬。因此配合「少量多餐」的施肥技巧，約兩週施肥一次，即可成功栽培香草。

4.修剪：摘心可以刺激新芽發展（摘心），如果「強修剪」可能導致生長停滯（假設植株本身高度為1，修剪長度超過1/2長，就是過度強修剪）。花季前請勿修剪，可能修去今年的花芽，導致今年沒有花期可以欣賞依個人環境條件與植栽本身的個別差異，來細心觀察隨時調整栽培囉！

序號	植物名稱	屬性	繁殖方法	知覺感受
1	甜蜜薰衣草	可食用 多年生草本	分株 扦插 播種	● 葉片白中帶綠，微齒裂狀。是薰衣草中香氣最宜人的。 ● 花期在秋～春季。
2	齒葉薰衣草	可食用 多年生草	分株 扦插 播種	● 葉片偏綠，明顯的鋸齒狀。香氣較淡，食品或花藝裝飾效果佳。 ● 花期在秋～春季。
3	德克斯特薰衣草	可食用 多年生草本	分株 扦插 播種	● 耐夏品種，葉片偏白葉片齒裂狀明顯。 ● 不開花。
4	狹葉薰衣草	可食用 多年生草本	分株 扦插 播種	● 台灣平地夏季高溫及颱風氣候，無法越夏，因此越夏措施是必要。 ● 一般平地，除非冬季，否則栽種難度高。
5	金蓮花	可食用 一年生草本	播種	● 冬末春初採收種子，可作為隔年秋季播種之用。 ● 是餐桌花、盤飾及沙拉的推薦香草之一，葉片及花帶有淡淡的「哇沙米」味，所以有被暱稱為天然的「哇殺米」
6	直立迷迭香	可食用 多年生木本 灌木	分株 扦插 播種	● 一般最常使用的品種，直立植株型態優適合景觀搭配。 ● 不開花。全日照～半日照。
7	匍匐迷迭香	可食用 多年生木本 灌木	分株 扦插 播種	● 葉片較細，呈匍匐下垂姿態。 ● 花開在葉腋下方，粉色小花。全日照～半日照。
8	藍小孩迷迭香	可食用 多年生木本 灌木	分株 扦插 播種	● 葉片較細，呈匍匐下垂姿態，葉片略向背面捲曲，新莖部偏白。 ● 花開在葉腋下方，淡藍色小花。全日照～半日照。
9	黃金鼠尾草	可食用 多年生草本	分株 扦插 播種	● 葉色金黃和綠色混搭。 ● 忌土壤潮濕氣候高溫環境，台灣平地有越夏難度高。氣味濃郁。

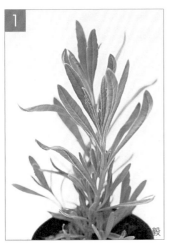

圖·王正毅

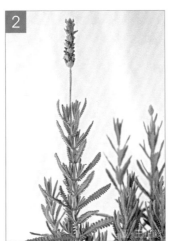

圖·王正毅

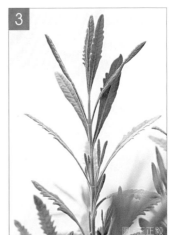

圖·王正毅

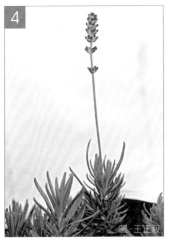

圖·王正毅

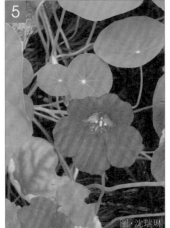

圖·沈瑞琳

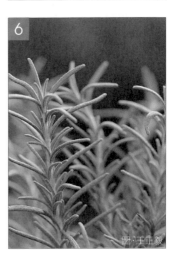

圖·王正毅

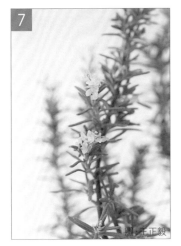

圖·王正毅

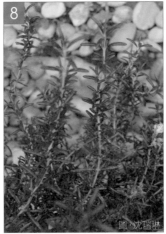

圖·沈瑞琳

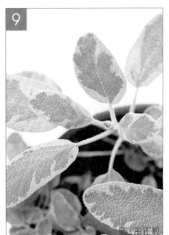

圖·王正毅

序號	植物名稱	屬性	繁殖方法	知覺感受
10	三色鼠尾草	可食用 多年生草本	分株 扦插 播種	● 葉片上有白、綠、紫等三色混搭。 ● 忌土壤潮濕氣候高溫環境，台灣平地有越夏難度。氣味濃郁。
11	巴格誕鼠尾草	可食用 多年生草本	分株 扦插 播種	● 葉片大而橢圓。 ● 忌土壤潮濕氣候高溫環境，台灣平地有越夏難度。氣味濃郁。
12	紫鼠尾草	可食用 多年生草本	分株 扦插 播種	● 葉片紫中帶綠色。 ● 忌土壤潮濕氣候高溫環境，台灣平地有越夏難度。氣味濃郁。
13	荷蘭薄荷	可食用 多年生草本	分株 扦插 播種	● 匍匐走莖所以蔓延速度非常快，園區要勤於管理。 ● 為青箭口香糖的原料。一片甜菊＋荷蘭薄荷＝新鮮的青箭口香糖。
14	茱利亞薄荷	可食用 多年生草本	分株 扦插 播種	● 葉片變化觀察新葉圓，老葉轉橢圓。 ● 淡淡水果香，無涼味。可當蔬果調味用。
15	玫瑰天竺葵	可食用 一二年生草本	種子 扦插	● 花季為冬～春季，花朵適合做壓花。葉片呈現玫瑰香氣及楓葉形狀非常討喜。 ● 夏季高溫多雨季為成長阻礙期，若能以乾燥土壤、遮陰處理則可越夏。
16	檸檬天竺葵	可食用 一二年生草本	種子 扦插	● 花季為冬～春季，花朵適合做壓花。葉片呈現檸檬味稍偏辛辣香氣。裂葉形狀很有個別性。 ● 高溫多雨阻成長，以乾燥土壤遮陰越夏。
17	檸檬百里香	可食用 多年生草本	種子 扦插 分株	● 葉片綠色滾黃邊，香氣偏檸檬香，是百里香中討喜的品種。 ● 忌台灣夏季的多雨高溫遮陰越夏。
18	白邊百里香	可食用 多年生草本	種子 扦插 分株	● 葉片綠色滾白邊，香氣中等。 ● 忌台灣夏季的多雨高溫遮陰越夏。

嗅覺及五感❶香草植物

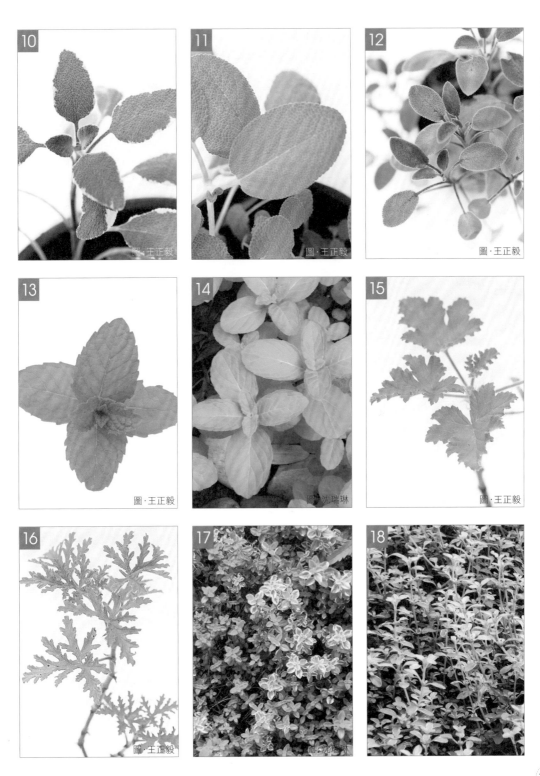

圖·王正毅

圖·王正毅

圖·王正毅

圖·王正毅

圖·沈瑞琳

圖·王正毅

圖·王正毅

圖·沈瑞琳

序號	植物名稱	屬性	繁殖方法	知覺感受
19	紫花羅勒（俗稱九層塔）	可食用 一二年生草本	種子	● 葉片橢圓，花紫色，為一般常見的九層塔品種。香氣濃郁。
20	香水羅勒	可食用 一二年生草本	種子	● 葉片偏淡屬蘋果綠色系開白色的小花。 ● 香氣清淡舒適，可作為甜點、飲品入料去腥之用。
21	甜羅勒	可食用 一二年生草本	種子	● 青醬義大利麵的主材料。 ● 葉大而橢圓，並且向後捲曲。
22	巴西里	可食用 一年生草本	種子	● 因有特殊氣味，所以較無病蟲害，全日照～半日照的通風環境。 ● 為生菜沙拉中常見的配菜，歐式濃湯中常用的調味香草，多剁碎使用。
23	紫蘇	可食用 一年生草本	種子	● 葉片紫色常作為醃漬用。 ● 若要採收種子，待開花期後種子成熟時採收，作為下季播種之用。
24	青紫蘇	可食用 一年生草本	種子	● 葉片綠色常作為生食之用。 ● 若要採收種子，帶開花期後種子成熟時採收，作為下季播種之用。
25	澳洲茶樹	可食用 多年生木本 喬木	種子 扦插	● 由於精油濃度高，建議泡茶時使用末稍金黃色部份。 ● 輕搓葉片即釋放清新香氣。可作為泡湯及足浴的材料。
26	檸檬香茅	可食用 多年生草本	分株	● 葉子較香茅銳利，使用時要注意。 ● 葉片散發檸檬香氣，可以熬湯頭、泡茶、煮飯入料皆可。
27	甜菊	可食用 多年生草本	種子	● 甜度是蔗糖的250～300倍，作為減肥或腎臟病患者的代糖使用。 ● 茶品中提甜度之用。

嗅覺及五感⊕香草植物

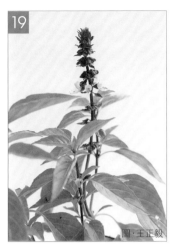

圖·王正毅

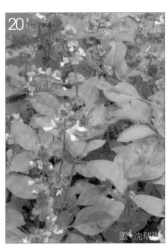

圖·沈瑞琳

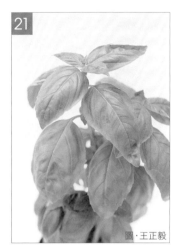

圖·王正毅

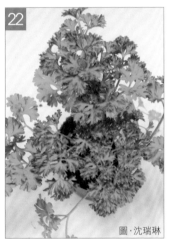

圖·沈瑞琳

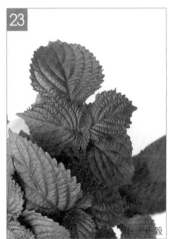

圖·王正毅

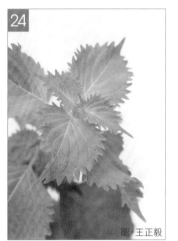

圖·王正毅

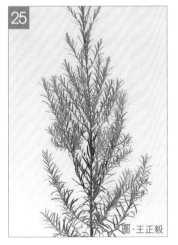

圖·王正毅

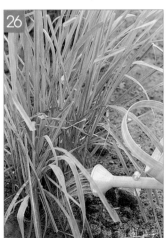

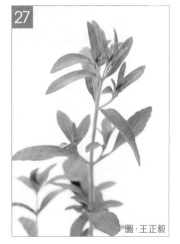

圖·王正毅

🌸 香花植物

香花植物分草本香花植物、木本香花植物。草本香花植物：如香草植物系列、球根的香花植物；如水仙花、鬱金香、風信子等。

而植物的根莖枝幹屬木質類的；就稱為木本香花植物，一般可分為灌木、喬木及蔓性多年生種類。

香花植物的特性；大多沒有鮮豔的花朵，可是花香濃郁，花和葉不僅會吸引昆蟲來授粉，而且都具有觀賞及利用價值，另一方面香氣可消滅周圍的細菌或毒害鄰近的植物，達到保護自己的目的；香也產生了吸引人的魅力，花蕊的芳香油分子與人鼻子嗅覺細胞接觸後，刺激了嗅覺神經，使人感到心曠神怡，可改變人的心境與情緒，還可醫治病痛，如支氣管炎患者，多聞桂香，能減輕痛苦。

大致來說；每種香花植物各有特殊香味，可供抽取提煉做為精油等天然香料，做為化妝品、飲料、醬料及工業用途，也可用於製茶薰香，喬木類可用於建材，有藥用價值的就可用於中藥材，是經濟價值非常高的庭園作物，以下介紹幾種台灣常見的木本香花植物。

序號	植物名稱	屬性	繁殖方法	知覺感受
1	含笑花 又稱含笑梅	多年生木本 長綠小灌木	扦插 空中壓條 嫁接	● 屬於幼枝有黃褐色的小絨毛，開白色花，有獨特的香蕉氣味，花期在每年的11月到四月，春天是盛開季節，台灣各地普遍都有人栽培。
2	白玉蘭 玉蘭花 木筆花	常綠喬木	空中壓條	● 花梗短，花蕾有青色的葉苞；花色純白，有強烈的香氣。白玉蘭鮮花葉片都可提煉精油，做為香水材料，花朵也可薰香製茶。

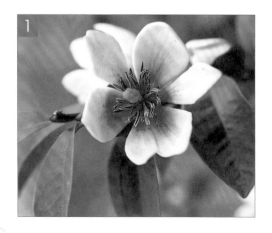

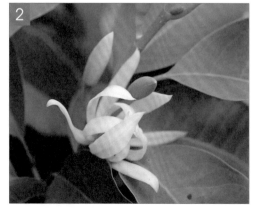

嗅覺及五感●香花植物

序號	植物名稱	屬性	繁殖方法	知覺感受
3	七里香 月橘 十里香	常綠灌木 或小喬木	扦插 播種	● 花色白盛開期在夏季，因抗空氣污染力強，大都用做樹籬栽培。 ● 只要排水良好，陽光充足，任何土壤都可生長良好。
4	梔子花 又稱黃枝花	多年生木本 常綠灌木 或小喬木	扦插	● 花色有黃色花及白色花，花瓣可用於烹調，果實是製作黃色染料及食用色素最好的天然著色料劑，也是解毒藥。
5	桂花	多年生木本 常綠灌木 或小喬木	空中壓條 扦插	● 桂花可做為茶葉香料，也可製成食品、護膚、護髮產品。 ● 桂花較不耐強風，風太大葉子容易枯萎，陽光足開花佳。
6	茉莉花 木梨花	多年生木本 半落葉 蔓性小灌木	扦插 空中壓條	● 花香淡雅芬芳，可做香料用於薰茶。 ● 喜歡溫暖肥沃潮濕的土壤，苗木種植時可用基肥，可促使生長開花繁盛。

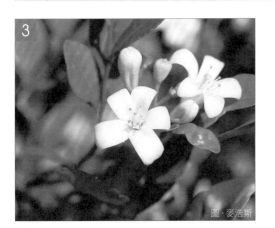

3

圖·麥浩斯

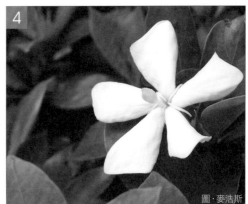

4

圖·麥浩斯

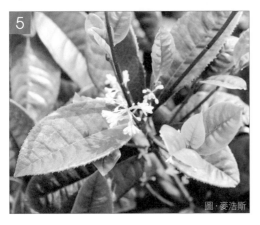

5

圖·麥浩斯

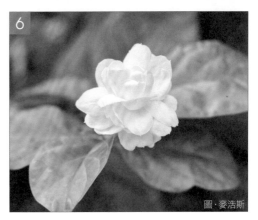

6

圖·麥浩斯

序號	植物名稱	屬性	繁殖方法	知覺感受
7	樹蘭 珍珠蘭 米碎蘭	常綠灌木 小喬木	扦插	● 鮮花可薰香茶葉，乾燥花朵可做為製造柱香的香料。樹蘭栽培容易，只要通風日照良好。
8	野薑花	多年生草本	種子 分株法 （分割地下莖）	● 6月~12月間為花期，除了香氣宜人，花多還可做為菜餚入菜。 ● 冬天葉片逐漸黃化甚至枯萎。翌年初春將植株離地 10 公分處割去，以利新芽萌發。

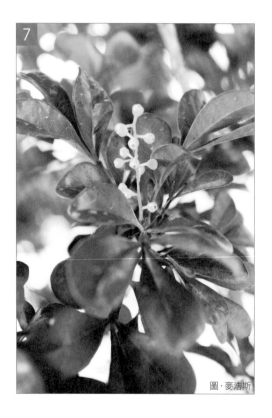

7

圖・麥浩斯

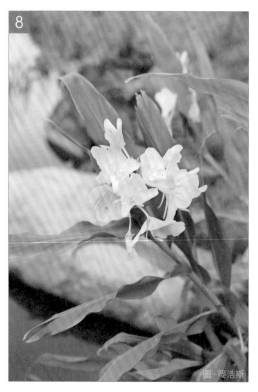

8

圖・麥浩斯

chapter5 健康蔬果類

　　新鮮有機蔬菜，自己種自己摘可是健康又快樂的事，就算是盛產也可以當成伴手禮與人分享。所以依可栽種空間尺度大小來考慮栽種的蔬菜種類，如果小陽台種南瓜，那地面應該就是南瓜的天下，還想種其它蔬果得向上發展，增加牆面的使用率囉！如果是田間作物栽種，則建議一畦畦的規劃，其中要考慮蔬菜季節來規畫蔬菜的栽種計畫。

　　生長期間作物視發育情形給予追肥，可用廚餘、葉菜、樹枝樹葉等有機材料自己堆肥，或者購買市售的有機肥（不含禽獸糞便）。

　　避免蟲害困擾，可增加一些塑膠網來減少蚊蟲的飛入，例如高麗菜、小白菜等可以考慮加網。許多蟲兒最喜歡的菜，如小白菜可採間作的方式，在這些菜旁邊種些蔥、九層塔、薄荷、韭菜等氣味較重的蔬菜來驅蟲。

　　種子需視狀況來決定是否須先浸水催芽，一般播種（撒播、點播、條播）後，需再覆蓋薄薄的一層表土。若生長期較長的蔬菜，在發芽成苗後須作移植的作業。短期的葉菜類（茼蒿、油菜、莧菜、小白菜、萵苣等）約生長 20～40 天即可採收。

最聰明的蔬菜栽種計畫

　　每年氣候、北中南及所處方位微氣候都略有不同，蔬菜也會隨之提早或延後栽種，所以要更確認的栽種期，可以在季節交替時，走一趟蔬菜種苗店，就可以有最精準的挑選適期蔬菜，或者問問種苗店老闆也會給你經驗分享喔！還是將今年栽種的蔬菜採收種子，也可以是明年的無本蔬菜喔！而且以有機栽培的經驗來看，適應環境採收的種子一代代收成下來，抗菌抗病能力會提升，產量也會增加。

　　如果尚無栽培經驗者，建議可以先買現成的苗來栽種，約二至三星期蟲未長出來就可收成了。

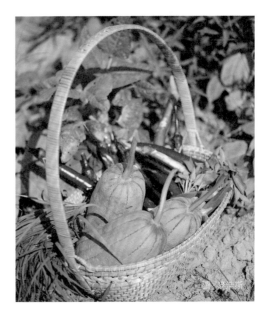

序號	植物名稱	屬性	繁殖方法	知覺感受
1	空心菜 （蕹菜）	一年生草本 （春夏播種）	扦插 播種	● 春天播種，或分段去葉後扦插即可。 ● 修剪至地面留一至二節，再長出才會快又壯，夏季可先採水耕發根法；將根浸水5至7天放陰涼處，長根後再種。
2	莧菜 （紅、綠）	一年生草本 （春夏播種）	扦插 播種	● 春末到秋初皆盛產，直接將市售的莧菜分段去葉後扦插也可，春天播種繁殖也可。 ● 成長迅速，照顧簡單，修剪採收植株還可以陸續成長持續採收，病蟲害少。
3	秋葵 （紅、黃）	一年生草本 （春夏播種）	播種	● 需架支架協助成長固定之用，花朵很具有觀賞價值，是觀花與食用兩相宜的蔬菜。 ● 播種期為春天。
4	蕃茄	一年生草本 （春夏播種）	播種 小苗移植	● 初春約2月底就要播種，建議直接買苗成活更快。 ● 在北部初秋8月底栽種。最怕遇到梅雨季及夏季颱風季節，容易感染腐爛。
5	小黃瓜	一年生草本 （春夏播種）	播種 小苗移植	● 一般約端午節過後即可栽種，買苗成長快，夏秋兩季盛產。 ● 小黃瓜株很容易得病腐爛，市售黃瓜用藥不少，自己種的小黃瓜會有蟲叮咬，將咬孔挖掉即可食用。
6	菜瓜 （絲瓜）	一年生草本 （春夏播種）	播種 小苗移植	● 新鮮幼嫩的絲瓜茸毛密佈、條紋明顯，反之色淡光滑者粗老。 ● 要採收種子的菜瓜可在樹上乾熟，剪下後曬乾，輕輕搖晃即可搖出種子，敲破外皮後剩下的纖維即是菜瓜布囉！
7	苦瓜	一年生草本 （春夏播種）	播種 小苗移植	● 有白色和綠色的品種，夏季的當令蔬菜。 ● 通常七八分熟就採收，成熟的苦瓜子囊呈現紅色。苦瓜米要大而均勻。
8	甘藍菜 高麗菜 包心菜	一年生草本 （春夏播種）	播種 小苗移植	● 平地約11～3月，高山約5～10月。採收後，繼續栽種會冒出小側芽，可以食用。 ● 十字花科植物病蟲害很多，在冬季花園中栽種可當成「聚蟲植物」來減低花園中其它植物的蟲害程度。
9	花椰菜 （白花、綠花）	一年生草本 （春夏播種）	播種 小苗移植	● 11～3月是當令，天越冷越好吃。栽種白花椰菜選擇青梗品種風味較佳。 ● 可以在花蕾長長大約手掌大時，用其葉或紙遮蓋花蕾，阻斷陽光顏色偏白。與甘藍菜一樣是聚蟲植物。

吃出健康的⊕蔬菜類

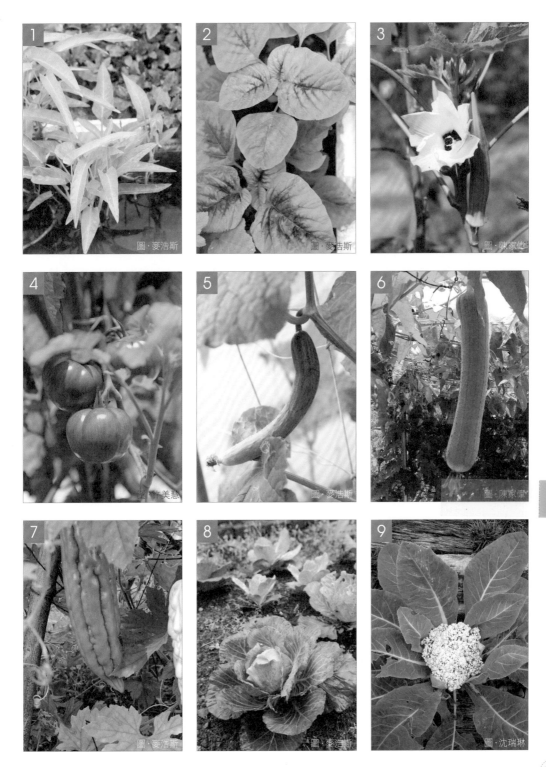

1 圖‧麥浩斯

2 圖‧麥浩斯

3 圖‧陳家偉

4 圖‧蕭美慧

5 圖‧麥浩斯

6 圖‧陳家偉

7 圖‧麥浩斯

8 圖‧麥浩斯

9 圖‧沈瑞琳

序號	植物名稱	屬性	繁殖方法	知覺感受
10	菠菜	一年生草木 （秋季播種）	播種	● 深秋～初春最當令，夏季得種在高冷專業區。 ● 採收時連根拔起，清洗時基部切除，逐葉清洗。因含草酸會析出體內的鈣質，腎結石患者較好少食。
11	胡蘿蔔	一年生草本 （秋季播種）	播種 小苗移植	● 一般市售採收後進行冷藏即可全年供應。可自行栽種，體驗現摘現吃的感受。 ● 水分供給不平均會產生裂傷狀況。胡蘿蔔的花是繖型花序，一般是要留種才會放到開花
12	蔥	一年生草本 （秋季播種）	小苗移植	● 收割時，不要將整把拔起，須留兩、三根在泥土裡，才會繼續分芽、生長。 ● 2至3週要追肥一次。土壤少了要再加一些培養土，可以增加蔥白長度。
13	芹菜	一年生草本 （冬季播種）	小苗移植	● 在來種適合炒食和煮食。西洋品種又稱美國芹菜，味淡，營養高。 ● 繁殖法是在撒播後，待幼苗5～6葉時再作移植。
14	萵苣	一年生草本 （冬季播種）	播種 小苗移植	● 可摘葉，不須將整株拔起。每次留中小葉子，5至7天摘一次約可採收半年。 ● 結球萵苣與不結球萵苣生長環境有異，但基本上都不適於高溫期栽培。
15	茼蒿	一年生草本 （冬季播種）	播種 小苗移植	● 秋冬季蔬菜播種，則播種後25～30日可收穫。
16	小白菜	一年生草本 （全年皆可播種）	播種 移植	● 小白菜普通都用撒播，再依生長過程施行間拔，生長期短約3～4週即可採收，全年都可栽種及採收。 ● 夏季病蟲害多，最好在旁種植植氣味較重的蔬菜來保護。
17	川七	多年生草本 （全年皆可播種）	播種	● 屬於野菜類易栽種，因本身有特殊味道，昆蟲不喜接近，不需農藥、化肥也能生長得很好。 ● 可做綠籬形態栽種，方便採收又有觀賞效意。
18	地瓜葉	多年生草本 （全年皆可播種）	扦插 塊根	● 剪至地面留一至二節，再長出才會快又壯，插株就可成活。 ● 夏季可先採水耕方式發根，長根後再種。老株成長速度慢，可重新扦插新枝，提高品質及產量。

吃出健康的↓蔬菜類

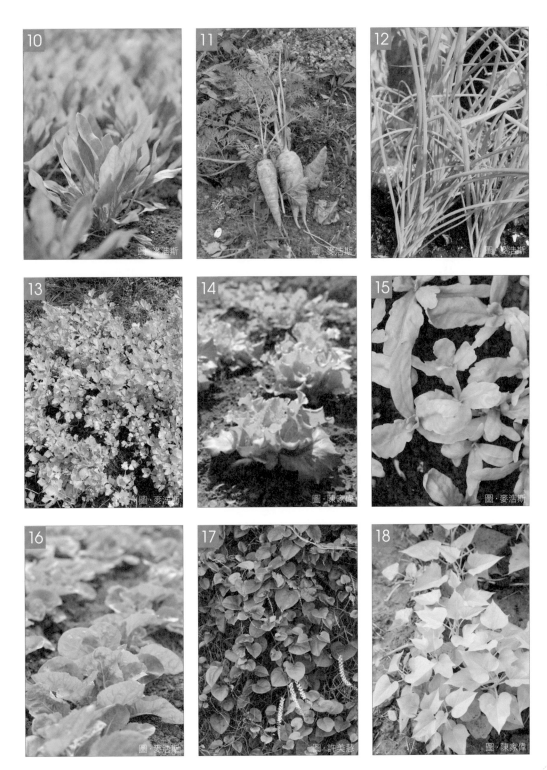

10 圖‧麥浩斯

11 圖‧麥浩斯

12 圖‧麥浩斯

13 圖‧麥浩斯

14 圖‧陳家偉

15 圖‧麥浩斯

16 圖‧麥浩斯

17 圖‧許美慧

18 圖‧陳家偉

🌹 種子小森林

在公園、社區、校園中散步，觀察隨季節而產生的植物變化，撿拾時身體的活動與尋找種子的環境覺知訓練，都是來自環境的有益刺激。或是吃完的水果種了，還是切剩下的鳳梨頭，不急著送去廚餘回收，花一點時間清洗、浸泡幾天的水或是剝剝皮，都可以成為你盆中的種子小森林，觀察從種子到發芽～成長，每天都有驚喜，有如一眠大一吋的成長喜悅。種子取得後得清洗浸泡過程，是種學習等待是生命歷程體驗的最佳教材，也是環境感知與希望關注等入門的活動選擇。

序號	植物名稱	屬性	繁殖方法	知覺感受
1	火龍果	土耕	購買水果	● 透過清洗果肉取種子的過程，作為情緒出口。 ● 清洗過程為專注力練習。 ● 成長迅速是優點，可以有很快的成就感與觀察體驗。
2	柚子	土耕	水果剩餘	● 種子取得後的清洗浸泡過程，是種學習等待。 ● 發芽～成長的過程，是生命成長的觀察。
3	鳳梨頭	水耕	水果剩餘	● 將切下來的鳳梨頭剝去受損葉後，放入清水中，即可觀察發根。
4	竹柏	土耕	撿拾 購買	● 「撿拾」是一個身體感知的觀察體驗活動。 ● 撥硬殼取種子時，像是一種褪去枷鎖的情緒出口。 ● 發芽～成長的過程，是生命成長的觀察。
5	羅漢松	土耕	撿拾 購買	● 「撿拾」是一個身體感知的觀察體驗活動。 ● 發芽～成長的過程，是生命成長的觀察。
6	地瓜	水耕	久放過期	● 發芽～成長的過程，是生命成長的觀察。 ● 植株過大時，就放入土中當成蔬菜栽種。

趣味↓種子小森林

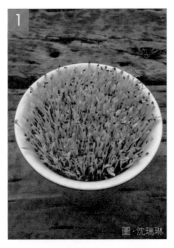

圖·沈瑞琳

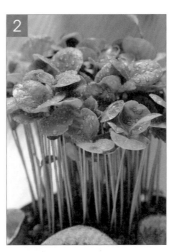

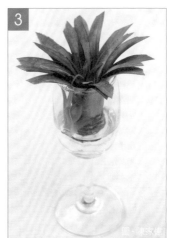

圖·陳琛婕

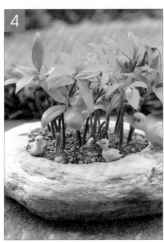

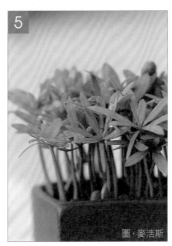

圖·麥浩斯

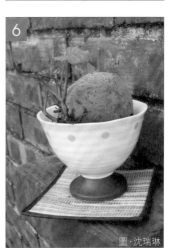

圖·沈瑞琳

有攻擊感的植物
（可能產生攻擊、危險、不安感知植物）

有刺、有汁液帶毒性的常見植物，對於需要「安全感」、「關注」、可能誤食個案或是小孩，或是手部尚在復健中，較無法準確控制手部動作個案，可能會有不小心招刺傷的顧慮，恐會造成對植物接觸的恐懼，初期最好先避免使用。其他隨活動設計或對象條件許可下還是可以使用，這類植物須事前提醒告知危險，並於作業中提供夾子、手套等防護工具。

序號	植物名稱	屬性	繁殖方法	知覺感受
1	麒麟花	多年生木本	分株 扦插 播種	● 耐旱、高溫容易管理，且花色鮮豔花期長。 ● 莖部滿刺，具有攻擊感。
2	仙人掌類	多年生木本	組織培養 分株	● 造型非常討喜有可愛，但有刺具有攻擊感。 ● 耐旱、高溫容易管理。
3	玫瑰、薔薇	多年生木本	空中壓條 扦插 播種	● 葉及莖幹有刺。 ● 花朵鮮豔、花色多，是一種熱情與愛情象徵的植物。

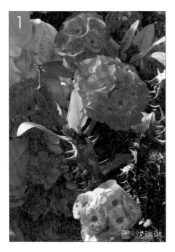

圖・沈瑞琳

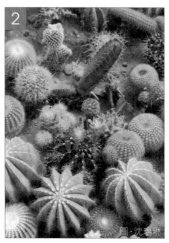

圖・沈瑞琳

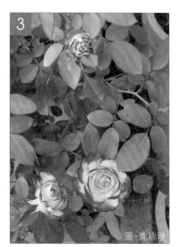

圖・沈瑞琳

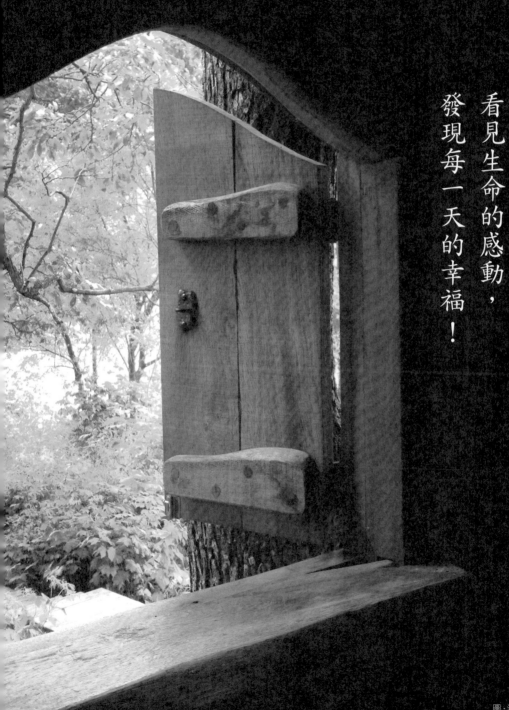

看見生命的感動，
發現每一天的幸福！

綠色療癒力：台灣第一本園藝治療跨領域理論與應用大集
(2013年全新封面改版上市)

作　　者	沈瑞琳
圖　　片	沈瑞琳
社　　長	張淑貞
主　　編	王斯韻
責任編輯	張雅雯、魏麗萍
插　　畫	郭展佑
特約攝影	陳家偉、王正毅、廖俊彥、蕭維剛、許美慧、許芳銘
美術編輯	關雅云、徐雅雯
封面設計	逗點國際 陳學維
行銷企劃	王琬瑜

發 行 人	何飛鵬
事業群總經理	許彩雪
出　　版	城邦文化事業股份有限公司·麥浩斯出版
E-mail	cs@myhomelife.com.tw
地　　址	104 台北市民生東路二段141號8樓
電　　話	02-2500-7578
傳　　真	02-2500-7001
購書專線	0800-020-299
發　　行	英屬蓋曼群島商家庭傳媒股份有限公司城邦分公司
地　　址	104 台北市民生東路二段141號2樓
電　　話	02-2500-0888

讀者服務專線	0800-020-299 (09:30AM~12:00AM;01:30PM~05:00PM)
讀者服務傳真	02-2517-0999
劃撥帳號	19833516
戶　　名	英屬蓋曼群島商家庭傳媒股份有限公司城邦分公司

香港發行	城邦 (香港) 出版集團有限公司
地　　址	香港灣仔駱克道193號東超商業中心1樓
電　　話	852-2508-6231
傳　　真	852-2578-9337
馬新發行	城邦 (馬新) 出版集團Cite(M)Sdn. Bhd.(458372U)
地　　址	41, Jalan Radin Anum, Bandar Baru Sri Petaling,57000 Kuala Lumpur, Malaysia.
電　　話	603-9057-8822
傳　　真	603-9057-6622

製版印刷	凱林彩印股份有限公司
總 經 銷	高見文化行銷股份有限公司
電　　話	02-2668-9005
傳　　真	02-2668-6220
版　　次	2010年11月　初版一刷
	2015年12月　增訂一版 4 刷
定　　價	新台幣399元　HK$133元

綠色療癒力/沈瑞琳著. --增訂一版. -
臺北市：麥浩斯出版：
家庭傳媒城邦分公司發行，2013.06
面：公分
ISBN 978-986-5802-01-1 (平裝)
1.心理治療法 2.園藝學
418.989　　　　　　　　　102010322